요양기관실무자 필독서

요양행정실무 가이드북

김준경 | 김철희 | 정한채 | 호태석 | 구종회 | 송운용 공저

도서출판 한수

노인장기요양 실무행정 전문화의 도래

우리 사회는 2017년을 넘어서면서 65세 이상 인구가 14%를 넘어 국제기준(UN)의 고령사회(Aged society)가 되었다. 지금 시점에서도 많은 농촌지역은 노인 인구가 20%를 상회하는 추세로 볼 때 머지않아 초고령 사회에 들어서게 될 것이다.

사회보장정책 중 사회보험 영역에서 건강보험, 산재보험, 고용보험, 국민연금 다음으로 노인장기요양보험이 제정되었으며 회복이 불가능한 어르신들의 요양보호체계가 안착되었다. 노년기에 접어든 어르신들은 퇴직과 함께 새로운 직업을 갖거나 스스로 삶의 개척을 위해 자활하는 어르신들 모습은 우리 사회의 표상이 되고 있다. 평생 동안 자신의 삶 보다는 가족이나 이웃, 사회를 위해 평생을 다 바치신 어르신들은 새로운 문화와 경제 구조 속에서 새 삶을 계획하고 실천해야 할 상황이 우리 사회의 주요한 과제로 등장했다.

자기 자신의 삶을 긍정적으로 생각하신 어르신들은 보건과 의료, 평생교육, 사회복지, 종교생활에 참여하면서 가정과 사회, 국가발전을 위한 헌신에 매진하는 현실을 보면 우리 사회가 아직은 희망이 있고 건강한 사회, 정의로운 사회로 여겨진다. 그러나 부정적인 측면에서 많은 어르신들은 신체적 허약, 절대적 빈곤, 가족해체와 붕괴, 치매노인의 증가, 노인자살의 심각성 등은 우리의 마음을 아프게 하고 있다.

노인복지의 다양한 서비스 영역 중 지역노인의 데이케어 서비스, 주간보호 서비스, 치매상담 서비스, 노인학대 상담 서비스, 노인전문병원의 의료체계, 전문요양원의 서비스 등은 외형적인 안정감을 주고 있다. 그러나 노인복지 전달체계의 전문성이나 요양보호실무행정의 효과적인 서비스는 아직도 초보단계에 있으며, 특히 요양보호실무행정의 전문화를 위한 평가제 도입이 불가피한 상황이다.

PREFACES

　이 교재는 노인장기요양보험제도의 초기단계부터 전 과정에 직접 연구에 참여하고 현장에서 직접적으로 요양보호 서비스를 제공하는 전문가들로 구성되어 집필에 참여했다. 건강보험공단이나 지역노인장기요양 서비스에 직접 관여하는 전문가들에게 지침서가 될 것으로 확신한다. 특별히 노인복지의 새로운 영역인 WHO가 권고한 "고령친화도시와 지역복지 실천"에 관한 연구 논문을 투고한 전북과학대학교 송운용 교수에게 감사한 마음을 표한다.

2019년　1월

대표저자 : 구 종 회
상담심리학 박사 / 건강보험공단 등급판정 위원장 역임

제1장 노인장기요양보험의 행정과 전달체계

1. 장기요양보험의 개요 ·· 9
2. 도입배경 및 연혁 ·· 11
3. 노인장기요양보험제도의 목적 및 의의 ······································ 18
4. 노인장기요양보험제도의 주요 특징 ·· 20
5. 노인장기요양보험의 주요 내용 ·· 23
6. 노인장기요양보험 재원 ·· 29
7. 요양급여 형태 ·· 32
8. 요양보호 행정 및 전달체계 ·· 36

제2장 노인장기요양 실무행정

1. 노인장기요양보험의 목적과 특징 ·· 45
2. 등급판정의 신청 및 판정 절차 ·· 49
3. 노인의료복지시설 및 재가시설의 설치 및 운영 ······················· 51
4. 노인의료복지시설 입소대상 ·· 59
5. 장기요양기관의 지정 ·· 60
6. 재가노인복지시설 사업운영 ·· 63
7. 장기요양기관의 재무회계 ·· 73
8. 장기요양기관의 사례관리 ·· 98
9. 장기요양기관의 여가프로그램 ·· 107
10. 노인웃음치료 레크리에이션 ·· 200
11. 노인장기요양기관의 상담기술 ·· 211

제3장 장기요양기관 평가

1. 평가 일반사항 ·· 228
2. 매뉴얼 일반사항 ·· 240
3. 평가에서의 기관운영 ·· 246
4. 종사자 흐름도 ·· 252
5. 수급자 흐름도 ·· 254
6. 수급자 흐름도에 따른 예시 ·· 257

제4장 종사자 직무교육

- 제1절 종사자 윤리 실천 지침 ······ 269
- 제2절 성폭력 예방 지침 ······ 280
- 제3절 감염 예방 지침 ······ 287
- 제4절 치매 예방 지침 ······ 295
- 제5절 욕창 예방 지침 ······ 304
- 제6절 낙상 예방 지침 ······ 307
- 제7절 노인 학대 예방 지침 ······ 310
- 제8절 응급 예방 지침 ······ 316
- 제9절 근골격계 질환 ······ 322
- 제10절 재난 예비 지침 ······ 331
- 제11절 개인정보 보호지침 ······ 338

부록: 고령친화도시와 지역복지실천

1. 고령사회의 이해 ······ 347
2. 고령친화도시의 이해 ······ 350
3. WHO AFC와 지역복지실천연구(정읍시를 중심으로) ······ 362

▨ 참고문헌 ······ 372

제1장
노인장기요양보험의 행정과 전달체계

김준경
사회사업학 박사·남서울대학교 교수

1. 장기요양보험의 개요

노인장기요양보험제도는 사회보장제도의 핵심적 영역이다. 우리나라의 사회보장제도는 1961년 제정되었으며, 그 내용은 크게 3가지 영역으로 나누었다.

첫째, 공적부조로서 사회보장제도가 출발초기에는 생활보장법으로 시작되었다. 그러나 경제성장과 더불어 공적부조의 내용이 전 국민을 대상으로 실시되면서 국민기초생활보장법으로 인정되어 전 국민을 대상으로 그 서비스를 실시하였다.

둘째, 사회보험영역으로 의식주에 국한되지 않고 건강보험, 산재보험, 고용보험, 국민연금 등이 제정되면서 예방적인 사회보장제도가 안착되었다. 그러나 노인인구가 급증하면서 2008년도에 노인장기요양보험제도가 실시되면서 생애 맞춤형 보험으로 안착되었다. 우리나라의 노인장기요양보험제도는 일본과 독일형, 그리고 유럽선진국의 노인장기요양보험제도를 도입하면서 한국실정에 적합한 제도로 자리 잡게 되었다. 실제로 5대 보험 중 통합주의를 선택한 건강보험은 전 국민이 언제 어디서나 의료혜택을 받게 되었으며, 노인장기요양보험제도는 건강보험과 함께 특별한 어려움 없이 안착되었다.

셋째, 사회보장서비스로 꼭 도움이 필요한 국민은 당면한 문제를 해결해 주고 삶의 질을 향상하는 데 복지국가 모형을 선택하였다. 특히 영유아복지에 관련된 법, 아동복지법, 청년육성법, 모자복지법, 노인복지법, 장애인복지법 등의 사회복지서비스와 제도적 혜택을 받게 되었다. 이러한 과정에서 2000년대에 들어서면서 한국사회는 노인인구가 갑자기 늘어나게 되었다. 노인인구의 급증현상은 사회문제로서 고령화사회(전 국민 중 65세 이상 노인인구 7%), 2008년을 기준으로 노인인구가 14%를 상회하면서 고령사회로 진입하였다. 2025년도에는 노인인구가 20%를 넘게 될 것으로 예측한다. 2008년 우리나라에서 노인장기요양보험제도가 건강보험과 균형을 맞추면서 노인의 요양보호와 서비스제도가 실시되었다.

노인의 장기요양보호(long term care)는 신체적 정신적 장애로 말미암아 독립된 생활이 불가능한 노인을 대상으로, 일상생활의 일부 혹은 전부를 다른 사람이 보조하여 노인의 일상생활을 도와주는 행위라고 정의할 수 있다. 즉, 장기요양보호의 대상이 되는 노인은 허약, 노쇠, 만성질환, 기능장애 등의 기능적 활동능력(functional capacity)에 제약이 있는 노인이다.

즉, 노인장기요양보험제도는 고령이나 노인성 질병 등으로 목욕이나 집안일 등 일상생활을 혼자서 하기 어려워 장기요양보호가 필요한 노인들에게 신체활동·가사활동 지원 등의 서비스를 제공하여 노후생활의 안정과 그 가족의 부담을 덜어주어 국민의 삶의 질을 높여주는 사회보험제도이다. 장기요양보호란 만성적인 신체적·정신적 장애로 인해 일상생활유지가 곤란한 노인에게 장기간 동안의 사회적 서비스 및 의료적 원조를 제공하는 것을 말하는 것으로 이는 급속한 노인인구의 증가로 인한 초고령화 사회에 대비하기 위해 우리나라는 2008년 7월부터 시행되었다. 따라서 노인장기요양보험제도 도입은 한국사회가 고령화로 빠르게 전환하는 상황에서 그 필요성을 찾아볼 수 있다. 통계청은 2018년 고령사회, 2026년에는 노인인구가 전체 인구의 20%를 차지하는 초고령사회 진입을 예측하고 있다.

아울러 우리나라의 노인장기요양보험제도는 고령이나 노인성 질병 등으로 일상생활을 혼자 수행하기 어려운 수급자에게 신체활동 또는 가사지원 등의 장기요양급여를 사회적 연대원리에 의해 제공하고 요양시설에 입소하도록 하여 전문서비스를 제공함으로써 노후생활의 안정과 가족의 부담을 덜어주기 위한 제도라고 할 수 있다.

장기요양비용의 조달방법으로는 사회보험 이외에도 조세와 민간보험이 있다. 조세방식은 주로 지방정부가 노인복지 차원에서 재정조달과 시설의 설치 및 관리운영을 책임지고 중앙정부가 재정의 일부를 지원하는 방식을 말하는데 우리나라는 물론 대다수 국가(요양보험 도입 이전의 독일과 일본포함)가 이런 형태로 노인요양문제를 해결하고 있다.

노인장기요양문제는 개인이나 가계의 부담을 떠나 사회적 국가적 책임으로 강조되고 있다. 현대 국가는 그 내용이나 정도에 차이가 있으나 모두 복지국가를 표방하고 있다. 대부분의 국가에서는 경제발전과 보건의료의 발달로 인한 평균 수명의 연장, 자녀에 대한 가치관의 변화, 보육 및 교육문제 등으로 출산율이 급격히 저하되어 인구구조의 급속한 고령화 문제에 직면하고 있으며, 이러한 사회변화에 따른 새로운 복지수요를 충족하기 위한 것이 장기요양보장제도이다. 즉, 노화 등에 따라 거동이 불편한 사람에 대하여 신체활동이나 일상가사활동을 지속적으로 지원해주는 문제가 사회적 이슈로 부각되었기 때문이다.

특히, 고령화의 진전과 함께 핵가족화, 여성의 경제활동참여가 증가하면서 종래 가족의 부담으로 인식되던 장기요양문제가 이제 더 이상 개인이나 가계의 부담으로 머물지 않고 이에 대한 사회적·국가적 책무가 강조되고 있다. 이와 같은 사회 환경의 변화와 이에 대처하기 위하여 이미 선진각국에서는 사회보험방식 및 조세방식으로 그 재원을 마련하여 장기요양보장제도를 도입하여 운영하고 있다. 다른 OECD 국가의 경우는 고령화 진행 속도가 완만하여 비교적 긴 준비기간을 두고 고령사회에 적응해왔다. 그러나 우리나라는 세계 최저 수준의 출산율로 인해 가장 빠른 속도로 고령화가 진행되고 있어 미래의 지속발전 가능성에 대한 어려움이 예상된다.

2. 도입배경 및 연혁

1) 도입배경

현재 우리나라는 평균수명의 연장, 출산율의 급격한 저하로 인해 매우 빠른 고령화를 경험하고 있다. 급속한 노인인구의 증가와 더불어, 여성인구의 사회활동 참여 증가, 가족구조의 변화, 노인부양의 책임에 대한 인식 변화 등으로 인해 사회는 요보호 노인의 개인 또는 가정에 의한 요양보호가 한계에 도달했다는 문제의식을 갖게 되었다.

즉, 우리나라 고령화의 급속한 진전과 사회의 경제적 사회적 변동은 신체적, 정신적으로 독립된 생활을 영위할 수 없는 노인들에 대한 보호를 더 이상 가정에만 부담시킬 수 없는 상황에 이르고 있었다. 이에 정부에서는 노인장기요양보험이라는 제도를 도입하게 되었다.

특히 2020년에는 노인인구가 전체 인구의 15%를 넘을 것으로 예상되고, 2050년에는 38%를 넘을 것으로 전망하고 있다.

노인인구 수의 증가와 전인구에서 크게 차지하는 비중이 단순히 부양의 심각성만을 말하는 것이 아니라 동시에 만성질환의 노인 수 증가도 의미한다. 따라서 노인의료 수료의 급증과 노인의료비가 큰 폭으로 증가하게 될 것을 예측해 볼 수 있으며 급속하게 진행되는 고령화에 대비한 공적노인요양보장체계의 확립은 매우 시급해졌다.

그 결과 장기요양서비스에 대한 사회적 수요 증가, 요양서비스 비용에 대한 지불 능력 부족, 장기요양서비스의 공급 부족 등의 문제를 해결하기 위해서 장기요양에 대한 공적재원조달체계를 도입해야 한다는 사회적 합의가 높아졌으며, 제도의 도입에 대한 평가의 필요성 또한 높아지게 된 것이다.

장기요양보험은 고령화로 인한 정부와 건강보험의 재정부담과 깊은 관련이 있다.

다시 말해서, 장기요양보호가 필요한 노령인구가 크게 늘어나면서 여기에 소요되는 의료 및 시설 보호비용이 급증하자 정부로서는 합리적 비용조달방안이 필요했고, 동시에 요보호 노인인구의 증가로 재정에 상당한 압박을 받은 건강보험(노인 의료비의 급증과 노인의 장기적인 병상 차지)의 입장에서도 실효성 있는 대책이 필요했는데, 이때 대안으로 제시된 것이 장기요양보험이었다.

이런 점에서 고령화율이 높은 독일과 일본이 장기요양보험을 가장 먼저 도입하였다.

개호보험이라는 이름으로 요양보험을 도입한 일본은 장기요양보호를 "신체상 또는 정신상의 장애가 있어서 입욕, 배설, 식사 등 일상생활에 기본적 동작의 전부 또는 일부에 대해 후생성령으로 정한 기간 동안에 상시 개호가 필요하다고 인정되는 상태에 있는 자에게 제공되는 서비스"라고 규정한다.

요양보험을 세계최초로 도입한 독일은 장기요양보호를 "신체적·지적·정신적 질병이나 장애로 인해 적어도 6개월 이상의 수발을 필요로 하는 사람에게 제공되는 서비스"라고 규정하고 있다.

우리나라에서도 2000년대 들어 인구고령화 속도가 빨라지면서 장기요양보험의 도입 필요성에 대한 논의가 시작되었고, 몇 차례의 공청회와 3차에 걸친 시범사업을 거쳐 2008년 7월부터 시행하였다.

우리나라가 이처럼 발 빠르게 노인장기요양보험의 도입을 논의하고 법을 제정하게 된 근본적 이유는 급속한 고령화 때문이다.

사실 우리나라의 고령화 속도는 우려될 정도로 빠르다. 고령화 사회에서 고령사회로 넘어가는데 소요된 시간과 고령 사회에서 초고령사회로 진입하는데 걸리는 시간이 우리나라는 선진 복지국가에 비해 5~10배 정도 빠른 것이다.

이와 같은 급속한 고령화가 진전됨에 따라 우리나라에서도 고령화에 대한 대비, 공적노인요양보험 체계를 확립하여 국민의 노후불안 해소 및 노인가정의 경제적 부담 등 요양보호 부담을 도모할 필요가 있어 노인장기요양보험제도가 도입되게 되었다.

2) 연혁

(1) 고령화시대에 대비, 「노인요양보장제도」 도입 발표

- 2001.08.15대통령 경축사에서 노인요양보장제도 도입 제시
- 2008년 노인장기요양보험 제도를 실시하면서 국가의 복지행정제도를 민간중심으로 도입하면서 한국형 노인요양보장제도를 도입하였다.

그 당시에 가장 어려운 문제는 노인요양시설과 전문인력, 의료체계를 민간인에게 개방하는 것이었다. 한 예로서 요양보호를 실천하는 전문가의 양성기관인 요양보호사교육원을 민간인에게 위탁하였다.

일본의 예로서는 케어복지사라는 이름을 사용했고, 그 전문가의 양성은 지방자치단체나 대학에 위탁하여 전문가를 배출하였다.

독일의 예로는 노인요양사를 돌봄이라는 명칭으로 주로 기독교인을 대상으로 인간에게 봉사하는 전문직으로 명명하여 질 높은 서비스를 전개하였다.

우리나라 요양보호사 교육은 학벌 기준도 없고 누구나가 일정한 교육을 이수하면 요양보호사 자격증을 지방자치장의 이름으로 발행하였다.

교육원 개원 2년 만에 요양보호사를 100만 명 이상 배출하여 실무에 투입시켰다.

그리고 요양보호 기관 개설 역시, 사회복지법에 근거하여 개설되면서 많은 문제를 갖고 출발했으나, 공적행정체계와 민간사회복지 전문가들의 노력으로 비교적 안정되게 제도가 자리 잡게 되었다.

(2) 노인요양보장제도 시행 준비체계 구축

- 2003.03 ~ 2004.02 「공적노인요양보장추진기획단」 설치, 운영
- 2004.03 「공적노인요양보장제도실행위원회」 구성, 운영

공공사회복지정책과 민간, 노인복지전문가들로 구성된 기획단과 실행위원회는 선진국의 사례를 분

석하고 예상문제를 진단하면서 건강보험 시스템을 노인장기요양보험제도에 통합하는 방안을 실시하게 되었다.

일본의 경우에는 장애인과 노인의 요양체계를 도입하였으나 우리나라의 경우에는 노인요양제도를 단일화하였다.

우리나라의 노인장기요양보험제도가 어려움 없이 출발한 것은 그동안 건강보험제도가 전 국민을 대상으로 선택한 통합주의 모형이 뒷받침하고 있었기 때문이었다.

(3) 「노인장기요양보험법(안)」 입법추진

- 2005.10.19 ~ 2005.11.08. 입법예고
- 2006.02.16. 정부입법 국회제출 : 한나라당 2건, 열린우리당 2건, 민주노동당 1건, 입법청원 1건 등 총 7개 법안 제출
- 2007.04.02. 국회통과(부대결의내용 포함) : 국무회의 의결(04.17)을 거쳐 04.27일 공포, '08.07.01 일부터 시행
  - 1단계 시행령 시행규칙 : '07.10.01 시행
  - 2단계 시행령 시행규칙 : '08.07.01 시행

노인장기요양보험법이 수 차례에 걸쳐 입법 추진 과정을 세밀하게 검토하였다.

2008년부터 사업을 전개하기 위하여 노인장기요양보험제도 중 민간노인복지시스템을 활용하게 되었고, 노인전문기관(지역노인요양센터, 노인상담센터, 노인전문병원, 노인전문요양원, 노인치매 등) 등을 설립·운영토록 제도적·행정적·재정적 뒷받침을 하게 되었다.

(4) 시범사업 추진

- 2005.07 ~ 2006.03 1차 시범사업실시 : 6개 시구군 65세 이상 기초생활보장 수급노인 대상
  - 시범지역 : 광주 남구, 강릉, 수원, 부여, 안동, 북제주
- 2006.04 ~ 2007.04 2차 시범사업실시 : 8개 시군구 65세 이상 노인 대상
  - 시범지역 추가 : 부산 북구, 전남 완도
- 2007.05 ~ 2008.06 3차 시범사업실시 : 13개 시군구 65세 이상 노인 대상
  - 시범지역 추가 : 인천 부평구, 대구 남구, 청주, 익산, 하동

(5) 노인장기요양보험제도 시행

- 2008.03 ~ 2008.07 노인장기요양보험제도 시행 준비 : 노인장기요양보험 운영센터 개소식

- 2008.07 노인장기요양보험제도 시행 : 노인장기요양보험제도 시행, 보험료 부과 및 급여제공 개시
- 2009.03 외국인 근로자 장기요양보험가입자 제외제도 도입 : 고용허가제로 입국한 외국인 근로자 보험료 부담완화
- 2009.05 농어촌지역거주 수급자 본인일부부담금 감경 도입 : 농어촌지역에 거주하는 수급자의 경제적 부담완화
- 2010.03 장기요양기관장 의무 및 공단 장기요양기관 설치 근거 신설 : 장기요양기관장의 급여제공기록 자료 기록·관리의무 및 공단의 장기요양급여 제공기준 개발 및 급여비용 적정성을 위하여 장기요양기관 설치 운영 할 수 있는 규정 마련
- 2013.08 장기요양기관의 운영질서 확립 및 관리 강화 : 본인일부부담금 면제·할인 행위금지, 거짓 청구한 경우 위반사실 공표, 행정제재처분의 효과 승계 등
- 2014.07 ~ 노인장기요양 등급체계 개편 : 5등급(일명 '치매특별등급') 신설 등 3등급체계에게 5등급 체계로 개편

■ 노인요양시설

    노인요양시설은 노인복지법과 건강보험체계를 통합적으로 운영하기 위하여 기존의 사회복지법인, 요양원을 노인장기요양시설로 전환하는 제도적 개선을 모색했다.

    그리고 지방자치제에서는 노인장기요양보험기관을 설립하는데 행정적 지원은 물론 재정적 지원을 하면서 시설을 보완하고 개축하며, 새로운 형태의 노인, 요양보호전문기관을 설립하게 되었다.

    노인복지법은 노인복지시설을 여가시설과 수용시설, 지역사회복지시설로 운영되어 왔으며, 노인요양보호시설은 노인이 질병으로 인하여 치료가 어려운 노인성질환 대상자를 장기적으로 보호하고, 생애의 삶의 질을 향상하는데 그 목적이 있다.

■ 노인의료복지시설 통합, 개편 (08.4.4)

- 개편사항
- 노인의료복지시설의 무료, 실비, 유료의 구분이 없어짐
- 노인요양시설과 노인전문요양시설이 통합
- 시설유형에 노인요양공동생활가정을 추가
- 노인의료복지시설 통합, 개편 비교

    노인의료시설은 엄밀한 의미에서 의료법에 근거하여 설립된 병원형태의 사회복지시설이다.

    우리나라의 의료법상 전문의 제도에서 노인복지전문의는 아직 배출하지 못하고 있으며, 가정의료전문의가 그 역할을 담당하고 있다.

장기적인 측면에서 노인의료체계를 전문화하기 위해서는 노인학 전문의, 노인간호사 제도의 도입, 노인심리상담사, 노인복지사 등을 제도적으로 규정하고 그 전문의료체계를 구축할 필요가 있다.

■ 노인의료복지시설 통합, 개편 비교

- 노인복지시설의 변경
    - 노인요양시설
    - 노인전문요양시설
    - 실비노인요양시설
    - 유료노인전문요양시설
    - 유료노인요양시설

2008년부터 지역중심으로 노인장기요양보험제도가 실시되었다.

위에서 열거한 노인, 가정방문요양, 그룹홈 형태의 소형노인전문요양시설, 노인전문요양원, 유료노인요양센터 등이 설립·운영되고 있다.

그러나 최근 등급판정을 받았으나, 개인사정이나 가정사정 등으로 요양원에 입소할 수 없는 어르신을 중심으로 노인, 데이케어센터(Day care center), 노인치매상담센터 등의 프로그램이 지역사회 중심의 노인재가복지서비스로 확대되고 있다.

또한 주목할 일은 지역이나 마을마다 산재하고 있는 경로당을 중심으로 대한노인회와 지역사회 노인복지관 등의 협력을 받아 자원봉사중심의 일시적이고 단편적인 의료서비스와 생활서비스를 제공하고 있다.

장기적인 측면에서 경로당에 나오는 어르신들의 생활보호, 의료보호, 기타 생활상담의 전문적 서비스 도입은 필연적인 과제이다.

■ 노인전문병원

- 노인전문병원은 장기요양기관 지정대상에서 제외
- 노인의료복지시설의 시설기준 및 직원배치기준 변경 (08.4.4)
    노인요양, 실비노인요양, 노인전문요양 등 각 시설유형을 노인요양시설로 통합하였으며 유형별, 정원별 시설 및 인력 기준을 통합.
- '08.4.4 이전에 설치 신고된 시설은 '08.4.4일부터 5년 이내 개정규정에 적합하게 바꾸어야 함
    - 기존 규정에 따라 설치 신고된 노인요양시설, 실비노인요양시설, 유료노인 요양시설의 경우 요양시설 수가 적용
    - 기존 규정에 따라 설치 신고된 노인전문요양시설, 유료노인전문요양시설 및 개정 규정에 따라

설치 신고된 노인요양시설은 전문요양 수가 적용
- '08.4.4 이전에 설치 신고된 요양시설이 전문요양시설의 시설 및 인력 기준을 갖춘 경우 변경신고를 하면 전문요양시설로 인정
- '08.4.4 이전에 「건축법」에 따라 건축허가를 받았거나 「주택법」에 따른 사업계획의 승인을 받은 경우 시설기준은 종전 기준에 따라 심사, 인력기준은 개정규정에 적합한 기준으로 갖추어 심사하고 있다.

그리고 노인전문병원은 지역사회중심의 새로운 의료체계를 도입하였다.

종합병원이나 전문병원에서는 장기적으로 노인을 입원·치료하는데 재정적인 어려움이나 질병의 완전한 회복이 불가능한 어르신들을 노인전문병원으로 이용토록 권고하고 있다.

지역사회 중심의 노인전문병원은 지역사회어르신들의 건강문제 뿐만아니라 가정문제, 일자리문제, 부부생활, 여가문제 등의 다양한 문제를 상담하고 가능한 건강의 완전한 회복을 위한 장기의료체계를 도입한 것이 노인전문병원의 형태이다.

의료법상 노인 전공의 제도가 도입되어 어르신의 전인적 의료서비스가 제공되어야 할 것으로 전망한다.

■ 요양보호사 배치의무 및 기존 종사자의 자격유예(08.7.1)

- '08.7.1부터 기존 규정에 따라 설치('08.4.4 이전)된 요양시설에서 생활지도원 역할을 수행하는 인력 채용 시 반드시 요양보호사 자격보유자를 채용하여야 함
- '08.7.1 현재 노인복지시설에서 생활지도원 또는 가정봉사원으로 근무하고 있는 직원은 2년간 요양보호사 자격취득에 대해 경과조치 - 경과조치 기준시점 : '08.7.1
  - 경과조치 종료시점 : '10.6.30
  - 경과조치 증빙방법 : '08.7.1 현재 근무 중임을 증명할 수 있는 재직증명서, 경력증명서, 연봉계약서 또는 고용계약서 명칭이 생활지도원이 아니더라도 생활지도원과 동일한 업무를 수행하였던 것이 명백한 사람은(예를 들면 시범사업 지역의 장기요양요원, 노인 복지관의 방문목욕 종사자)에 대해서는 동일하게 자격유예를 적용한다.

우리나라의 노인요양보호사 자격교육은 처음 출발부터 여러 가지 문제를 가지고 시작되었다. 선진국에 비교하여 교육기간이 짧고 어느 누구나 요양교육을 이수하면 자격증을 받게 되었다. 그러나 약 1년 과정을 경과하면서 이론과 실무를 중심으로 자격고시제를 실시하여 다소 질 높은 자격자를 선발하게 되었다.

노인장기요양보험 10을 넘어서면서 각 종 자료와 보고서 등을 참작하면 자격증 소지자의 약 30%가 요양보호사의 역할과 기능을 감당하고 있다.

그리고 요양보호사 스스로도 전문교육과 훈련을 받으면서 자기 스스로 어르신들을 전문적으로

돕는다는 자부심을 추구하고 소명의식을 갖게 되는 사회적 분위기가 형성되었다.

요양보호사는 단순히 질병을 가진 어르신들을 돌본다는 기초적 서비스는 물론, 어르신들의 가정문제, 부부문제, 재산상속문제, 심리적인 각종 문제 등으로 요양보호사의 질적 서비스를 원하고 있는 것이 우리의 현실이다.

■ 요양보험 단기보호 개편 내용(10.3.1)

- 단기보호서비스 이용기간 월 15일로 함. 다만, 가족의 여행, 병원 치료 등 예외적인 경우 15일 이내에서 연간 2회까지 연장 가능. 기존 단기보호기관은 요양시설로 전환
- 입소대상 : 1, 2등급자 및 3등급자 중 시설급여가 인정되는 수급자
- 수가 : 단기보호 수가 적용, 요양시설의 시설인력기준을 갖추면 요양시설 수가 적용

※ **향후 현행 요양시설 설치기준을 갖출 경우 장기요양기관 변경신고**

급여의 종류[노인요양시설 (단기보호 전환) → 노인요양시설(현행법)로 처리]

- 이용자 본인부담 : 15%(재가급여) → 20% (시설급여)

요양시설로 전환한 단기보호기관은 가급적 빨리(개정 시행규칙 시행 후 3년 내) 요양시설의 시설·인력기준을 갖추어야 함

- 개요 : 단기보호 개편으로 노인의료복지시설 내 가(假)정원 단기보호를 다음과 같이 노인의료복지시설 정원의 5%이내에서 가(假)정원을 인정하여 운영
- 노인의료복지시설 내 가정원 운영기준 → 노인의료복지시설 정원의 5%(소수점 이하 반올림, 노인요양공동생활가정은 1명 인정) 범위 내에서 가(假)정원을 인정하여 운영
  - 가(假)정원 운영에 따른 특례입소자(시설급여 대상자)는 입소일로부터 1회 90일까지 급여제공이 가능하며, 장기입원이 지속될 경우 연간 180일까지 급여제공 가능
  - 장기입원(외박)자 발생 후 10일 초과 시(외박수가 지급기간 이후)부터 입소대상자 입소 가능함. 다만, 장기입원자의 갑작스런 퇴원으로 인해 특례입소자의 퇴소가 필요할 경우 일정기간 퇴소준비가 필요함을 감안하여 특례입소자의 입소일로부터 90일이 도래하는 일자 또는 입소계약 만료일 중 빨리 도래하는 일자까지는 정원이 초과되더라도 부당청구로 간주하지 아니함
  - 요양시설의 입원(외박)자를 제외한 현원과 가정원 현원의 합이 요양시설의 정원을 초과하지 않아야 함
  - 기초수급권자의 장기입원(외박)시 퇴소조치하지 않도록 하며 빈 침실은 특례입소자를 입소시켜 운영하고, 기초수급권자가 퇴원하는 경우 입원 이전과 동일하게 입소 보호함

3. 노인장기요양보험제도의 목적 및 의의

1) 노인장기요양보험제도의 목적

노인의 자립생활지원 및 가족부담을 경감하고, 증가하는 노인요양비 및 노인의료비 문제에 적절히 대응하기 위하여 노인장기요양보장제도의 필요성이 대두되고 있다.

즉, 고령이나 노인성 질병 등의 사유로 일상생활을 혼자서 수행하기 어려운 노인 등에게 신체활동 또는 가사활동 지원 등의 장기요양급여를 제공하여 노후의 건강증진 및 생활안정을 도모하고 그 가족의 부담을 덜어줌으로써 국민의 삶의 질을 향상하도록 함을 목적으로 시행하는 사회보험제도이다.

노인들의 질병은 만성적이고 퇴행적이어서 쉽게 재활이 되지 못하며 평균수명의 연장으로 인한 고령화로 장기보호의 기간은 길어지고 있다.

장기보호 노인은 타인의 도움 없이 일상생활을 영위할 수 없는 노인들을 말하는데 가족구조 또는 가족기능의 변화 등으로 인해 노인의 상당수는 현재 가족으로부터 적절한 보호를 받기 어려운 상황에 놓여 있어 시설보호 및 재가복지서비스에 대한 필요성이 증가 되었다.

장기보호의 핵심은 노인이 기존에 어떠한 서비스를 받았던지 장소에 따라 또는 서비스의 전환에 따라 노인보호에 대한 정보와 목표 및 서비스 등은 연속적으로 유지될 필요가 있으며 기관 상호 간의 연계와 협력이 필요하다는 데 있다.

즉, 노인이 가정에서 보호를 받다가 병원 또는 시설로 입소한 경우에 과거에 받던 보호에 대한 정보가 그대로 연결되어 보호의 연속성을 가져야 하며 건강이 회복된 이후 다시 돌아갈 수 있는 체계들이 필요하다.

장기요양제도가 도입되어 노인과 그 가족의 장기요양욕구를 충족시키는 것은, 말하자면 장기요양보장제도의 과업목표(task goal)이다.

이러한 목표를 달성하는 것은 중요하다. 하지만 장기요양보장제도는 의약분업제도 도입의 경우와는 달리, 새로운 제도를 도입하는 데에 있어서 하나의 모범적인 사례가 되도록 하는 것, 그리고 그렇게 함으로써 다양한 갈등을 조정하는 우리 사회의 능력을 키우는 계기가 될 것이다.

장기요양보호는 서비스가 이루어지고 있는 장소에 따라 시설복지와 재가복지로 나눌 수 있는데, 시설복지는 시설이라는 장소에 입소하여 생활에 필요한 서비스를 받는 것을 의미한다. 그리고 기능이 손상된 노인에게 일상생활 원조에서부터 여러 차원의 서비스들을 다양한 영역의 전문가들이 24시간 제공하고 있으며 노인의 재활과 자립에 초점을 둔다.

장기보호 차원에서 시설복지는 후기 고령노인 중 기능이 손상된 노인들의 입소가 병원치료 시 안게 되는 고비용 부담을 줄이는 대안으로 생각해 볼 수 있다.

반면 재가복지는 가정과 병원을 연계하여 필요한 서비스를 지원받는 형태를 말한다.

재가복지서비스는 시설복지와 달리 24시간 보호가 불가능하기 때문에 이를 대신할 가족이나 친구,

친척 등 비공식적인 지원망이 전제 되어야 한다.

재가복지서비스는 탈시설화의 이유와 시설복지에 비해 비용부담이 적기 때문에 앞으로 보다 더 활성화되어야 할 것으로 보인다.

다만 지역사회내의 재가복지서비스가 활성화되기 위해서는 그에 적절한 서비스 종류가 마련되어야 하며 지역보호를 수행할 수 있을 정도로 지역사회 내의 인식과 가치가 마련되어야 할 것이다.

2) 장기요양보험제도의 의의

노인의 장기요양보장제도의 의의는 다음과 같다.

첫 번째 장기요양욕구를 가진 노인 중 빈곤층인 극히 일부의 노인만을 대상으로 하여 요양시설보호를 제공하는 것이다.

당연히 자산조사나 소득조사가 전제가 되며, 따라서 최소한의 요양시설만으로 그 욕구에 대처하게 된다. 빈곤층을 제외한 노인의 장기요양보호의 욕구는 주로 가족에 의하거나 혹은 사적으로 수발자를 고용하는 것에 의해 충족된다.

중간소득층은 수발자를 사적으로 고용하기에는 소득이 모자라고, 시설보호 이용의 소득제한수준보다는 소득이 높기 때문에 공적 서비스는 수급할 수 없게 되므로 공적사적 서비스의 이용이 모두 불가능하게 되는, 매우 어려운 처지에 놓이게 된다.

따라서 현존하는 노인문제의 해결을 위한 합리적인 제도로서 노인장기요양보호제도가 절대적으로 필요하다 할 수 있다.

두 번째, 고령화의 진행과 더불어 요양보호욕구의 상승에 대응하여 요양시설을 확충하는 시기이다.

요양시설의 수용보호능력이 상승됨에 따라 빈곤층 이외의 노인들도 요양시설 서비스를 이용하게 된다. 일정 소득 이상의 사람들이 시설서비스를 이용하는 경우에는 소득에 다른 이용료부담이 과해진다.

그에 따라 이용료부담이라고는 하지만 모든 비용을 이용자가 부담하는 것이 아니라 이용비용의 일정 부분에 대해서는 국가의 지원이 이루어진다.

하지만 요양보호서비스를 필요로 하는 모든 노인의 욕구에 대처하기에는 서비스 공급이 모자라기 때문에 요양보호시설의 확대를 위한 필요가 절대적이다.

따라서 한국사회에서 노인들의 욕구를 대처하기 위한 노인장기보험의 도입으로 서비스 이용에 대한 본인부담이 가벼워짐으로써 많은 노인들이 이 서비스를 이용하게 되고 정부가 가진 당초의 계획으로서는 증가하는 욕구에 대처할 수 없기 때문에 시설 및 인력의 확충을 필요로 한다.

4. 노인장기요양보험제도의 주요 특징

1) 주요 특징

우리나라 노인장기요양보험제도는 건강보험제도와는 별개의 제도로 도입·운영되고 있는 한편으로, 제도운영의 효율성을 도모하기 위하여 보험자 및 관리운영기관을 국민건강보험공단으로 일원화하고 있다.

또한 국고지원이 가미된 사회보험방식을 채택하고 있고 수급대상자에는 65세 미만의 장애인이 제외되어 노인을 중심으로 운영되고 있다.

(1) 건강보험제도와 별도 운영

장기요양보험제도를 건강보험제도와 분리 운영하는 경우 노인 등에 대한 요양필요성 부각이 비교적 용이하여 새로운 제도도입에 용이하며, 건강보험 재정에 구속되지 않아 장기요양급여 운영, 장기요양제도의 특성을 살릴 수 있도록 「국민건강보험법」과는 별도로 「노인장기요양보험법」을 제정하였다.

(2) 사회보험방식을 기본으로 한 국고지원 부가방식

우리나라 장기요양보장제도는 사회보험방식을 근간으로 일부는 공적부조방식을 가미한 형태로 설계·운영되고 있다.

(3) 국민건강보험법의 적용을 받는 건강보험가입자의 장기요양보험료

[건강보험료액 × 7.38%(2018년도 보험료 기준)] 국가 및 지방자치단체 부담 장기요양보험료 예상수입액의 20% + 공적부조의 적용을 받는 의료급여수급권자의 장기요양급여비용

(4) 보험자 및 관리운영기관의 일원화

우리나라 장기요양보험제도는 이를 관리·운영할 기관을 별도로 설치하지 않고 「국민건강보험법」에 의하여 설립된 기존의 국민건강보험공단을 관리운영기관으로 하고 있다.

이는 도입과 정착을 원활하기 위하여 건강보험과 독립적인 형태로 설계하되, 그 운영에 있어서는 효율성 제고를 위하여 별도로 관리운영기관을 설치하지 않고 국민건강보험공단이 이를 함께 수행하도록 한 것이다.

(5) 노인중심의 급여

우리나라 장기요양보험제도는 65세 이상의 노인 또는 65세 미만의 자로서 치매·뇌혈관성 질환 등 노인성질병을 가진 자 중 6개월 이상 혼자서 일상생활을 수행하기 어렵다고 인정되는 자를 그 수급대상자로 하고 있다.

여기에는 65세 미만자의 노인성질병이 없는 일반적인 장애인은 제외되고 있다.

2) 기존 건강보험제도 및 노인복지서비스 체계와의 차이점

(1) 국민건강보험제도와의 차이

국민건강보험은 질환의 진단, 입원 및 외래 치료, 재활 등을 목적으로 주로 병·의원 및 약국에서 제공하는 서비스를 급여 대상으로 하는 반면, 노인장기요양보험은 고령이나 노인성질병 등으로 인하여 혼자의 힘으로 일상생활을 영위하기 어려운 대상자에게 요양시설이나 재가기관을 통해 신체활동 또는 가사지원 등의 서비스를 제공하는 제도이다.

즉, 기존의 장기요양서비스가 저소득층 위주의 제한적이고 선별적인 보호체제였다면 노인장기요양보험제도는 소득에 관계없이 장기요양 필요에 따라 서비스를 제공하는 보편적인 체계로 전환되었다.

또한 이전의 서비스가 국가가 시혜적으로 제공하는 서비스였다면 노인장기요양보험의 서비스는 이용자의 권리와 선택이 보장되는 이용자 중심의 서비스이며, 시설중심 서비스 제공체계에서 가정 및 재가복지를 우선으로 하는 체계로의 전환이라 할 수 있다.

(2) 기존 노인복지서비스 체계와의 차이

기존 「노인복지법」상의 노인요양은 주로 국민기초생활보장수급자 등 특정 저소득층을 대상으로 국가나 지방자치단체가 공적부조방식으로 제공하는 서비스 위주로 운영되어 왔으나, 「노인장기요양보험법」상 서비스는 소득에 관계없이 심신기능 상태를 고려한 요양필요도에 따라 장기요양인정을 받은 자에게 서비스가 제공되는 보다 보편적인 체계로 운영되고 있다.

즉 장기요양보험은 기존의 노인복지서비스체계에서의 미흡한 점을 보완하여 만들어졌다. 기존 노인복지체계의 주체는 국가와 지방자치단체, 일부 민간이 참여한 것에 비해 노인장기요양보험은 정부와 민간부문, 가입자, 지역사회 등 다양하게 주체가 된다. 그리고 서비스 대상에 있어서도 기존에는 국민기초생활보장 수급자를 포함한 저소득층 위주의 특정대상에 한정한 선택적 제도였다면, 노인장기요양보험은 보편적 제도인 동시에 요양이 필요한 65세 이상 노인을 가진 64세 이하의 국민을 대상으로 한다.

재원에 있어서는 정부 및 지방자치단체가 부담했던 것이 노인장기요양보험료와 국가 및 지방자치단체 부담과 이용자 본인부담으로 이루어진다.

서비스의 내용을 살펴보면 기존의 서비스는 주로 의료서비스 중심이었으며 시설, 재가서비스를 제공했지만, 서비스 질에 대한 관리가 미흡했다.

그러나 노인장기요양보험제도에서는 복지서비스가 중심이 되며 시설요양급여를 제공하고 재가요양급여를 제공하며, 현물급여를 보환하는 특별현물급여를 제공한다.

마지막으로 시설 에 대한 방식을 살펴보면 기존 노인복지서비스체계는 지방자치단체를 통하여 시설 입소 인원 연간 운영비용을 기준으로 정액을 지급했다.

이에 비해 노인장기요양보험에서는 시설요양급여 및 재가요양급여 제공자는 비용을 수가산정 방식을 적용하여 국민건강보험공단에 청구하고 국민건강보험공단은 청구된 요양급여 및 비용 등의 적정여부를 심사한 후 지급한다.

(3) 국민건강보험과 노인 장기요양보험의 차이

국민건강보험은 치매·중풍 등 질환의 진단, 입원 및 외래진료, 재활치료 등을 목적으로 주로 병의원 및 약국에서 제공하는 서비스를 급여 대상으로 한다.

그리고 그 법적 근거는 의료법에 있다. 노인장기요양보험은 치매·중풍의 노화 및 노인성 질환 등으로 인하여 혼자 힘으로 일상생활을 영위하기 어려운 대상자에게 요양시설이나 재가요양기관을 통해 신체활동, 가사지원 등의 복지서비스를 제공하는 제도로서 노인복지법에 근거를 두고 있다.

한마디로 건강보험은 노인의 질병을 치료(cure)하는데 목적이 있다면, 장기요양보험은 장기간의 보호가 필요한 노인을 케어(care)하는데 목적이 있다는 것이 다른 점이다.

- 국민건강보험 : 질환의 진단, 입원 및 외래 치료, 재활 등을 목적으로 주로 병·의원 및 약국에서 제공하는 서비스를 급여 대상으로 하고 있다.
- 노인장기요양보험 : 고령이나 노인성질병 등으로 인하여 혼자의 힘으로 일상생활을 영위하기 어려운 대상자에게 요양시설이나 재가기관을 통해 신체활동 또는 가사지원 등의 서비스를 제공하는 제도이다.

【노인장기요양보험제도와 기존 노인복지서비스체계 비교표】

구분	노인장기요양보험	기존 노인복지서비스 체계
관련법	노인장기요양보험법	노인복지법
서비스 대상	보편적 제도, 특정대상 한정 (선택적)	- 장기요양이 필요한 65세 이상 노인 및 치매 등 노인성질병을 가진 65세 미만자 - 국민기초생활보장 수급자를 포함한 저소득층 위주
서비스 선택	수급자 및 부양가족의 선택에 의한 서비스 제공	지방자치단체장의 판단(공급자 위주)
재원	장기요양보험료+국가 및 지방자치단체 부담+이용자 본인 부담	정부 및 지방자치단체의 부담

5. 노인장기요양보험의 주요 내용

1) 적용대상

(1) 가입자 : 장기요양보험의 가입자는 보편주의 원칙에 따라 국민건강보험제도와 동일하게 전국민을 적용대상으로 하고 있다.

즉, 건강보험 가입자는 장기요양보험의 가입자가 된다(법 제7조제3항). 이는 건강보험의 적용에서와 같이 법률상 가입이 강제되어 있다.

또한 공공부조의 영역에 속하는 의료급여 수급권자의 경우 건강보험과 장기요양보험의 가입자에서는 제외되지만, 국가 및 지방자치단체의 부담으로 장기요양보험의 적용대상으로 하고 있다(법 제12조).

노인장기요양보험의 대상자는 65세 이상 노인 또는 65세 미만 노인성 질환자(치매, 중풍 등)로서 거동이 현저히 불편하여 장기요양이 필요한 자이다.

대상자 여부는 등급판정위원회에서 판정하는데, 등급판정위원회는 장기요양인정 및 등급판정을 위한 심의기구로서 지역단위(시군구)별로 설치하고, 위원은 15인 이내로 구성한다.

위원은 의료인, 사회복지사, 시·군·구 소속 공무원 법학 또는 장기요양에 관한 학식과 경험이 풍부한 자 중에서 시장·군수·구청장이 추천하고 의사 또는 한의사가 각각 1인 포함되어야 한다. 등급판정위원회는 6개월 이상의 기간 동안 일상생활을 혼자서 수행하기 어렵다고 인정되는 경우 장기요양을 받을 자(수급자)로 결정하고 심신상태 및 요양이 필요한 정도에 따라 등급을 판정한다.

(2) 장기요양보험의 수급자 : 소득수준과 상관없이 노인장기요양보험에 가입한 자(국민건강보험 가입자와 동일)와 그 피부양자, 그리고 의료급여 수급권자로서 65세 이상의 노인과 64세 이하의 노인성 질병이 있는 자 모두를 포함하고 있기 때문에 전 국민이라 할 수 있다. 노인성 질병은 치매, 중풍, 파킨슨병 등 보건복지부가 인정하여 고시한 질병이다.

[적용대상자에 대한 법적 근거]

- 건강보험 가입자 = 장기요양보험의 가입자가 된다. (법 제7조제3항)
- 건강보험의 적용에서와 같이 법률상 가입이 강제되어 있다.
- 공공부조의 영역에 속하는 의료급여 수급권자의 경우 건강보험과 장기요양보험의 가입자 제외하지만, 국가 및 지방자치단체의 부담으로 장기요양보험의 적용대상으로 함(법 제12조).

(3) 노인의료복지시설의 입소대상자

- **입소대상자 자격기준**

  「노인장기요양보험법」 제15조에 따른 수급자 (장기요양급여수급자)
  65세 이상 기초수급자 및 부양의무자로부터 적절한 부양을 받지 못하는 자
  입소자로부터 입소비용의 전부를 수납하여 운영하는 시설(기존 유료시설)의 경우 60세 이상의 자

■ 입소대상자 선정기준

① **신규입소자 - 장기요양 1~2등급(요양인정점수 75점 이상)**

- 장기요양 3~4등급자로 판정받았으나, 등급판정위원회에서 다음 사유 중 1개 이상 해당하는 것으로 판단되어 시설입소를 희망하는 자가 동일세대의 가족구성원으로부터 수발이 곤란한 경우나 주거환경이 열악하여 시설입소가 불가피한 경우다. 심신상태 수준이 재가급여를 이용할 수 없는 경우
- 장기요양 5등급자로 판정받았으나, 등급판정위원회에서 다음 사유 중 1개 이상 해당하고 의사소견서 치매진단 관련 보완서류의 영역이 일정점수 이상인 것으로 판단되어 시설입소를 희망하는,

  가. 동일세대의 가족구성원으로부터 수발이 곤란한 경우
  나. 주거환경이 열악하여 시설입소가 불가피한 경우

② **기존 입소자**

- 기존 운영비 지원 시설 입소자

  노인장기요양보험제도 시행일 이전 국가 또는 지방자치단체로 부터 운영비의 전부 또는 일부를 지원받던 시설급여 제공 장기요양기관에 2008.7.1일 이전 입소해 있던 자 중 장기요양 3등급자(기

존 입소자 중 등외자의 입소는 계속 허용하나 급여비용은 지방자치단체로 청구)
- 기존 운영비 미지원 시설 입소자

  노인장기요양보험제도 시행일 이전 국가 또는 지방자치단체로 부터 운영비를 지원 받지 못했던 시설급여 제공 장기요양기관에 2008.6.1일 이전 입소해 있던 자 중 장기요양 3등급자(기존 입소자 중 등외자의 입소는 계속 허용하나 급여비용은 본인이 100% 부담해야 함)

  ⇒ 2008.6.1일 이전 입소 사실에 대한 입증 책임은 입소자에게 있음
- 미인가 시설 등 입소자

  노인장기요양보험제도 시행 당시 미인가 시설 등으로서 2009.1.1일 이전 장기요양기관으로 지정받은 기관에 2008.6.1일 이전 입소해 있던 자 중 장기요양 3등급자(기존 입소자 중 등외자의 입소는 계속 허용하나 급여비용은 본인이 100% 부담해야 함)
- 미인가시설 등에 속하는 시설 기관의 종류

  가. 종전 미인가시설이었으나, 시설·인력기준을 완비하여 '08.6월~7월 중 요양시설로 장기요양기관 지정을 받은 시설

  나. 종전 양로시설이었으나, '08.6월~7월 중 요양시설로 전환하여 장기요양기관 지정을 받은 시설

  다. 요양시설 증·개축 등으로 장기요양기관 지정이 늦어진 경우 등
- 위 ①~③항에 속한 장기요양기관으로 2008.12.31일 이전 지정받은 기관

2) 장기요양인정

장기요양보험 가입자 및 그 피부양자나 의료급여수급권자 누구나 장기요양급여를 받을 수 있는 것은 아니다.

장기요양보험의 가입자는 건강보험의 가입자이다.

이 중에서 장기요양급여를 받을 수 있는 대상은 장기요양인정을 신청한 다음 요양등급판정을 받아 그 적용 대상의 범위에 들어 장기요양인정을 받은 자이다.

이때 장기요양인정 신청자격이란 장기요양보험 가입자 및 그 피부양자 또는 의료급여수급권자 중 65세 이상의 노인 또는 65세 미만자로서 치매, 뇌혈관성 질환 등 노인성 질병을 가진 자를 말한다.

즉, 일정한 절차에 따라 장기요양급여를 받을 수 있는 권리(수급권)가 부여되는데 이를 장기요양인정이라고 한다.

장기요양인정절차는 먼저 공단에 장기요양인정신청으로부터 출발하여 공단직원의 방문에 의한 인정조사와 등급판정위원회의 등급판정 그리고 장기요양인정서와 표준장기요양이용계획서의 작성 및 송부로 이루어진다.

장기요양보험의 대상자는 소득수준과 상관없이 노인장기요양보험에 가입한 자(국민건강보험 가입

자와 동일)와 그 피부양자, 그리고 의료급여 수급권자로서 65세 이상의 노인과 65세 이하의 노인성 질병이 있는 자 모두를 포함하고 있기 때문에 전 국민이라 할 수 있다.

노인성 질병은 치매, 중풍, 파킨슨병 등 보건복지부가 인정하여 고시한 질병으로 6개월 이상의 기간 동안 혼자서 일상생활을 수행하기 어려운 자는 장기요양등급(1~3 등급) 판정에 따라 필요한 서비스를 제공받을 수 있도록 하였다. 장기요양등급은 요양필요도에 따라 부여되는 것으로 요양필요도란 일상생활을 하는데 다른 사람의 도움을 받아야 할 정도로 나타내는 서비스량을 의미하며, 도움을 받아야 할 서비스 시간이 길어질수록 요양필요도 수준이 높아지게 된다. 그리고 등급판정의 기준에 따라 장기요양인정 신청자의 등급이 결정되고 수급 여부도 판정된다.

〔장기요양 인정 절차〕

1. 인정신청	2. 인정조사	3. 등급 판정	4. 결과 통지
국민건강보험공단 장기요양운영센터 신청	공단직원이 직접 방문하여 심신상태와 희망 서비스, 가정환경 등을 조사	등급판정위원회에서 인정조사 결과와 의사소견서를 토대로 등급판정기준에 따라 장기요양등급을 판정	등급판정위원회 판정 결과에 따라 장기요양 인정서와 표준장기요양이용계획서, 복지 용구급여 확인서를 함께 송부
5. 급여이용 수급자는 본인 및 가족의 선택에 따라 장기요양기관과 어르신이 계신 가정에서 장기요양급여 이용			

〔요양서비스 이용체계〕

서비스 신청

- 65세 이상 노인 65세 미만 노인성 질환자가 공단에 의사소견서를 첨부하여 장기요양인정 신청
• 신청자: 본인, 가족이나 친족, 사회복지 전담공무원(본인이나 가족 등의 동의 필요), 시장·군수·구청장이 지정하는 자

⇩

방문 조사

- 공단 소속직원(사회복지사, 간호사)은 신청인의 심신상태 등을 조사

등급판정

- 공단은 조사결과서, 의사소견서 등을 등급판정위원회에 제출
- 등급판정위원회는 대통령령이 정하는 등급판정기준에 따라 장기요양급여를 받을 자로 판정
• 신청서를 제출한 날로부터 30일 이내에 판정 완료, 다만 정밀조사가 필요한 경우 등 부득이한 경우 연장 가능.

⇩

장기요양인정서 및 표준장기요양 이용계획서 통보

- 장기요양등급, 장기요양급여의 종류 및 내용이 담긴 장기요양인정서와 적절한 서비스 내용, 횟수, 비용 등을 담은 표준장기요양이용계획서 송부
• 장기요양인정유효기간: 최소 1년 이상으로 대통령령에서 정함.
• 장기요양인정의 갱신신청, 장기요양등급 등의 변경신청, 이의신청 절차 있음.

장기요양급여의 시작

- 장기요양인정서가 도달한 날부터 장기요양급여 시작
• 다만, 돌볼 가족이 없는 경우 등은 신청서를 제출한 날부터 장기요양급여를 받을 수 있음.

장기요양기관 정보의 안내

- 장기요양기관은 수급자가 장기요양급여를 쉽게 선택하고, 급여의 질 보장 등을 위해 현황자료 등을 공단이 운영하는 인터넷에 개시.

*출처: 보건복지부, 2007

※ 장기요양인정 신청자격 : 장기요양보험 가입자 및 그 피부양자 또는 의료급여수급권자 중 65세 이상의 노인 또는 65세 미만자로서 치매, 뇌혈관성 질환 등 노인성 질병을 가진 자

3) 노인장기요양보험제도의 실천

　노인장기요양보험제도의 실천과정은 비교적 안정적 추세로 가고 있다. 시·군·구의 지방자치단체에서 노인장기요양보험 실시에 관한 제반 과정을 분석하여 관계 전문가는 물론 지방자치기관이 책임 있게 지역사회복지기관으로 연계적 서비스를 실천한 것은 긍정적으로 평가받는다.

　또한 지역사회는 지방자치제와 사회복지실천이 밀접하게 연계되어 주민생활 관련 서비스의 질적 수준을 향상시키는 내재적 힘을 보유하고 있다.

　노인장기요양보험의 실천과정은 [그림-1]과 같이 5단계로 구성된다.

　1단계는 환자와 가족의 질병인식 단계로 심혈관계, 폐기능, 신기능, 근골격계, 소화기계의 변화로 인한 노인성질환에 대해 인식을 의미한다(김진호, 2002).

　2단계는 노인성질환 악화로 인한 병의원·전문병원의 진단단계로 행동변화, 인지능력 상실, 신체적 기능 약화 등이 나타나면 환자 가족들은 요양보호의 필요성을 인식하게 된다.

　3단계는 건강보험 접수 및 심사단계로 환자가 노인성질환 악화로 회복 불가능의 진단을 받고 건강보험공단에 노인장기요양보험 대상자로 신청하면 이후에 간호사 또는 의료사회복지사들이 환자와 가족 면담을 통한 예비조사를 한다.

　4단계는 지역사회 내의 의사, 보건소 전문의, 간호사, 사회복지사, 유관기관인 지역노인회, 노인종합복지관, 지방자치제 노인행정담당자 등 15명으로 구성된 위원회에서 등급판정이 진행된다.

　5단계는 재가서비스와 시설보호로 구분되어 등급판정위원회가 1, 2등급으로 판정하면 요양병원에 입소가 가능하다. 3등급 경우에도 치매증상으로 가족환경이 환자를 돌볼 수 없는 경우 요양원 입소와 재가복지서비스가 가능하다.

　또한 등급 외 판정의 특별 경우에도 지역사회복지관, 보건소, 치매센터에서 재가서비스를 받을 수 있다. 그러나 실제로는 재가서비스의 노인복지기관인 종합복지관, 노인정, 보건소, 지역정신보건센터, 치매센터 등의 이용률이 매우 저조한 실정이다.

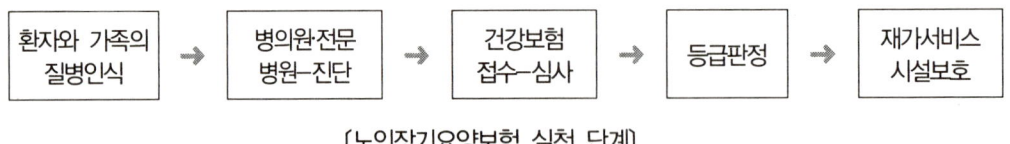

〔노인장기요양보험 실천 단계〕

　정부는 2013년 기준으로 39만 명의 중증 치매, 중풍노인을 돌보는 장기요양보험에 5,412억 원, 독거노인돌봄서비스에 1,180억 원을 투입하였다. 건강보험은 2012년 말 전체 진료비 47조 8,400억 원 가운데 65세 이상 노인 진료비가 차지하는 비중이 34.4%로 집계되었다.

　국내 노인의 80세 기준 치매유병률이 약 10%인 것으로 나타났으며, 등급판정위원회의 등급대상자 대부분(50% 이상)은 노인의 가족 증언으로 치매가 확정되는 경우가 많지만 등급판정과정에서 객관적 평가가 사실상 어렵고, 병원 진단도 환자보호자의 진술에 의해 결정되는 것이 일반적이라고 보고 있다.

또한 노인장기요양보험제도 운영의 서비스 차원에서 단기교육을 받은 요양보호사들의 현장투입으로 인해 전문성 논란 및 노인요양병원이나 노인전문요양원 등은 정부의 지원을 받지만 10명 미만의 소형 시설(group home)은 정부 지원 없이 개인적으로 운영되어 서비스의 질적 문제가 지적되고 있다.

6. 노인장기요양보험 재원

1) 노인장기요양보험의 재원

① 노인장기요양보험 재원:

노인장기요양보험 운영에 소요되는 재원은 가입자가 납부하는 장기요양보험료 및 국가 지방자치단체 부담금, 장기요양급여 이용자가 부담하는 본인일부부담금으로 조달된다.

즉 노인장기요양보험의 지원은 장기요양보험료와 국가 및 지방자치단체의 부담, 그리고 장기요양급여 이용자가 부담하는 본인일부부담금으로 조달된다.

장기요양보험료는 건강보험료액에 장기요양보험료율을 곱하여 부과 징수된다.

즉, 노인장기요양보험의 재정은 장기요양보험료, 국가지원, 본인일부부담으로 충당된다. 장기요양보험료는 건강보험 가입자(직장가입자, 지역가입자)가 부담하며 건강보험료액에 장기요양보험료율을 곱하여 산정된다.

장기요양보험료는 건강보험료와 통합 고지되고, 징수 후 장기요양보험료와 건강보험료는 각각의 독립회계로 관리된다. 장기요양보험료율은 장기요양위원회의 심의를 거쳐 대통령령으로 정하게 되어 있다.

장기요양보험료율은 장기요양위원회의 심의를 거쳐 대통령령으로 정하게 되어 있다.

장기요양위원회는 보건복지부 장관 소속 심의기구(위원장 -보건복지부 차관)로서 근로자단체, 사용자단체, 시민단체, 노인단체, 농어민단체, 자영업자단체 등 적용대상자 대표들과 의료계 등 장기요양기관 대표, 학계, 고위공무원단 소속공무원, 공단 추언자 등 공익대표 16 - 22인으로 구성된다.

국가는 보험료 예상수입액의 20%(국고) 및 의료급여 수급권자의 장기요양급여 비용(국가와 지방자치단체가 각각 분담)을 부담한다.

본인 일부부담은 시설급여서비스 비용의 20%, 재가급여서비스 비용의 15%이다(원래 정부안에는 시설급여와 재가급여 모두 비용의 20/100으로 하는 것으로 되어있었으나 국회입법과정에서 이처럼 수정되었다).

소득·재산이 일정 금액 이하인 저소득층은 본인일부부담금을 1/2로 경감(시설급여 10%, 재가급여 7.5%)받으며, 국민기초생활수급 노인은 무료이다.

국고지원금
보험료 예상수입액의 20% 상당액
노인장기요양보험법 제58조 제1항

장기요양보험료
건강보험료액 6.12% × 장기요양보험료율
'16년 현재 6.55%

국가·지자체 부담금
의료급여재정에서 소요되는 비용 전액
노인장기요양보험법 제58조 제2항

• 입소시설 20%, 재가 15%
 - 국민기초수급권자 무료
 - 의료급여·차상위는
   시설 10%, 재가 7.5% 부담
★ 저소득층 본인일부부담금 감경

본인 일부 부담금

• 국민기초수급권자
  지방자치단체 100%부담
• 차상위, 의료급여 수급권자
  국가 80%,
  지방자치단체 20% 부담

의료급여 수급권자에 대한 국가 및 지자체 비용부담(시행령 제28조)

장기요양보험

② 장기요양보험료=건강보험료액 X 장기요양보험료율

본인일부부담금의 경우, 재가급여는 장기요양급여비용의 100분의 15를, 그리고 시설급여는 장기요양급여비용의 100분의 20을 각각 부담한다.

아울러 장기요양보험료율은 장기요양위원회의 심의를 거쳐 대통령령을 정하며, 장기요양보험료율은 6.55%로 건강보험료액에 추가 부담한다.

그리고 국가지원으로는 장기요양보험료 예상 수입액의 20%를 부담하는 것으로 하고, 의료급여수급권자의 장기요양급여비용, 의사소견서 발급비용, 방문간호 지시나 발급비용 중 공단이 부담하여야 할 비용 및 관리운영비의 전액은 국가와 지방자치단체가 분담하도록 한다.

본인 일부부담은 시설급여 시 당해 장기요양급여비용의 20%, 재가급여 시에는 당해 장기요양급여 비용의 15%를 부담하도록 하고 있으며, 비급여 항목인 식재료비, 이·미용료 등은 전액 본인부담으로 한다.

다만 의료급여수급권자 및 감경적용대상자 등 저소득층의 경우에는 일반 수급자의 본인 일부부담금의 50%를 감경하며, 국민기초생활수급권자는 본인 일부 부담금 없이 무료로 서비스를 제공받을 수 있다.

• 경우 가입자와 사용자가 각각 50%씩 부담하여야 한다.
 - 장기요양보험료율은 보건복지부장관 소속 장기요양위원회의 심의를 거쳐 대통령령으로 정한다.

장기요양보험료
- 건강보험료×7.38%(예 건강보험료가 10만 원이면 장기요양보험료는 7,380원)
  → 국가 및 지방자치단체 부담금
- 장기요양보험료 예상수입액의 20%+의료급여 수급권자의 급여비용 등 → 본인 일부부담금
  - 재가급여 : 이용한 장기요양 급여비용의 15%

장기요양보험료 징수 및 산정(「노인장기요양보호법」 제8조, 제9조)
- 장기요양보험 가입자는 건강보험 가입자와 동일하며, 장기요양보험료는 건강보험료액에 장기요양보험 료율(2018년 현재 : 7.38%)을 곱하여 산정한다.
- '장기요양보험료율'은 매년 재정상황 등을 고려하여 보건복지부장관 소속 '장기요양위원회'의 심의를 거쳐 대통령령으로 정하고 있다.

■ 국가의 부담(「노인장기요양보호법」 제58조)

- 국고 지원금 : 국가는 매년 예산의 범위 안에서 당해 연도 장기요양보험료 예상 수입액의 100분의 20에 상당하는 금액을 공단에 지원한다.
- 국가 및 지방자치단체 부담 : 국가와 지방자치단체는 의료급여수급권자에 대한 장기요양급여비용, 의사소견서 발급비용, 방문간호지시서 발급비용 중 공단이 부담해야 할 비용 및 관리운영비의 전액을 부담한다.

■ 본인일부부담금(「노인장기요양보호법」 제40조)

재가 및 시설 급여비용 중 수급자의 본인일부부담금(장기요양기관에 직접 납부)은 다음과 같다.
- 재가급여 : 당해 장기요양급여비용의 100분의 15
- 시설급여 : 당해 장기요양급여비용의 100분의 20
- 「국민기초생활보장법」에 따른 의료급여 수급자는 본인일부부담금 전액 면제
- 본인일부부담금의 60%를 감경하는 자
- 「의료급여법」 제3조제1항제2호부터 제9호까지의 규정에 따른 수급권자
- 「국민건강보험법 시행규칙」 제15조에 따라 국민건강보험공단(이하 "공단"이라 한다)으로부터 건강보험 본인부담액 경감 인정을 받은 자
- 천재지변 등 보건복지부령으로 정하는 사유로 인하여 생계가 곤란한 자
- 「국민건강보험법」 제69조제4항 및 제5항의 월별 보험료액(이하 "보험료"라 한다)이 국민건강보

험 가입자 종류별 및 가입자수별(직장가입자의 경우 당해 피부양자를 포함한다) 보험료 순위가 0~25% 이하에 해당되며, 직장가입자는 재산이 일정기준 이하인 자
- 본인일부부담금의 40%를 감경하는 자
보험료액이 국민건강보험 가입자 종류별 및 가입자수별(직장가입자의 경우 당해 피부양자를 포함한다) 보험료 순위 25% 초과~50% 이하에 해당되며, 직장가입자는 재산이 일정기준 이하인 자

7. 요양급여 형태

1) 재가급여 및 시설급여

(1) 재가급여

재가복지란 특정의 사회복지 대상자에게 어떤 종류의 급여를 행함에 있어서 그 수급의 조건으로서 시설의 수용을 요구하지 않고, 그 대상자를 자신의 집에 거주하도록 하면서 특정의 급여를 제공하거나 사회복지시설을 이용하도록 하는 형태의 보호 방법이며, 반대어는 시설에 수용하여 급여를 행하는 시설복지이다.

재가복지의 개념을 이해하기 위해서는 이 재가라는 의미를 유의해서 파악할 필요가 있다.

즉, 그것이 제공되는 장소에 관한 문제이다. 재가복지의 어의를 보면, 집에 거주하는 노인을 위한 복지라는 뜻이 되지만, 그 서비스가 반드시 노인이 거주하는 집에서 제공되는 것을 의미하는 것은 아니다.

물론 홈헬프서비스와 같이 서비스가 집에 까지 배달되는 형태도 있지만, 낮 시간에 입소하여 서비스를 받는 경우도 있다. 그러므로 재가복지서비스는 가정에서만 받는 서비스가 아니다.

서구국가에 있어서 이 용어에 가까운 개념은 커뮤니티케어(community care)이다.

이 용어는 한국에서 지역사회보호라는 용어로 번역되어 사용되기도 하고, 그냥 커뮤니티케어라고 사용되기도 한다.

양자를 엄격하게 구분하여 커뮤니티케어가 재가복지보다는 폭넓은 개념으로 보는 견해도 있지만, 그것은 재가복지의 의미를 너무 좁게 해석한 것에 기인한다.

재가복지라는 용어를 보다 넓은 의미에서 사용한다면, 커뮤니티케어와 같은 의미가 된다.

구체적으로 활동내용으로는 장기요양요원이 수급자의 가정 등을 방문하여 신체 활동 및 가사활동 등을 지원하는 장기요양급여 장기요양 5등급 수급자에게 인지자극활동 및 잔존 기능 유지·향상을 위한 사회훈련을 제공하는 급여. 기존의 방문요양과는 달리 빨래, 식사준비 등의 가사지원은 제공할 수 없으나, 잔존기능 유지·향상을 위한 사회활동 훈련을 제공하는 방법으로 수급자와 함께 옷 개

기, 요리하기 등은 가능하다.

또한 의사, 한의사 또는 치과의사의 지시에 따라 간호사, 간호조무사 또는 치위생사가 수급자의 가정 등을 방문하여 간호, 진료의 보조, 요양에 관한 상담 또는 구강위생 등을 제공하는 급여를 말한다.

① 재가급여의 종류

가. 방문요양:
요양보호사가 수급자의 집을 방문해서 목욕, 배설, 화장실 이용, 옷 갈아입기, 머리감기, 취사, 생필품 구매, 청소, 주변정돈 등을 도와주는 급여.

나. 방문목욕:
요원이 목욕설비를 갖춘 차량을 이용하여, 수급자의 가정을 방문하여 목욕을 제공하는 급여를 말한다.

다. 방문간호 :
방문간호사는 의사, 한의사 또는 치과의사의 지시에 다라 가정 등을 방문하여 간호, 진료의 보조, 요양에 관한 상담 또는 구강위생을 제공하는 급여로서, 방문간호를 이용하고자 하는 수급자는 사전에 의료기관에서 방문간호 지시서를 발급받고, 이를 방문간호 급여 이용 시 기관에 제출

라. 주야간보호 :
수급자를 하루 중 일정한 시간 동안 장기 요양기관에 보호하여 목욕, 식사, 기본간호, 치매관리, 응급서비스 등 심신기능의 유지, 향상을 위한 교육, 훈련 등을 제공하는 급여

마. 단기보호 :
부득이한 사유로 일시적으로 가족의 보호를 받을 수 없는 수급자에게 일정 기간 동안 단기보호시설에서 보호하며 목욕, 식사, 기본간호, 치매관리, 응급 서비스 신체활동지원과 심신기능의 유지, 향상을 위한 교육, 훈련 등을 제공하는 급여

바. 기타 재가급여(복지용구대여 및 구입):
수급자의 일상생활·신체활동 지원에 필요한 용구를 제공하거나 가정을 방문하여 재활에 관한 지원 등을 제공하는 급여이다.
즉, 수급자의 일상생활 또는 신체활동 지원에 필요한 용구로서 보건복지부 장관이 정하여 고시

하는 것을 제공 하거나 대여하여 노인장기요양보험 대상자의 편의를 도모하고자 지원하는 장기요양급여로 용구의 종류로는 휠체어, 전동·수동침대, 욕창방지 매트리스·방석, 욕조용 리프트, 이동욕조, 보행기 등이 있다.

② 시설급여

장기요양기관(노인요양시설, 노인요양공동생활가정)이 운영하는 노인복지법 제34조의 규정에 따른 노인의료복지시설(노인전문병원 제외) 등에 장기간 동안 입소하여 신체활동 지원 및 심신기증의 유지·향상을 위한 교육·훈련 등을 제공하는 장기요양급여이다.

가. 노인요양시설: 치매·중풍 등 노인성질환 등으로 심신에 상당한 장애가 발생하여 도움을 필요로 하는 자를 입소시켜 급식요양과 그 밖에 일상생활에 필요한 편의를 제공하는 장기요양급여를 말한다.

나. 노인요양공동생활가정(그룹홈) : 채매·중풍 등 노인성질환 등으로 심신에 상당한 장애가 발생하여 도움을 필요로 하는 자에게 가정과 같은 주거 여건과 급식·요양과 그 밖에 일상생활에 필요한 편의를 제공하는 장기요양급여를 말한다.

③ 특별현금급여

가. 가족요양비 : 아래의 어느 하나에 해당하는 수급자가 가족 등으로부터 재가급여 종류 중에 방문요양에 상당한 장기요양급여를 받은 때에는 대통령령으로 정하는 기준에 따라 당해 수급자에게 지급하는 가족장기요양급여를 말한다.

나. 요양병원간병비 : 수급자가 노인복지법에 의한 노인전문병원 도는 의료법에 의한 요양병원에 입원한 때 대통령령이 정하는 기준에 다라 장기요양에 소요되는 비용의 일부를 지급하는 요양병원장기요양급여이다.

다. 특례요양비 : 수급자가 장기요양기관이 아닌 노인 요양시설 등의 기관 또는 시설에서 재가급여 또는 시설급여에 상당한 장기요양급여를 받은 경우 대통령령이 정하는 기준에 따라 당해 장기요양급여비용의 일부를 당해 수급자에게 지급하는 특례장기요양급여이다.

2) 시설급여

(1) 노인요양시설

한국은 전쟁 등의 영향에다, 주택보급률이 매우 낮았기 때문에 노인이 안정된 주거를 확보하는 것이 매우 어려웠던 사회적 배경을 가지고 있다. 그리고 그 문제는 심각하게 남아 있다. 이러한 배경으로 인하여, 한국에서는 오랫동안 노인복지시설이라고 하면 무의탁 빈곤노인을 보호하는 양로시설을 의미하였다.

시설급여는 요양에 필요한 시설과 설비 및 전문 인력을 갖추고 있는 노인요양시설에 장기간 입소하여 전문요양서비스를 받게 하는 것이다.

즉, 시설복지란 노인을 사회복지시설에 입소시켜 필요한 건강보호나 사회보호를 행하는 것이다. 노인복지시설의 종류는 다양하기 때문에 그 각각의 시설에서 노인을 보호하는 것이 시설복지라고 할 수 있다. 그러나 일반적으로 노인에 대한 시설복지라는 것은 노인요양시설(nursing home)에 의한 보호를 의미하는 것이 보통이다.

현재 한국의 노인복지시설은 장기요양기관으로 지정신청(2008.4.4) 이전 기존규정에 따라 설치 신고된 무료, 실비, 유료 노인요양시설로서 법에서 정한 5년 유예 기준에 따라 장기 요양 급여를 제공하는 노인요양시설 치매, 중풍 등 노인성질환 등으로 심신에 상당한 장애가 발생하여 도움을 필요로 하는 자에게 가정과 같은 주거 여건과 급식, 요양 및 그 밖에 일상생활에 필요한 편의를 제공하는 시설을 말한다.

구체적으로 살펴보면, 보건복지가족부령 제161호 노인복지법 시행규칙 일부 개정령에 따라 단기보호를 제공하는 장기요양기관에서 노인요양시설로 전환한 시설 노인요양시설 치매·중풍 등 노인성질환 등으로 심신에 상당한 장애가 발생하여 도움을 필요로 하는 자를 입소시켜 급식, 요양과 그 밖에 일상생활에 필요한 편의를 제공하는 시설을 말한다.

보건복지부는 요양서비스의 기본 원칙으로

① 요양서비스는 노인 등의 심신상태 및 생활환경과 노인 등 및 그 가족의 욕구와 선택을 종합적으로 고려하여 실시하되 필요한 범위 안에서 적정하게 실시하여야 하고,
② 노인 등이 가족과 함께 생활하면서 가정에서 수발을 받는 재가수발급여가 우선적으로 실시되어야 하며,
③ 노인 등의 심신상태나 건강 등이 악화되지 않도록 의료서비스와 연계하여 실시한다는 것을 제시하고 있다(보건복지부, 2006a).

8. 요양보호 행정 및 전달체계

1) 요양보호 행정

요양보호 행정은 사회복지행정의 일반적 원리와 과정을 강조하고 있다.

일반적으로 행정은 생산성과 효율성, 그리고 효과성을 추구하고 있는 것이 목적이다. 요양보호행정은 노인복지행정의 일반적 원리와 기회, 그리고 의사결정과정의 민주적인 방법을 강조하고 있다.

최근에 행정전문가나 기관책임자 등의 사회적문제로서 경영의 원리보다는 지나친 권위의식이나, 자기주도적인 운영방법으로 사회적인 지탄을 받고 있다.

노인장기요양전문기관 등은 설립 당시부터 자유경제시장 원리에서 출발했으므로 사회복지 윤리와 철학적인 기반이 약하다.

요양보호의 이용자는 질병으로 인하여 회복이 불가능한 어르신이며, 장기적으로 요양보호서비스를 받아야하기 때문에 일반적인 행정의 효율성과 효과성도 매우 중요하나 어르신의 삶의 어떠한 의미를 주고 그들에게 필요한 서비스를 제공하는 것이 요양보호 행정의 특성이고, 전문성이다.

이러한 과정을 효율적으로 운영하기 위해서는 요양보호행정의 과정을 단계적으로 분석할 필요가 있다.

- 1단계: 노인요양전문기관의 설립목표

① 사회복지법인 또는 의료법인으로 설립이 되어야 한다.
② 법인의 설립목적이 선명해야 한다.
③ 법인대표는 가능한 한 인간에게 봉사하는 전문직업인 이어야 한다.
④ 평소 어르신을 대하는 효문화 정신을 승계할 수 있어야 한다.
⑤ 지역사회 중심의 복지와 문화를 발전시킬 수 있는 기관이어야 한다.
  *노인요양전문기관의 설립목표를 구체적으로 실현할 수 있는 이사회구성원의 역할이 중요하다. 또한 후원회나 전문자문위원회, 평가위원회, 교육위원회 등의 활동내용이 선명해야 하며, 지역사회에 인적구성원을 공식적으로 공개해야 한다.

- 2단계: 노인요양전문기관의 전문인력

① 의료전문가의 구성원이 참여해야 한다.
② 노인복지전문 사회복지사로서 충분한 경험자를 선발해야 한다.
③ 모든 전문가는 각 학문분야의 윤리와 철학을 선명하게 규정해야 한다.
④ 가족이나 이웃의 참여가 자유스럽게 이루어져야 한다.

⑤ 초등학생, 중·고등학생, 대학생들의 자원봉사활동을 권장해야 한다.
* 지역사회의 가장 좋은 자원봉사자는 종교기관이다. 노인장기요양기관의 이용자는 종교활동이 다양하므로 종교적인 교파나 이념을 초월하여 자원봉사자들이 인적·물적으로 참여하여 지역사회 중심의 복지기관으로 인식하여야 한다.

- 3단계; 어르신 중심의 전문 프로그램

① 요양보호이용자의 어르신 욕구를 최소한 분기별로 양적·질적으로 파악해야 한다.
② 어르신의 배우자나 가족과의 정규적인 상담프로그램을 전개하고 그 내용을 보고해야 한다.
③ 어르신의 다양한 욕구에 부응하기 위하여 글짓기, 음악감상 등 예술지도 프로그램을 어르신 수준에 맞게 개발하고 제공하여야 한다.
④ 대도시와 도·농복합도시, 농·어촌 중심의 생활모형에서 프로그램을 입안하고 실천할 수 있는 전문적 서비스를 개발해야 한다.
⑤ 전문프로그램은 기획→사정→전문가 회의→전문적 서비스→점검→평가과정을 거쳐 자체평가와 전문적 평가과정을 통하여, 단계적이고 전문적인 과정을 거쳐야 한다.
* 전문적 프로그램이란 이용자의 욕구에 기초해야 하며 서비스전문가의 통합적 서비스체계를 활용해야 한다. 그리고 학문의 특성별로 전문적 과정을 준수하면서 전문가가 함께 논의하는 사례관리기법을 적용하는 것이 바람직하다.

- 4단계: 어르신 중심의 요양보호 행정

① 행정은 일차적으로 효과성과 효율성을 추구한다.
② 관료적인 행정에서 이용자 중심을 지양해야 한다.
③ 행정의 일반적 원리를 적용하고 모든 사람들이 수용할 수 있는 개방체제를 도입해야 한다.
④ 공공행정과 민간행정을 구분하고 지방자치제의 행정적·재정적 도움을 받아야 한다.
⑤ 행정은 투명해야 하며 모든 직원들이 공감하고 협력하는 행정시스템 구축이 바람직하다.
* 노인복지행정은 이윤추구보다는 이용자의 삶의 질을 향상하는데 일차적인 목표를 두어야 한다. 그러므로 행정의 조급성이나 원칙보다는 탄력적이고 합리적인 행정체계를 도입하고 지도자와 모든 전문가들이 공감할 수 있는 행정체계를 도입하는 것이 바람직하다.

- 5단계: 전문적 서비스의 질 관리

① 이용자의 욕구를 일차적으로 반영하는 것이 질 관리의 핵심이다.
② 어르신들의 삶의 질은 기관의 입장보다는 어르신 개개인의 권리와 존엄성에 기초해야 한다.

③ 집단으로 서비스를 제공하는 것도 중요하지만 가능한 한 개별화의 원리를 적용하는 것이 바람직하다.
④ 어르신들은 기초적으로 의식주문제, 건강문제, 무지의 열등감에 사로잡혀 있다.
⑤ 서비스의 질 관리에서 어르신들이 공통적으로 겪고 있는 문제를 전문적으로 상담할 수 있는 시스템구축이 필요하다.

* 최근에 어르신들의 자살률이 통계적으로 적게 나타나고 있는 것을 볼 수 있다. 이러한 현상은 질병에 걸린 어르신들이 장기요양보호서비스를 받게 되는 직접적 요인으로 분석하고 있다. 그러나 요양원에 입소하면 죽고 싶어도 죽을 수 없다는 생각존중과 가치를 무시하는 사회적 분위기도 간과해서는 안 된다. 일반적인 사회적 인식은 요양보호서비스가 그 내용면이나 질적 영역에서 긍정적인 평가를 받지 못하고 있음을 인식해야 한다.

- 6단계: 전문적 평가제 도입

① 인간에게 봉사하는 전문직은 이용자의 욕구에 대응하는 서비스이다.
② 전문가들은 이용자의 사고, 감정, 행동을 바람직한 방향으로 변화시키는 역할을 수행하고 있다.
③ 전문적 서비스는 프로그램, 활동을 기초로 하고 있으므로 그 전문적 과정을 중시하고 있다.
④ 이용자에게 제공되는 프로그램은 기획단계 → 사정단계 → 계획실천단계 → 실천점검단계 → 평가단계를 준수하는 것이 일반적 과정이다.
⑤ 평가제의 도입은 모든 사회복지기관에서 실시하고 있다.

* 평가방법은 기관의 자체평가와 전문가평가, 그리고 이용자 만족도평가의 일반적 방법이다. 노인요양전문기관은 주기적으로 자문회의나 평가회의를 형식적으로 운영하고 있으나 대부분의 전문요양원이 연말정산이나 평가보고서 등이 공개적으로 발행되지 않고 있는 실정이다. 공공전문기관이나 민간 중심의 전문기관이 협력하여 평가제도를 도입하여 잘한 기관에는 재정적 지원과 보상, 그리고 개관적인 평가가 없는 기관에는 벌칙을 주어 장기적인 측면에서 요양전문기관이 안정적으로 발전할 수 있는 모형개발이 요구되고 있다.

2) 요양보호 전달체계

(1) 공적 요양보호 전달체계는 공적 노인복지전달체계와 관련성이 있다.

공적 사회복지전달체계의 문제점은 다음과 같다.
① 지방자치단체의 기획력 제고와 관련한 한계점이 나타나고 있다.
② 서비스의 전문화가 기관에 따라 차이점이 두드러지게 나타나고 있다.
③ 서비스 연계 및 통합서비스 제공 기반을 강화하는 목표가 선명하지 않다.

④ 서비스의 민감성 향상이라는 목표와 관련한 문제이다.
⑤ 어르신의 삶의 질을 인식하지 못하는 한계가 나타나고 있다.
* 요양보호전달체계는 일반 사회복지전달체계와 차이점이 있다. 그 대상자가 노인이며, 핵심적 과제는 질병과 건강문제이다. 그리고 서비스전문가들은 의료전문가를 비롯하여 임상적이고 특수한 서비스를 제공해야 되기 때문에 형식적인 체계보다는 실용적인 요양보호전달체계가 구축되어야 한다. 공적 요양보호전달체계를 구축하기 위해서는 건강보험공단이나 건강보험심사평가기구에서 그 질적 서비스과정이 물 흐르듯이 자연스럽게 제공되고 있는 지를 주기적으로 점검하고 지도해야 한다.

(2) 민간 요양보호 전달체계의 문제

민간요양보호 전달체계의 당면문제는 다음과 같다.
① 민간 요양전문기관 운영자들은 이익을 추구하는 기관으로 운영되는 경우가 허다하다.
② 이용자들이 겪고 있는 문제를 등한시 하는 경우가 종종 나타나고 있다.
③ 관리운영자의 전문성이 부족하다.
④ 요양전문가들의 보수교육이나, 실습의 정규적인 프로그램 등이 미약하다.
⑤ 지역사회보장협의체나 사회복지협의회와의 교류가 미비하다.
* 민간요양보호전문기관들의 운영자들 대부분은 운영상의 문제를 경제적인 이익측면에서 불만을 표시하고 있다. 기관설립당시에는 사회복지의식이나 윤리와 철학을 바탕으로 설립운영을 약속했다. 건강보험공단이나 건강보험심사평가원의 평가내용들을 살펴보면 기관의 서비스 질과 등급차이가 현격하게 나타나고 있는 점을 지적하고 있다.

3) 요양보호 과제와 전망

(1) 요양보호서비스의 과제

요양보호서비스는 공적전달체계와 민간전달체계에서 제시한 문제를 어떠한 관점에서 그 의미를 해석하고 보는 것이 매우 중요하다. 요양보호서비스의 질을 높이기 위해서는 다음과 같은 과제를 개관적으로 평가할 필요가 있다.
① 요양보호전문기관의 설립목적과 목표가 선명하지 못하다.
② 요양보호전문기관의 지방자치단체의 감독이 소홀하다(이 점은 기관운영자가 사회복지법인으로 설립되었으나 의료기관과 유사하며 장기적인 요양보호 등으로 폐쇄적인 시설 운영을 지도 감독하기에는 한계가 있다).
③ 요양보호전문기관의 민간연합회나 전달체계가 일반사회복지전달체계와 유사성은 있으나 사회

복지의 윤리와 철학적 기준에서 보면 객관서이 부족하다(요양보호전문기관은 설립당시부터 민간에게 위탁하면서 자유경제원리를 도입한 점이 문제로 지적되고 있다. 최근에 노인복지예산이 사회복지예산 중 그 비중이 제일 크며, 대상자 역시 해를 거듭해서 증가하는 것이 자연스런 추세이다.

④ 요양보호사의 전문성 제고이다. 요양보호사의 자격기준은 학력제한이 없으며, 일정기간 교육을 이수하고 시험과정을 거쳐 자격증을 취득하면 현장으로 나가게 된다. 그러나 요양보호사의 입장에서 보면 적은 보수체계와 서비스의 어려움 등은 객관적으로 평가할 수 없는 문제를 내포하고 있다. 사실상 독일의 예로 보면, 요양보호전문가는 가능한 한 성직자나 신앙심이 강한 자원봉사적 성품이 있는 사람들이 요양보호교육을 받고 인간에게 봉사하는 전문가라는 인식이 강하다. 베를린에 있는 디아코니아교육원에서는 주로 사회복지서비스와 경영을 전문적으로 제공하는 사람들에게 봉사와 섬김, 나눔의 생활을 프로그램화 시켜 교육·훈련시키는 것을 도입할 때가 도래했다.

⑤ 요양보호사 교육원의 운영실태를 지적할 수 있다. 요양보호사교육원은 개원 당시에는 사회교육이나 평생교육기관으로 설립을 권장했으나 교육생 수가 떨어지고 운영의 경제적 문제로 교육원이 자동 폐쇄되는 경우가 허다하다. 교육원을 누구에게나 설립·운영할 수 있도록 허가해 주고 그 지도·감독이나 장기적인 평생교육기관으로서의 존립문제가 정부의 실제적인 대처방안을 제시해야 한다. 예를 들어 대학이나 민간기관 중심으로 설립·운영되고 있는 보육교사교육원은 지방정부나 중앙정부로부터 재정적·행정적 도움을 받음으로서 평생교육이나 공교육의 틀을 마련해 주고 있다.

⑥ 지역중심의 건강보험공단에서 실시하는 등급판정위원회의 구성과 전문성의 문제를 제고할 필요가 있다. 지역중심의 등급판정위원회는 동일하게 위원회의 수를 15명으로 정하고 등급판정 심사를 짧은 시간에 위탁하고 그 판정을 심의하고 있다. 등급판정위원의 수를 꼭 15명으로 할 필요가 있을까? 각 전문가별로 10명 내외로 하고 개인에게 지급되는 교통비나 회의비 등도 현실적으로 재고할 필요가 있다. 회의의 전문성은 구체적으로 밝힐 수 없으나 지역의 특성에 맞게 전문가를 위촉하고 회의의 횟수나 회의 방법 등을 새롭게 개발할 필요가 있다. 예를 들면 인터넷 평가방법이나 모임 횟수 등을 조절해야 하는 방법을 개발해야 한다.

(2) 요양보호서비스의 전망

우리나라는 1980년도에 노인복지법이 제정되었고 지역사회중심의 재가복지와 요양원중심의 시설복지가 노인복지의 중요한 역할을 감당해 왔다. 그리고 여가복지시설로서 지역이나 이웃을 중심으로 자연발생적으로 운영되어온 경로당은 세계에서 유일한 지역공동체의 노인복지기관이다. 최근에 경로당지원법이 제정되어 지역사회 중심의 경로당 복지모형을 추구하고 있다. 어르신들이 요양보호

서비스를 받는 과정은 일반적으로 노인복지의 3가지 모형이 있다. 65세가 되면 누구나 노인복지서비스를 받을 수 있다. 3가지 모형은 다음과 같은 특성이 있다.

첫째, 자활노인을 위한 서비스라고 볼 수 있다.
자활노인이란 스스로 자기문제를 해결해 가면서 자기생활영역을 넓혀 가고 신체적, 사회적, 정서적, 영적인 안녕감을 추구하고 있다. 이 프로그램은 자기 스스로 가정이나 이웃과 연계하여 자기의 직업선택이나 여가문화, 이성교제, 복지관 이용, 종교생활을 통하여 스스로의 노년기를 행복하게 느끼는 집단이다. 연령별로는 65세를 기준으로 해서 10년이나 15년, 어떤 어르신들은 90세 까지도 자기 스스로 노년기를 생산적으로 관리·운영하는 어르신들이 있다. 어르신들의 생의 과정에서 가장 심각했던 생활은 의식주문제, 의료·건강문제, 교육열등감 등으로 고생했으나, 우리나라의 경제정책이나 평생교육정책, 사회복지서비스의 도입, 의료·보건교육의 강화 등으로 어르신들이 스스로 자기문제를 해결하는 인구층이 증가하고 있다.

둘째, 지역사회 중심의 경로당 운영은 그 대상자가 고령이며, 신체적 정신적인 질병을 수반하고 있고 자기의 자활능력이 부족하다. 그러므로 대부분 가족이나 이웃, 지역주민들의 지원을 받아 경로당이 운영되고 있으며, 지방자치단체의 행정적, 재정적 지원을 받아 운영의 효율성을 높힌다. 운영하는 주체는 대한노인회, 지역지회, 또는 지역의 노인종합복지관에서 프로그램을 제공하고 있다. 서비스 연령대는 주로 80대나 90대 전·후반으로 경로당에서 일과를 보내고 있다. 경로당생활에서 겪고 있는 문제 등을 지역의 노인요양보호기관에서 요양보호사들이 시간제로 봉사하는 프로그램개발이 요청되고 있다.

셋째, 요양보호서비스가 꼭 필요한 어르신들이다. 지역 건강보험공단의 등급판정을 받게 되면, 지역의 요양보호센타나 노인 데이케어센터, 치매상담센터 등에서 재가중심의 노인요양보호서비스를 받게 된다. 이 대상자는 질병초기 어르신들로 가족이나 배우자의 도움이 꼭 필요하다. 그러나 거동이 불편하고 질병상태가 불치병으로 회복이 불가능한 어르신들은 요양보호전문기관에서 수용보호를 받아야 한다. 연령대로는 80대 후반이나 90대로서 노인후반기를 호스피스 돌봄을 받아야 하는 것이 현실적 문제이다.

어르신들의 삶을 3단계로 나누어 설명한 것은 어르신 스스로는 자활단계를 최대한으로 연장하고 요양보호서비스는 단축하는 것이 어르신 삶의 질 향상과 노년기의 행복감을 우리사회가 함께 추구해야 할 과제이다. 이 과제를 해결하기 위한 방안은 지역사회중심의 노인복지 통합 방안을 지역사회에 적합토록 개발해야 한다. 아동을 중심으로 한 지역사회 중심의 드림스타트 프로그램을 노인복지 분야에 적용할 필요가 있다. 어르신들의 생애를 모든 지역사회주민들이 효도하는 마음을 갖고 모든 어르신들에게 적합한 사회복지서비스→평생교육프로그램 제공→보건·의료보호서비스 구축→영적 안녕감을 추구할 수 있는 종교기관의 서비스가 통합·운영될 수 있도록 지역지도자의 정치적 역량을 스스로 개척해 나가야 한다.

제2장
노인장기요양 실무행정

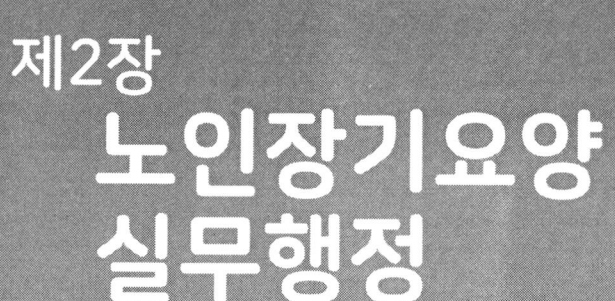

김철희

노인복지학 박사·미소요양원 원장

요양보험제도는 사회보장제도의 핵심적 영역이다. 우리나라의 사회보장제도는 1961년 제정되었으며, 그 내용은 크게 3가지 영역으로 나누었다.

1. 노인장기요양보험의 목적과 특징

1) 노인장기요양보험제도의 목적

고령이나 노인성 질병 등의 사유로 일상생활을 혼자서 수행하기 어려운 노인등에게 제공하는 신체활동 또는 가사활동 지원 등의 장기요양급여에 관한 사항을 규정하여 노후의 건강증진 및 생활안정을 도모하고 그 가족의 부담을 덜어줌으로써 국민의 삶의 질을 향상하도록 함을 목적으로 한다(노인장기요양보험법 제1조).

2) 노인장기요양보험제도의 주요 특징

우리나라 노인장기요양보험제도는 건강보험제도와는 별개의 제도로 도입·운영되고 있는 한편으로, 제도운영의 효율성을 도모하기 위하여 보험자 및 관리운영기관을 국민건강보험공단으로 일원화하고 있다. 또한 국고지원이 가미된 사회보험방식을 채택하고 있고 수급대상자에는 65세 미만의 장애인이 제외되어 노인을 중심으로 운영되고 있다.

(1) 운영방식

장기요양보험제도를 건강보험제도와 분리 운영하는 경우 노인 등에 대한 요양필요성 부각이 비교적 쉬워 새로운 제도도입에 용이하며, 건강보험 재정에 구속되지 않아 장기요양급여 운영, 장기요양제도의 특성을 살릴 수 있도록 「국민건강보험법」과는 별도로 「노인장기요양보험법」을 제정하였다.

(2) 보험료

사회보험방식을 기본으로 한 국고지원 부가방식으로 우리나라 장기요양보장제도는 사회보험방식을 근간으로 일부는 공적부조방식을 가미한 형태로 설계·운영되고 있다.
① 건강보험가입자의 장기요양보험료는 건강보험료액 × 7.38%(2018년 기준)으로 마련되고 있다.
② 국가 및 지방자치단체 부담은 장기요양보험료 예상수입액의 20% + 공적부조의 적용을 받는 의료급여수급권자의 장기요양급여비용으로 부담하고 있다.

(3) 보험자 및 관리운영기관의 일원화

우리나라 장기요양보험제도는 이를 관리·운영할 기관을 별도로 설치하지 않고「국민건강보험법」에 의하여 설립된 기존의 국민건강보험공단을 관리운영기관으로 하고 있다. 이는 도입과 정착을 원활하기 위하여 건강보험과 독립적인 형태로 설계하되, 그 운영에 있어서는 효율성 제고를 위하여 별도로 관리운영기관을 설치하지 않고 국민건강보험공단이 이를 함께 수행하고 있다.

(4) 노인중심의 급여

우리나라 장기요양보험제도는 65세 이상의 노인 또는 65세 미만의 자로서 치매·뇌혈관성 질환 등 노인성질병을 가진 자 중 6개월 이상 혼자서 일상생활을 수행하기 어렵다고 인정되는 자를 그 수급대상자로 하고 있다. 여기에는 65세 미만자의 노인성질병이 없는 일반적인 장애인은 제외되고 있다.

3) 노인장기요양보험 적용

(1) 적용대상

건강보험 가입자는 장기요양보험의 가입자가 됩니다(장기요양보험법 제7조제3항). 이는 건강보험의 적용에서와 같이 법률상 가입이 강제되어 있다. 또한 공공부조의 영역에 속하는 의료급여 수급권자의 경우 건강보험과 장기요양보험의 가입자에서는 제외되지만, 국가 및 지방자치단체의 부담으로 장기요양보험의 적용대상으로 하고 있습니다(장기요양보험법 제12조).

(2) 장기요양인정

장기요양보험 가입자 및 그 피부양자나 의료급여수급권자 누구나 장기요양급여를 받을 수 있는 것은 아니다. 일정한 절차에 따라 장기요양급여를 받을 수 있는 권리(수급권)가 부여되는데 이를 장기요양인정이라고 한다. 장기요양인정절차는 먼저 공단에 장기요양인정신청으로부터 출발하여 공단직원의 방문에 의한 인정조사와 등급판정위원회의 등급판정 그리고 장기요양인정서와 표준장기요양이용계획서의 작성 및 송부로 이루어진다. 장기요양인정 신청자격은 장기요양보험 가입자 및 그 피부양자 또는 의료급여수급권자 중 65세 이상의 노인 또는 65세 미만자로서 치매, 뇌혈관성 질환 등 노인성 질병을 가진 자가 이에 해당한다.

4) 노인장기요양보험 재원

노인장기요양보험 운영에 소요되는 재원은 가입자가 납부하는 장기요양보험료 및 국가 지방자치단체 부담금, 장기요양급여 이용자가 부담하는 본인일부부담금으로 조달된다. 장기요양보험료 징수 및 산정(「노인장기요양보호법」 제8조, 제9조)은 장기요양보험 가입자는 건강보험 가입자와 동일하며, 장기요양보험료는 건강보험료액에 장기요양보험료율 (2018년 기준 : 7.38%)을 곱하여 산정한다. '장기요양보험료율'은 매년 재정상황 등을 고려하여 보건복지부장관 소속 '장기요양위원회'의 심의를 거쳐 대통령령으로 정한다.

(1) 국가의 부담(「노인장기요양보호법」 제58조)

국고 지원금은 국가는 매년 예산의 범위 안에서 당해 연도 장기요양보험료 예상 수입액의 100분의 20에 상당하는 금액을 공단에 지원한다.

(2) 국가 및 지방자치단체 부담

국가와 지방자치단체는 의료급여수급권자에 대한 장기요양급여비용, 의사소견서 발급비용, 방문간호지시서 발급비용 중 공단이 부담해야 할 비용 및 관리운영비의 전액을 부담한다.

(3) 본인일부부담금(「노인장기요양보호법」 제40조)

재가 및 시설 급여비용 중 수급자의 본인일부부담금(장기요양기관에 직접 납부)은 다음과 같다.
① 재가급여 : 당해 장기요양급여비용의 100분의 15
② 시설급여 : 당해 장기요양급여비용의 100분의 20
③ 「국민기초생활보장법」에 따른 의료급여 수급자는 본인일부부담금 전액 면제
④ 본인일부부담금의 60%를 감경하는 자
  - 「의료급여법」제3조제1항제2호부터 제9호까지의 규정에 따른 수급권자
  - 「국민건강보험법 시행규칙」제15조에 따라 국민건강보험공단(이하 "공단"이라 한다)으로부터 건강보험 본인부담액경감 인정을 받은 자
  - 천재지변 등 보건복지부령으로 정하는 사유로 인하여 생계가 곤란한 자
  - 「국민건강보험법」제69조제4항 및 제5항의 월별 보험료액(이하 "보험료액"이라 한다)이 국민건강보험 가입자 종류별 및 가입자 수별(직장가입자의 경우 당해 피부양자를 포함한다) 보험료 순위가 0~25% 이하에 해당되며, 직장가입자는 재산이 일정기준 이하인 자

(4) 본인일부부담금의 40%를 감경하는 자

보험료액이 국민건강보험 가입자 종류별 및 가입자 수별(직장가입자의 경우 당해 피부양자를 포함한다) 보험료 순위 25% 초과~50% 이하에 해당되며, 직장가입자는 재산이 일정기준 이하인 자가 이에 해당된다.

5) 장기요양급여 제공의 기본원칙

① 인권보호

성, 연령, 종교, 건강상태 및 장애, 경제상태, 종교 및 정치적 신념, 개인적 선호도 등을 이유로 서비스 과정에서 수급자를 차별 또는 학대해서는 안 되며, 존엄한 존재로 대하여야 한다.

② 자기결정

입소 및 퇴소, 일상생활, 사회참여, 종교생활, 서비스 이용 등 장기요양서비스 이용에 수급자의 자기결정권과 선택권을 최대한 존중한다.

③ 자립생활

수급자의 잔존기능, 장점 및 자원을 평가하여 가능한 수급자 스스로 자신의 삶을 영위할 수 있도록 지원하여야 한다.

④ 재가요양 우선

가능한 한 수급자 자신이 살던 가정과 지역사회에서 오랫동안 생활할 수 있도록 한다.

⑤ 사례관리

수급자의 욕구, 문제, 장점과 자원에 대한 정확한 사정을 바탕으로, 개인별로 차별화된 서비스 계획을 수립하여 수급자의 욕구에 적합한 서비스를 충분히 제공하여야 한다.

⑥ 비밀보장

수급자의 사생활을 존중하고 업무상 알게 된 개인정보는 철저히 비밀을 보장한다.

⑦ 기록 및 공개

수급자의 생활과 장기요양서비스에 관한 모든 내용을 상세히 관찰하여 정확히 기록하고, 수급자나 가족이 요구할 경우 기록을 공개하여야 한다.

⑧ 사회통합

수급자와 가족, 친구 등과의 교류를 강화하고 사회참여를 적극적으로 지원하여 수급자의 사회통합을 촉진하여야 한다.

⑨ 전문서비스와 효율성

충분한 전문인력과 시설을 확보하여 수급자에게 장기요양서비스를 제공하되, 서비스의 효율성을 제고하기 위해 노력해야 한다.

⑩ 부당청구 금지

수급자의 욕구와 문제, 기능상태를 고려하여 적정 수준의 서비스를 제공하여야 하며, 과다 서비스 제공과 부당청구를 하여서는 아니 된다.

⑪ 알선행위 등의 금지

영리를 목적으로 본인일부부담금을 면제하거나 할인하는 행위, 금품 등을 제공하는 등 수급자를 소개·알선·유인하는 행위 및 이를 사주하는 행위를 하여서는 아니 된다.

2. 등급판정의 신청 및 판정 절차

1) 장기요양인정 신청

(1) 장기요양인정의 신청자격

장기요양인정 신청자격은 장기요양보험가입자 및 그 피부양자, 의료급여수급권자이며 그 대상은 만 65세 이상 또는 만 65세 미만으로 노인성 질병을 가진 자를 의미한다. 노인성질병이란 치매, 뇌혈관성질환, 파킨슨 병 등 대통령령으로 정하는 질병을 의미한다. 그러나 장애인 활동지원 급여를 이용 중이거나 이용을 희망하는 경우 장기요양등급이 인정되면 장애인 활동지원 신청 또는 급여가 제한된다. 단, 장애인 활동지원 신청 또는 급여 이용의 목적으로 인정된 장기요양등급은 포기할 수 있도록 노인장기요양보험법에 규정하고 있다.

(2) 장기요양인정의 신청

장기요양인정의 신청장소는 전국 공단지사(노인장기요양보험운영센터)이며 신청방법은 공단에 직접 방문하거나, 우편, 팩스, 인터넷 드응로 신청이 가능하다. 갱신신청의 경우 유선으로도 신청이 가능하다. 이 경우 신청서는 제출하지 않아도 되며, 통화자의 신분확인 절차를 거친 후에 신청이 가능하다. 신청인은 본인 또는 대리인이 가능하다.

(3) 등급판정절차

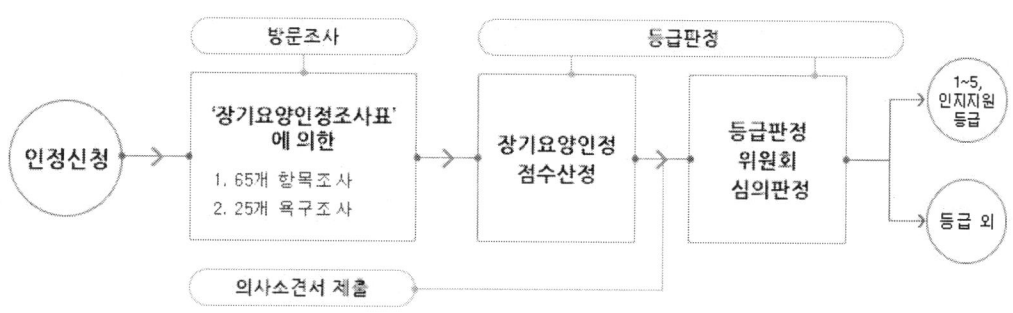

(4) 등급판정 기준

등급판정은 "건강이 매우 안 좋다", "큰 병에 걸렸다." 등과 같은 주관적인 개념이 아닌 "심신의 기능상태에 따라 일상생활에서 도움(장기요양)이 얼마나 필요한가?"를 지표화한 장기요양인정점수를 기준으로 한다. 장기요양인정점수를 기준으로 다음과 같은 6개 등급으로 등급판정을 실시한다.

장기요양 등급	심신의 기능상태
1등급	심신의 기능상태 장애로 일상생활에서 전적으로 다른 사람의 도움이 필요한 자로서 장기요양인정 점수가 95점 이상인 자
2등급	심신의 기능상태 장애로 일상생활에서 상당 부분 다른 사람의 도움이 필요한 자로서 장기요양인정 점수가 75점 이상 95점 미만인 자
3등급	심신의 기능상태 장애로 일상생활에서 부분적으로 다른 사람의 도움이 필요한 자로서 장기요양인정 점수가 60점 이상 75점 미만인 자
4등급	심신의 기능상태 장애로 일상생활에서 일정 부분 다른 사람의 도움이 필요한 자로서 장기요양인정 점수가 51점 이상 60점 미만인 자
5등급	치매환자로서(노인장기요양보험법 시행령 제2조에 따른 노인성 질병으로 한정) 장기요양인정 점수가 45점 이상 51점 미만인 자
인지지원등급	치매환자로서(노인장기요양보험법 시행령 제2조에 따른 노인성 질병으로 한정) 장기요양인정 점수가 45점 미만인 자

(5) 방문조사

인정신청을 하게 되면 간호사, 사회복지사, 물리치료사 등으로 구성된 공단 소속장기요양 직원이 직접 방문하여「장기요양인정조사표」에 따라 아래의 항목을 조사한다.

영역	항목	
신체기능 (12항목)	옷벗고 입기, 세수하기, 양치질하기, 식사하기, 목욕하기, 체위변경하기, 일어나 앉기, 옮겨앉기, 방밖으로 나오기, 화장실 사용하기, 대변 조절하기, 소변 조절하기	
인지기능 (7항목)	단기 기억장애, 지시불인지, 날짜불인지, 상황판단력 감퇴, 장소불인지, 의사소통/전달장애 나이/생년월일 불인지	
행동변화 (14항목)	망상, 서성거림, 안절부절 못함, 물건 망가트리기, 환청, 환각, 길을 잃음, 돈/물건감추기, 슬픈 상태, 울기도 함, 폭언, 위협행동, 부적절한 옷입기, 불규칙수면, 주야혼동, 밖으로 나가려함, 대/소변 불결행위, 도움에 저항, 의미가 없거나 부적절한 행동	
간호처치 (9항목)	기관지절개관 간호, 경관영양, 도뇨관리, 흡인, 욕창간호, 장루간호, 산소요법 압성통증간호, 투석간호	
재활 (10항목)	운동장애(4항목)	관절제한(6항목)
	우측상지, 우측하지, 좌측상지 좌측하지	어깨관절, 팔꿈치관절, 손목 및 수지관절, 고관절, 무릎관절, 발목관절

(6) 장기요양인정점수 산정

신청인의 심신상태를 나타내는 52개 항목의 조사 결과를 입력하여 「장기요양인정점수」를 산정한다.

(7) 등급판정위원회의 심의 · 판정

등급판정위원회는 방문조사 결과, 의사소견서, 특기사항 등을 기초로 신청인의 기능상태 및 장기요양이 필요한 정도 등을 등급판정 기준에 따라 요양필요상태에 해당하는지 여부를 심의하거나, 요양필요상태인 경우 등급판정기준에 따라 등급을 판정하며, 필요에 따라서는 등급판정위원회의 의견을 첨부할 수 있다.

심의판정자료	요양필요상태심의	등급판정기준	등급판정기준
인정조사결과 의사소견서 특기사항	일상생활자립도 등급별상태상 등	1등급 : 95점 이상 2등급 : 75점 이상 95점 미만 3등급 : 60점 이상 75점 미만 4등급 : 51점 이상 60점 미만 5등급 : 45점 이상 51점 미만&치매 인지지원등급 : 45점 미만&치매	인정유효기간 변경 급여이용에 대한 의견제시 등

3. 노인의료복지시설 및 재가시설의 설치 및 운영

1) 노인의료복지시설의 설치 및 신고

(1) 설치기준

노인복지법 시행규칙이 정하는 기준에 적합한 시설 및 인력을 갖추고 수행사업의 성격 및 이용대상자 등을 감안하여 적정한 규모와 시설을 갖추어야 한다. 즉 노인요양공동생활가정은 가정과 같은 환경 속에서 생활을 영위할 수 있도록 지원하는 시설이므로, 시설·설치물을 공용하는 등 실질적인 운영형태가 노인 요양시설이 되지 않도록 주의해야 한다.

① 시설장 겸직규정(동일건물에 2개소까지 겸직인정)은 동 사업안내 개정 이후('10.1.1) 설치 신고하는 시설에는 적용되지 않으며, 시설장 변경 사유 발생시 시설장 각각 배치하여야 한다. 2013년 11월 30일 부터 공동주택에 설치되는 노인요양공동생활가정의 침실은 1층에 두어야 한다. 공동주택이란 아파트, 연립주택, 다세대주택, 기숙사 등을 의미한다. 또한 공동주택에 노인의료복지시설을 설치하려는 자는 「집합건물의소유및관리에관한법률」을 고려하여 설치신고를 하여야 한다.

② 노인복지시설 소방시설 설치할 경우 '화재예방, 소방시설 설치유지 및 안전관리에 관한 법률에 따라 소규모 노인복지시설(300㎡ 이하)도 화재초기진압장비인 '간이 스프링클러, 자동화재탐지설비, 자동화재속보설비'를 반드시 설치하여야 한다. 이는 신규설치 시설뿐만 아니라 법령 시행 전 설치신고된 시설도 소방법에 따라 소방장비를 구비하여야 한다.

◉ 화재예방, 소방시설 설치유지 및 안전관리 기준

구 분	설치기준
스프링클러	바닥면적의 합계가 600㎡ 이상은 모든 층에 설치
간이스프링클러	면적에 관계없이 전체 노인복지시설 설치 의무화
자동화재탐지설비	
자동화재속보설비	

③ 출입문 자동열림장치를 설치해야 한다. 노인복지법 시행규칙 개정('15.6.2.공포·시행)으로 치매노인의 낙상을 방지하기 위하여 계단의 출입구에 출입문을 설치하고, 그 출입문에 잠금장치를 갖추되, 화재 등 비상시에 자동으로 열릴 수 있도록 하여야 한다. 배회환자의 실종 등을 예방할 수 있도록 외부 출입구에 잠금장치를 갖추되, 화재 등 비상시에 자동으로 열릴 수 있도록 하여야 한다.

(2) 시설설치 부지

노인의료복지시설을 설치할 토지 및 건물에 저당권을 설정할 경우 저당권의 피담보채권액(설정금액)과 입소보증금의 합이 건설원가의 80% 이하이어야 한다. 노인요양공동생활가정의 건축물용도는 노유자시설 또는 단독주택·공동주택용이어야 한다. 건설원가를 산정하기 어려운 경우 감정평가기관에서 받은 감정평가액으로 갈음할 수 있으며, 감정평가액이 하나 이상인 경우 시설을 설치하고자 하는 자는 '설치신고 일자 기준, 가장 최근 감정평가서'로 제출하여야 한다. 따라서 노인요양공동생활가정의 사용권에 대해서는 사용하려는 토지 및 건물에 선순위권리자 및 그밖에 시설로서의 이용을 제한할 우려가 있는 권리가 설정되어 있지 않아야 한다. 토지 및 건물에 대한 등기 등 법적 대항력을 갖추어야 하며 사용권으로 설치하기 위해서는 전세권을 설정하거나, 주택임대차 보호법 또는 상가건물임대차보호법에 따른 대항력을 갖추어야 함. 다만, 전세권 설정의 경우 전세권설정일이 저당권 설정일 보다 앞서 있어야 한다. 확정일자는 우선변제권을 위한 요건일 뿐 대항력을 취득하기 위한 요건이 아님에 유의해야 하며 다만, 상가건물에 사용권으로 설치하는 경우 전세권이 아닌 상가건물임대차보호법상 대항력 확보를 위한 사업자 등록이 설치신고 후에 이뤄지는 것을 감안, 설치신고수리 당시 저당권 등 권리설정이 없는 경우에도 가능하나 사후확인 필요가 있다.

(3) 신고절차

노인의료복지시설을 설치하고자 하는 자는 노인복지법에서 규정하는 시설설치 기준등과 건축관계 법령, 장애인·노인·임산부 등의 편의증진 보장에 관한 법률에 따른 적법한 시설을 갖추어 관할 시·군·구청장에게 신고하여야 한다. 특히, 노인복지시설(노인의료복지시설 등)과 같은 건축물에 설치할 수 없는 다른 시설물의 설치여부를 「건축법시행령」 제47조(방화에 장애가 되는 용도의 제한)에 따라 시설 신고시 반드시 사전확인이 필요하다. "노유자시설-노인복지시설"과 위락시설(유흥주점 등), 위험물저장 및 처리시설, 공장 또는 자동차 관련 시설(정비공장만 해당)은 같은 건축물에 함께 설치할 수 없다. "노유자시설-노인복지시설"과 판매시설 중 도매시장 또는 소매시장은 같은 건축물에 함께 설치할 수 없다. 또한 시설을 설치 또는 변경 하고자 하는 자는 설치(변경)신고 시, 노인복지법 및 소방법 상 시설기준 충족여부와 관련하여 관할 소방서에서 발급한 '소방시설완공검사증명서'를 제출하여야 한다. 시설 정원은 연면적을 1인당 점유면적(입소정원 10인 이상 : 23.6㎡, 입소정원 9인 이하 : 20.5㎡)으로 나누어 산정하되, 개별침실 당 입소자 1인의 점유면적(6.6㎡)을 확보하여야 한다. 다만, 노인요양시설 안에 치매전담실을 두는 경우에는 다음의 요건을 갖추어야 한다.

① 치매전담실 1실당 정원은 12명 이하로 갖추어야 한다(정원 1명당 연면적 15㎡ 이상의 공간을 확보하여야 함).
② 치매전담실을 포함하여 입소정원이 30명 이상이어야 한다.
③ 노인요양시설 내 치매전담실 및 치매전담형 노인공동생활가정의 경우에는 1인실을 1실 이상 두어야 한다.

또한, 치매전담실은 다음과 같이 구분하여 침실면적의 기준을 달리하여야 한다.
① 가형 : 1인실 9.9㎡ 이상, 2인실 16.5㎡ 이상, 3인실 23.1㎡ 이상, 4인실 29.7㎡ 이상
② 나형 : 1인실 9.9㎡ 이상(다인실의 경우에는 입소자 1명당 6.6㎡ 이상이어야 한다.)

그리고 합숙용 침실 1실의 정원은 4명 이하이어야 한다. 연면적의 산정은 건축법령에 따른다. 다만, 주차장 면적은 주차장법에서 정하는 노유자시설에 의무적으로 설치하여야 한다. 주차장 면적에 대해서만 시설 설치 면적으로 포함해야 한다. 옥외 주차장의 경우도 주차장법상 노유자 시설에 설치하여야 하는 주차장 면적에 대하여 시설 설치 면적으로 포함 가능하다. 다만, 주차장 면적은 주차장법에서 정하는 노유자시설에 의무적으로 설치하여야 할 주차장 면적에 대해서만 시설 설치 면적으로 포함된다. 옥외 주차장의 경우도 주차장법상 노유자 시설에 설치하여야 하는 주차장 면적에 대하여 시설 설치 면적으로 포함 가능하다.

● 주차장법의 주차장 면적 기준

종교시설·의료시설 등	근린생활시설	그 밖의 건축물(노유자시설 등)
시설면적 150㎡당 1대	시설면적 200㎡당 1대	시설면적 300㎡당 1대

(4) 시설명칭

시설의 명칭은 설치자의 재량사항이나 노인이 입소하여 생활하는 노인요양시설임을 일반인이 알 수 있는 명칭을 사용하도록 권장함 따라서 시·군·구에서는 사용하려는 명칭만으로 일반인의 식별이 어려운 경우에는 시설유형을 함께 표기하여 혼란을 방지하도록 권고하고 있다. 예를 들어 '미ㅇ원(가칭)'이라는 명칭을 사용할 경우 일반인의 식별이 어려우므로 '노인 요양시설 미ㅇ원(또는 노인요양공동생활가정 미ㅇ원)'으로 설정 한다.

2) 노인의료복지시설의 시설기준 및 직원배치기준

(1) 공통사항

① 시설의 규모

노인의료복지시설(이하 이 표에서 "시설"이라 한다)은 다음 각 호의 구분에 따른 인원이 입소할 수 있는 시설을 갖추어야 한다.

노인요양시설은 입소정원 10명 이상(입소정원 1명당 연면적 23.6㎡ 이상의 공간을 확보하여야 한다). 다만, 치매전담실을 두는 경우에는 다음의 요건을 갖추어야 한다. 치매전담실 1실당 정원은 12명 이하로 하고, 정원 1명당 연면적 15㎡ 이상의 공간을 확보해야 한다. 치매전담실을 포함하여 입소정원이 30명 이상이어야 한다. 노인요양공동생활가정은 입소정원 5명 이상 9명 이하(입소정원 1명당 연면적 20.5㎡) 이상의 공간을 확보하여야 한다.

② 시설의 구조 및 설비

- 시설의 구조 및 설비는 일조·채광·환기 등 입소자의 보건위생과 재해방지 등을 충분히 고려하여야 한다.
- 복도·화장실·침실 등 입소자가 통상 이용하는 설비는 휠체어 등이 이동 가능한 공간을 확보하여야 하며 문턱제거, 손잡이시설 부착, 바닥 미끄럼 방지 등 노인의 활동에 편리한 구조를 갖추어야 한다.
- 「화재예방, 소방시설 설치·유지 및 안전관리에 관한 법률」이 정하는 바에 따라 소화용 기구를 비치하고 비상구를 설치하여야 한다. 다만, 입소자 10명 미만인 시설의 경우에는 소화용 기구를 갖추는 등 시설의 실정에 맞게 비상재해에 대비하여야 한다.
- 입소자가 건강한 생활을 영위하는데 도움이 되는 도서관, 스포츠·레크리에이션 시설 등 적정한 문화·체육부대시설을 설치하되, 지역사회와 시설간의 상호교류 촉진을 통한 사회와의 유대감 증진을 위하여 입소자가 이용하는데 지장을 주지 아니하는 범위에서 외부에 개방하여 운영할 수 있다.

③ 재가노인복지시설의 병설·운영

시설의 장은 시설의 개방성을 높여 지역사회와의 교류를 증진하고 입소자가 외부사회와의 단절감을 느끼지 아니하도록 재가노인복지시설을 병설·운영할 수 있다.

④ **시설 설치에 관한 특례**

가. 시설 설치자는 시설을 설치할 토지 및 건물의 소유권을 확보하여야 하며, 시설 설치목적 외의 목적에 의한 저당권, 그 밖에 시설로서의 이용을 제한할 우려가 있는 권리는 해당 토지 및 건물에 설정하여서는 아니 된다. 다만, 시설의 설치목적에 의한 저당권을 설정하는 경우에도 저당권의 피담보채권액과 입소보증금의 합이 건설원가의 80% 이하이어야 한다.

나. 가목에도 불구하고 노인요양공동생활가정, 입소자로부터 입소비용의 전부를 수납하여 운영하는 노인요양시설 및 보건복지부장관이 지정하여 고시하는 지역에 입소자 30명 미만의 노인요양시설을 설치하는 경우에는 다음 (1)부터 (4)까지의 규정에 따른 요건을 갖춘 경우에 한하여 타인 소유의 토지 및 건물을 사용하여 시설을 설치할 수 있다.

- 사용하려는 토지 및 건물에 선순위 권리자 및 그 밖에 시설로서의 이용을 제한할 우려가 있는 권리가 설정되어 있지 않을 것
- 입소자로부터 입소비용의 전부를 수납하여 운영하는 시설의 경우에는 임대차계약·지상권 설정계약 등 사용계약의 양 당사자가 법인일 것(노인요양공동생활가정을 설치하는 경우는 제외한다)
- 토지 또는 건물에 대한 등기 등 법적 대항요건을 갖출 것
- 사용계약서에 다음의 내용이 포함되어 있을 것
  - 토지 또는 건물의 사용목적이 시설의 설치·운영을 위한 것이라는 취지의 내용
  - 계약기간의 연장을 위한 자동갱신조항
  - 무단 양도(매매·증여 그 밖에 권리의 변동을 수반하는 일체의 행위를 포함한다) 및 전대의 금지조항
  - 장기간에 걸친 임차료 등의 인상방법(무상으로 사용하는 경우는 제외한다)
  - 토지 또는 건물에 대한 사용권자의 우선 취득권에 관한 내용

다. 시설을 설치하려는 자는 입소자에 대한 보증금 반환채무의 이행을 보장하기 위하여 입소계약 체결 후 보증금 수납일부터 10일 이내에 다음 각 호의 요건에 적합한 인·허가보증보험에 가입하여야 한다. 다만, 시설 개원이후 입소자별로 전세권 또는 근저당권 설정 등의 조치를 한 경우에는 각각 인·허가보증보험에 가입하지 아니할 수 있다.

- 보증내용 : 입소자의 입소보증금 반환채무 이행보증
- 보증가입금액 : 입소보증금 합계의 100분의 50 이상
- 보증가입기간 : 보증금 납부일부터 퇴소시까지

- 보증가입관계 : 시장·군수·구청장을 피보험자로 함
- 보험금 수령방법 : 시장·군수·구청장의 확인 하에 입소자가 보험금을 직접 수령함

⑤ 시설기준

시설별	구분	침실	사무실	요양보호사실	자원봉사자실	의료 및 간호사실	물리(작업)치료실	프로그램실	식당 및 조리실	비상재해대비시설	화장실	세면장 및 목욕실	세탁장 및 세탁물 건조장
노인요양시설	입소자 30명 이상	○	○	○	○	○	○	○	○	○	○	○	○
	입소자 30명 미만 10명 이상	○		○		○	○	○	○	○	○	○	○
노인요양 공동생활가정		○		○			○		○	○		○	

세탁물을 전량 위탁처리하는 경우에는 세탁장 및 세탁물 건조장을 두지 아니할 수 있다. 의료기관의 일부를 시설로 신고하는 경우에는 물리(작업)치료실, 조리실, 세탁장 및 세탁물 건조장을 공동으로 사용할 수 있다. 다만, 공동으로 사용하려는 물리(작업)치료실이 시설의 침실과 다른 층에 있는 경우에는 입소자의 이동이 가능하도록 경사로 또는 엘리베이터를 설치하여야 한다.

(2) 치매전담실

① 노인요양시설 안에 두는 치매전담실의 경우에는 공동거실의 면적은 전체 면적의 25% 이상이거나, 치매전담실 입구에 출입문을 두어 공간을 구분하되, 화재 등 비상시에 열 수 있어야 한다.

② 다음 표의 시설을 갖출 것

시설별	구분	침실	공동거실						옥외공간
			화장실	오물처리	세면 및 간이욕실	간이주방	식사공간	간이세탁 및 수납공간	
치매전담실		○	○	○	○	○	○	○	△

※ ○: 필수, △: 권장

③ 치매전담형 노인요양공동생활가정의 경우에는 1층에 설치해야 한다. 다만, 엘리베이터가 설치된 경우에는 2층 이상에도 설치할 수 있다. 전체 면적의 25% 이상이 되는 공동거실을 추가로 설치해야 한다. 15㎡ 이상의 옥외공간을 추가로 설치해야 한다.

④ 설비기준

가. 침실

㉮ 독신용·합숙용·동거용 침실을 둘 수 있다.

㈔ 남녀공용인 시설의 경우에는 합숙용 침실을 남실 및 여실로 각각 구분하여야 한다.
㈕ 입소자 1명당 침실면적은 6.6㎡ 이상이어야 한다. 다만, 치매전담실은 다음과 같이 구분하여 침실면적의 기준을 달리하여야 한다.

　(가) 가형: 1인실 9.9㎡ 이상, 2인실 16.5㎡ 이상, 3인실 23.1㎡ 이상, 4인실 29.7㎡ 이상
　(나) 나형: 1인실 9.9㎡ 이상(다인실의 경우에는 입소자 1명당 6.6㎡ 이상이어야 한다)

㈖ 합숙용 침실 1실의 정원은 4명 이하이어야 한다.
㈗ 합숙용 침실에는 입소자의 생활용품을 각자 별도로 보관할 수 있는 보관시설을 설치하여야 한다.
㈘ 적당한 난방 및 통풍장치를 갖추어야 한다.
㈙ 채광·조명 및 방습설비를 갖추어야 한다.
㈚ 노인질환의 종류 및 정도에 따른 특별침실을 입소정원의 5% 이내의 범위에서 두어야 한다.
㈛ 침실바닥면적의 7분의 1 이상의 면적을 창으로 하여 직접 바깥 공기에 접하도록 하며, 개폐가 가능하여야 한다.
㉮ 침대를 사용하는 경우에는 노인들이 자유롭게 오르내릴 수 있어야 한다.
㉯ 안전설비를 갖추어야 한다.
㉰ 공동주택에 설치되는 노인요양공동생활가정의 침실은 1층에 두어야 한다.
㉱ 노인요양시설 내 치매전담실 및 치매전담형 노인요양공동생활가정의 경우에는 1인실을 1실 이상 두어야 한다.

나. 식당 및 조리실 : 조리실바닥은 내수재료로서 세정 및 배수에 편리한 구조로 하여야 한다.

다. 세면장 및 목욕실

㉮ 바닥은 미끄럽지 아니하여야 한다.
㉯ 욕조를 설치하는 경우에는 욕조에 노인의 전신이 잠기지 아니하는 깊이로 하고 욕조 출입이 자유롭도록 최소한 1개 이상의 보조봉과 수직의 손잡이 기둥을 설치하여야 한다.
㉰ 급탕을 자동온도조절장치로 하는 경우에는 물의 최고온도는 섭씨 40도 이상이 되지 아니하도록 하여야 한다.
㉱ 프로그램실 : 자유로이 이용할 수 있는 적당한 문화시설과 오락기구를 갖추어 두어야 한다.
㉲ 물리(작업)치료실 : 기능회복 또는 기능감퇴를 방지하기 위한 훈련 등에 지장이 없는 면적과 필요한 시설 및 장비를 갖추어야 한다.
㉳ 의료 및 간호사실 : 진료 및 간호에 필요한 상용의약품·위생재료 또는 의료기구를 갖추어야 한다.

라. 그 밖의 시설

㉮ 복도, 화장실, 그 밖의 필요한 곳에 야간 상용등을 설치하여야 한다.

㉯ 계단의 경사는 완만하여야 하며, 치매노인의 낙상을 방지하기 위하여 계단의 출입구에 출입문을 설치하고, 그 출입문에 잠금장치를 갖추되, 화재 등 비상시에 자동으로 열릴 수 있도록 하여야 한다.
㉰ 바닥은 부드럽고 미끄럽지 아니한 바닥재를 사용하여야 한다.
㉱ 주방 등 화재위험이 있는 곳에는 치매노인이 임의로 출입할 수 없도록 잠금장치를 설치하여야 한다.
㉲ 배회환자의 실종 등을 예방할 수 있도록 외부 출입구에 잠금장치를 갖추되, 화재 등 비상시에 자동으로 열릴 수 있도록 하여야 한다.
㉳ 경사로 : 침실이 2층 이상인 경우 경사로를 설치하여야 한다. 다만, 「승강기시설 안전관리법」에 따른 승객용 엘리베이터를 설치한 경우에는 경사로를 설치하지 아니할 수 있다.

⑤ 직원의 자격기준

직종별	자격기준
시설의 장	「사회복지사업법」에 따른 사회복지사 자격증 소지자 또는 「의료법」 제2조에 따른 의료인
사회복지사	「사회복지사업법」에 따른 사회복지사 자격증 소지자
물리치료사 또는 작업치료사	「의료기사 등에 관한 법률」에 따른 물리치료사 또는 작업치료사 면허 소지자
요양보호사	법에 따른 요양보호사 1급 자격증 소지자

⑥ 직원의 배치기준

시설별	직종별	시설의장	사무국장	사회복지사	의사(한의사를 포함한다) 또는 촉탁의사	간호사 또는 간호조무사	물리치료사 또는 작업치료사	요양보호사	사무원	영양사	조리원	위생원	관리인
노인요양시설	입소자 30명 이상	1명	1명(입소자 50명 이상인 경우로 한정함)	1명(입소자 100명 초과할 때마다 1명 추가)	1명 이상	입소자 25명당 1명	1명(입소자 100명 초과할 때마다 1명 추가)	입소자 2.5명당 1명 (치매전담실은 2명당 1명)	1명(입소자 50명 이상인 경우로 한정함)	1명(1회 급식인원이 50명 이상인 경우로 한정함)	입소자 25명당 1명	1명(입소자 100명 초과할 때마다 1명 추가)	1명(입소자 50명 이상인 경우로 한정함)
노인요양시설	입소자 30명 미만 10명 이상	1명		1명	1명	1명		입소자 2.5명당 1명			1명		
노인요양공동생활가정		1명				1명		입소자 3명당 1명 (치매전담형은 2명당 1명)					

⑦ 기타
　㉮ 의료기관의 일부를 시설로 신고한 경우에는 의료기관의 장(의료인인 경우만 해당한다)이 해당시설의 장을 겸직할 수 있다.
　㉯ 사회복지사는 입소자에게 건강유지, 여가선용 등 노인복지 제공계획을 수립하고, 복지증진에 관하여 상담·지도하여야 한다.
　㉰ 촉탁의사는 의사, 한의사 또는 치과의사를 포함한다.
　㉱ 의료기관과 협약을 체결하여 의료연계체계를 구축한 경우에는 의사(한의사를 포함한다) 또는 촉탁의사를 두지 않을 수 있다.
　㉲ 요양보호사는 요양서비스가 필요한 노인에게 신체활동지원 서비스와 그 밖의 일상생활지원 서비스를 제공하여야 한다.
　㉳ 영양사 및 조리원이 소속되어 있는 업체에 급식을 위탁하는 경우에는 영양사 및 조리원을 두지 않을 수 있다.
　㉴ 세탁물을 전량 위탁처리하는 경우에는 위생원을 두지 않을 수 있다.
　㉵ 모든 종사자는 시설의 장과 근로계약을 체결한 사람이어야 한다.
　㉶ 노인요양시설 내 치매전담실과 치매전담형 노인요양공동생활가정의 경우에는 보건복지부장관이 정하여 고시하는 자격을 갖춘 프로그램관리자를 두어야 한다.
　㉷ 노인요양시설 내 치매전담실과 치매전담형 노인요양공동생활가정의 경우, 해당 시설의 장, 요양보호사 및 프로그램관리자는 보건복지부장관이 정하여 고시하는 치매전문교육을 이수하여야 한다

4. 노인의료복지시설 입소대상

1) 「노인장기요양보험법」의 시설 급여 대상자
　① 노인장기요양보험법의 장기요양급여수급자 중에서 1등급, 2등급 수급자 및 노인장기요양 3~5등급자 중 불가피한 사유, 치매 등으로 등급판정위원회에서 시설급여 대상자로 판정 받은 사람은 시설입소가 가능하다,
　② 국민기초생활 보장법의 생계급여 수급자 또는 의료급여 수급자로서 65세 이상의 자는 시설입소가 가능하다,
　③ 부양의무자로부터 적절한 부양을 받지 못하는 65세 이상의 자는 시설입소가 가능하다,
　④ 입소자로부터 입소비용의 전부를 수납하여 운영하는 노인요양시설 또는 노인요양공동생활가정의 경우는 60세 이상의 자는 시설입소가 가능하다,
　⑤ ①~③에도 불구하고 입소대상자의 배우자는 65세 미만(입소자로부터 입소비용의 전부를 수

납하여 운영하는 노인요양시설 또는 노인요양공동생활가정의 경우에는 60세 미만)인 경우에도 입소대상자와 함께 입소할 수 있다.

2) 보호조치 대상의 입소 대상

또한 ①~⑤에 해당하지 않는 사람 중 아래와 같은 사유로 반드시 시설 입소가 필요한 노인은 먼저 양로시설로 보호 조치하고, 만약 양로시설의 입소가 불가능할 경우에는 관할 시·군·구청장이 판단하여 노인요양시설로 입소 보호노인보호전문기관에서 학대피해노인으로서 입소를 의뢰한 노인기초수급자(생계급여 또는 의료급여)나 긴급조치 대상자로서 거주지가 없어져서 가정에서 생활이 불가능하거나, 부양의무자가 부양을 거부하거나 실종되는 등의 사유로 수발을 들사람이 없는 경우 시설입소가 가능하다.

3) 입소관련 부대사항

본인이 비용을 전액 부담하여 시설에 입소하고자 하는 경우에는 국가나 지자체로부터 시설운영비와 기능보강비를 지원받지 않는 시설(기존 미지원 시설)에 입소하여야 한다. 즉 국가나 지자체로부터 시설운영비나 기능보강비를 지원받는 시설은 본인이 비용을 전액 부담하는 3등급 이하 유료입소자(시설급여 대상자가 아닌 입소자)를 받지 못한다.

입소대상자 중 의료 필요도가 높은 수급자의 경우 장기요양등급을 받았다 하더라도, 가급적 요양병원 입원을 권장하며, 그럼에도 불구하고 본인 또는 보호자가 노인요양시설 또는 노인요양공동생활 입소를 원하는 경우 해당시설은 의료연계체계 구축에 만전을 기하도록 하며, 입소 이후 건강상태가 악화되는 경우 신속히 병원 등으로 전원하도록 유도해야 한다

5. 장기요양기관의 지정

1) 장기요양기관으로의 지정

노인의료복지시설을 설치하여 운영하고 있는 자가 노인장기요양보험법에 따른 장기요양기관으로 지정받아 시설급여를 제공하고자 하는 경우에는 노인복지법 시행규칙에 따른 시설 및 인력을 갖추어 관할 특별자치시장·특별자치도지사·시·군·구청장에게 지정 신청 하여 장기요양기관으로 지정받아야 한다. 다만, 국가, 지자체 등에서 설치한 시설로서 소재지 관할 시·군·구청장이 아닌 설치자(지자체장)가 직접 관리·감독하는 시설은 설치자가 지정서를 교부하여야 한다.

2) 장기요양기관의 입소절차

(1) 장기요양인정을 받지 않은 자

　국민건강보험공단으로 장기요양 인정 신청을 하여 장기요양 1~2등급 또는 3~5등급(시설+재가)으로 판정을 받은 후 장기요양 인정서를 첨부하여 아래 절차에 따라 입소한다.

(2) 「의료급여법」에 따른 수급자

　입소·이용 신청서를 작성 및 장기요양인정서를 첨부하여, 주소지 관할 시·군·구에 관할하는 읍면동 주민자치센터에 입소신청서를 장기요양인정서와 전염병 진단서를 첨부하여 입소신청서를 제출한다.

(3) 일반노인

　입소희망자는 공단의 이용지원 담당자에게 먼저 연락하여 관내에 입소 가능한 시설명단 등 확보해야 한다. 입소 가능한 시설 중 입소를 희망하는 시설을 선택하여 시설장과 비급여 항목별 비용, 입소계약조건 등을 협의해야 한다.

3) 장기요양기관의 준수사항

① 종사자가 입소자를 돌보는 과정에서 발생할 수 있는 각종 사고에 대비하여 배상 책임보험에 가입하여야 한다. 배상책임보험은 당해 시설에 입소중인 수급자 전원(특례입소자 포함) 또는 급여를 제공하는 종사자(요양보호사, 사회복지사, 간호(조무)사, 물리(작업)치료사) 종사인력 전원을 기준으로 가입하여야 한다.
② 종사자 인건비에 대해서는 「장기요양급여제공기준 및 급여비용 산정방법 등에 관한 고시」 제 11조의 2(인건비 지출비용)를 준수하고, 종사자에 대한 처우는 근로기준법, 최저임금법 등 관련 규정을 준수하여야 한다.
③ 장기요양기관 지정을 받은 노인의료복지시설은 시설의 운영에 따른 세입·세출을 사회복지법인 및 사회복지시설 재무 회계규칙의 시설회계 규칙에 따라 회계 처리 하여야 한다.
④ 장기요양기관은 장기요양급여수급자로부터 입소보증금 등 비급여 항목에 해당 하지 않는 일체의 비용을 받을 수 없다.
⑤ 장기요양기관은 수급자로부터 장기요양급여신청을 받은 때 장기요양급여의 제공을 거부하여서는 안 된다. 다만, 입소정원에 여유가 없는 경우 등 정당한 사유가 있는 경우에는 적용하지 않다.
⑥ 장기요양기관은 지정을 받은 날로부터 지체없이 국민건강보험공단에서 운영하는 장기요양포털에 기관의 정보를 게시하여야 한다. 이때 기관의 기본정보 외에 정·현원 현황, 기관

의 사진, 입소 대기자수, 비급여항목 및 비용 등은 필수 게재하여야 하며,
- 입소 현원의 변경 발생시 조기에 정보를 수정 게재하여 수급자가 입소시설을 선택함에 있어 불편이 없도록 하여야 한다. 장기요양기관은 시설 내부에 노인 및 그 가족이 잘 볼 수 있는 곳에 다음 사항을 게시하여야 한다.
- 운영규정의 개요, 종사자 근무체계, 제공하는 장기요양급여의 종류, 비급여대상, 항목별 비용 및 장기요양기관 평가 결과, 비급여대상 및 항목별 비용, 그 밖에 장기요양급여의 선택에 도움이 되는 중요사항을 게재해야 한다.

⑦ 시설급여기관은 수급자가 외박하는 경우 최초 10일간은 외박자를 대신하여 다른 수급자를 입소시킬 수 없다. 위의 외박기간이 10일을 초과한 때부터 외박자를 대신하여 다른 수급자(이하 '특례입소자'라 한다)를 입소시킬 수 있다. 특례입소자의 수는 해당 시설급여기관 정원의 5%(소수점 이하 반올림, 정원 10명 미만인 시설은 1인)범위 내로 함. 다만, 외박자의 복귀로 인해 일시적으로 정원이 초과된 경우에는 특례입소자의 입소일로부터 90일이 되는 날, 입소계약만료일 또는 다른 입소자의 퇴소로 인해 정원초과가 해소되는 날 중 먼저 도래하는 날까지 정원을 초과하여 운영할 수 있다. 특례입소자에 대한 급여비용은 90일까지 산정할 수 있음. 다만, 외박자의 장기외박이 지속될 경우에는 180일까지 산정할 수 있다. 국민기초생활보장법에 따른 의료급여수급자의 장기입원시 퇴소조치하지 않도록 하며 빈 침실은 특례입소자를 입소시켜 운영하고, 의료수급자가 퇴원하는 경우 입원 이전과 동일하게 입소 보호하여야 한다.

⑧ 장기요양기관으로 지정받은 노인의료복지시설은 사회복지시설 정보시스템을 이용하여 입소자 입·퇴소 보고를 누락 없이 하여야 한다. 사회복지시설 정보시스템(www.w4c.go.kr)로 접속하여 등록해야 한다. 등록절차는 전산화면) 이력정보 / 노인재가 / 대상자관리 / 대상자 정보관리 / 우측 상단 / 신규버튼 체크(빨간색)후 입력저장 / 시군구 보고 / 공문작성 / 입소자 입퇴소 보고조회 클릭 / 우측 상단 입소보고 버튼클릭 / 팝업 공문작성 후 저장 / 입퇴소자 명부 / 입소자 대상 추가 후 저장 / 공문생성 후 결재하면 된다.

⑨ 근로기준법 제59조(근로시간 및 휴게시간의 특례) 개정으로 사회복지시설이 특례업종에서 제외되어, 근로기준법 제54조에 따른 휴게시간을 준수하여야 한다. 근로시간이 4시간 이상인 경우에는 30분 이상, 8시간인 경우에는 1시간 이상의 휴게시간을 근로시간 도중에 주어야 하며 휴게시간 변경을 금지하고 있다.

4) 비용 및 지급절차

(1) 기초수급자의 비급여 비용 수납한도

기초수급자의 비급여 비용은 당해 연도 「국민기초생활보장사업 안내」에 따라 수급자에게 지급되

는 생계비 또는 보장시설 수급비 범위 내에서 수납 가능하다.

(2) 등급외자의 입소비용 및 지급절차

2008.7.1일 이전에 기존 지원시설에 입소해있던 기초수급노인 및 실비입소노인 중 장기요양 등급 판정 결과 장기요양 1~5등급으로 판정받지 못한 사람은 아래와 같은 사유로 반드시 시설 입소가 필요한 노인으로서 관할 시·군·구청장이 판단하여 노인요양시설로 입소조치한 자는 시군구에서 지원한다. 노인보호전문기관에서 학대피해노인으로서 입소를 의뢰한 노인이거나, 기초수급자나 또는 긴급조치대상자('긴급히 보호하여야 할 필요가 있는 노인)으로서 거주지가 없어져서 가정에서 생활이 불가능하거나, 부양의무자가 부양을 거부하거나 실종되는 등의 사유로 수발을 들 사람이 없는 경우는 시군구에서 등급외자 지원비용을 지급한다.

● 등급외자 지원비용 기준

대상자	노인요양공동생활가정	요양시설
기초 수급자	시설급여(노인요양공동생활가정) 3등급 적용	시설급여 3등급, 요양수가 적용
실비 입소자	시설급여(노인요양공동생활가정) 3등급의 50% 적용	시설급여 3등급, 요양수가의 50% 적용

또한 기존 지원시설의 등급 외 실비 입소자에 대해서는 월별 비용 수납한도액 범위 내에서 비용 수납을 할 수 있으며, 월별 비용수납한도액의 30% 범위 이내에서 치매, 중풍 등 중증질환 입소대상자의 요양에 실제로 소요되는 기저귀, 카테터 등 위생재료비 추가 수납 가능 한다. 등급외자는 장기요양급여수급자가 아니므로 장기요양급여의 비급여 항목인 식재료비, 이미용비 등이 아닌 기존 방식에 따른 기저귀비용, 카테터 등 위생재료비를 추가 수납한다. 이에 월별 비용 수납액이나 추가 수납액을 변경하고자 하는 기관은 비용 변경 3개월 전에 산출내역을 명시하여 관할 시·군·구청장에게 승인 받아야 한다.

6. 재가노인복지시설 사업운영

1) 방문요양서비스

(1) 서비스 내용

가정에서 일상생활을 영위하고 있는 노인으로서 신체적·정신적 장애로 어려움을 겪고 있는 노인에게 지역사회 안에서 건전하고 안정된 노후를 영위하도록 장기요양요원(요양보호사)이 가정을 방문하여 신체활동 및 가사활동 등 필요한 각종 서비스를 제공 한다. 요양보호사가 제공하는 급여제공의 각종 서비스 내용은 다음과 같다.

① 신체활동지원서비스 : 세면도움, 구강관리, 몸 청결, 머리감기기, 몸단장, 옷 갈아
② 입히기, 목욕도움, 배설도움, 식사도움, 체위변경, 이동도움, 신체기능의 유지·증진 등
③ 가사활동지원서비스 : 취사, 생활필수품 구매, 청소·세탁·주변정돈 등
④ 개인활동지원서비스 : 외출시 동행·부축, 일상업무 대행 등
⑤ 정서지원서비스 : 말벗, 격려 및 위로, 생활상담, 의사소통도움 등

(2) 이용대상

장기요양급여 수급자(1~5등급)는 이용 가능하며, 심신이 허약하거나 장애가 있는 65세 이상의 자(이용자로부터 이용비용의 전부를 수납 받아 운영하는 시설의 경우에는 60세 이상의 자)로서 가정에서의 보호가 필요한 자도 이용가능 한다. 다만 노인돌봄서비스, 가사간병도우미, 독거노인생활지도사 등 타 서비스를 제공받고 있는 자는 대상에서 제외한다.

(3) 시설 및 인력기준

시설규모는 설전용면적 16.5㎡ 이상(연면적 기준)이며 시설 및 설비 기준은 사무실과 통신설비, 집기 등 사업에 필요한 설비 및 비품을 갖추어야 한다. 방문요양서비스를 제공하는 시설이 하나 이상의 다른 재가노인복지 서비스 (재가노인지원서비스 제외)를 함께 제공하는 경우 사업에 지장이 없는 범위에서 생활실, 침실외의 사무실은 병용할 수 있으며 방문요양서비스를 제공하는 시설을 사회복지시설에 병설하여 운영하는 경우 사업에 지장이 없는 범위에서 상호 중복되는 시설·설비를 공동으로 사용할 수 있다. 아파트 등 다른 용도로 사용하고 있는 공간에 방문요양기관을 설치하고자 하는 경우에는 벽면(커튼, 홀딩도어 등 이동식·접이식 칸막이 종류는 불가)을 설치하거나 독립된 공간에 설치하여 방문요양기관으로만 사용하여야 한다. 또한 방문요양기관은 관계법령에 따라 장기요양급여계약에 관한 서류, 장기요양급여제공기록지 등 개인정보가 포함된 서류를 작성, 보관하여야 하므로, 당해 방문요양기관종사자 외의 자가 사무실을 임의로 출입하거나 관련서류를 열람할 수 없도록 시건장치 등 필요한 조치를 하여야 한다.

① 직원의 자격기준

직종별	자격기준
시설장	「사회복지사업법」에 따른 사회복지사 자격증 소지자, 「의료법」 제2조에 따른 의료인의 자격을 취득한 자 또는 요양보호사 실무경력5년 이상인 자로서 보건복지부장관이 정하여 고시하는 소정의 교육을 이수한 자
요양보호사	법에 따른 요양보호사 자격증 소지자
물리치료사 또는 작업치료사	「의료기사 등에 관한 법률」에 따른 물리치료사 또는 작업치료사 면허 소지자

② 인력기준

시설장	사회복지사	요양보호사
1명	1명 (수급자 15명 이상)	15명 이상 (농어촌지역의 경우에는 5명 이상)

시설의 장은 상근(1일 8시간, 월 20일 이상 근무)하는 자로 두어야 한다. 방문요양서비스를 제공하는 시설의 장이 하나 이상의 재가노인복지시설(재가노인지원 서비스 포함)을 동시에 관리하는 경우 사업에 지장이 없는 범위에서 그 사업의 시설의 장을 겸직하여 운영할 수 있다.

방문요양서비스를 제공하는 시설을 사회복지시설에 병설하여 운영하는 경우 사회복지시설의 장은 사업에 지장이 없는 범위에서 방문요양서비스 제공 시설의 장을 겸직하여 운영할 수 있다. 모든 종사자의 근로계약서에는 근무시간, 시간급 임금, 초과근무 등을 명시하여야 한다(근로기준법 제2조, 제17조 및 18조, 동법 시행령 제8조 및 9조, 별표 2 등등 참조). 요양보호사의 임금은 방문요양서비스 제공 시간뿐만 아니라 서비스 준비, 이동, 관리교육 등 포함하는 총 근무시간을 기준으로 계산하는 것이 바람직하다. 주야간보호 또는 단기보호 제공 기관에서 방문요양사업 병설시 방문요양사업의 요양보호사는 10명 이상(농어촌 : 5명 이상)으로 운영가능하다.

2) 주·야간보호서비스

(1) 서비스 내용

부득이한 사유로 가족의 보호를 받을 수 없는 심신이 허약한 노인과 장애노인을 주간 또는 야간 동안 보호시설에 입소시켜 필요한 각종 편의를 제공하여 이들의 생활안정과 심신기능의 유지·향상을 도모하고, 그 가족의 신체적·정신적 부담을 경감하는데 있다

주·야간보호서비스의 각종 서비스 내용은 다음과 같다.

① 생활지도 및 일상동작훈련 등 심신의 기능회복을 위한 서비스

- 일상생활지원 : 취미·오락, 운동 등 여가생활 서비스
- 일상동작훈련 : 이동, 체위변경, 기능훈련(물리치료적 훈련, 작업치료적 훈련, 언어 치료적 훈련) 등

② 급식 및 목욕서비스 등

- 몸청결, 머리감기, 얼굴씻기, 손씻기, 구강관리, 몸단장, 옷갈아입히기, 배설, 식사도움

③ 이동서비스

(2) 이용대상

장기요양급여 수급자(1~5등급)는 이용가능하며, 심신이 허약하거나 장애가 있는 65세 이상의 자(이용자로부터 이용비용의 전부를 수납 받아 운영하는 시설의 경우에는 60세 이상의 자)로서 주간 또는 야간 동안의 보호가 필요한 자는 이용 가능하다.

(3) 보호기간 : 1일

08:00~22:00으로 하되, 시설의 운영여건 및 이용노인과 그 가정의 형편에 따라 2시간 이내에서 신축성 있게 운영한다. 그러나 특별한 사유가 없는 한 24시 이후에는 수급자를 보호해서는 안 된다.

(4) 시설 및 인력기준

① 시설기준

이용정원은 5명 이상이며, 다만 주·야간보호 제공시설 안에 치매전담실을 두는 경우 1실당 이용정원은 25명 이하 동일일 및 동일시간에 정원을 초과하지 않아야 한다. 노인돌봄서비스 대상자의 주야간보호시설 이용시 이용정원의 10%까지 정원 외 이용 가능하다.

② 시설규모

5명에 대한 생활실을 포함하여 시설 연면적 90㎡ 이상을 확보하되, 이용정원이 6명 이상인 경우에는(5명을 초과하는 인원에 대하여) 1명당 6.6㎡ 이상의 생활실 공간을 추가로 확보하여야 한다.

예 이용정원이 9명일 경우
가. 기준면적(90㎡ 이상) + 나. 추가면적(생활실): 26.40㎡(4명×6.6㎡) 이상이어야 한다.
나. 합계 : 116.40㎡(90㎡ + 26.40㎡) 이상이어야 한다.
- (기준면적) 90㎡ 이상 안에 5명에 대한 생활실이 포함되어야 하며, 이 경우 별도의 1인당 생활실 면적기준을 규정하고 있지 않으나 이용자가 자유롭게 활동할 수 있는 공간과 안전설비를 갖추고 적당한 난방 및 통풍장치, 채광·조명 및 방습설비를 갖추도록 하고 있다.
- (추가 생활실 면적) 5인을 초과한 4명에 대하여 1인당 6.6㎡의 생활실 공간을 추가로 확보하여야 함 (4명×6.6㎡=26.40㎡) 이상이어야 한다. 주·야간보호서비스를 제공하는 시설이 하나 이상의 다른 재가노인복지서비스 (재가노인지원서비스 제외)를 함께 제공하는 경우 사업에 지장이 없는 범위에서 생활실, 침실 외의 시설은 병용할 수 있다.
주·야간보호서비스를 제공하는 시설을 사회복지시설에 병설하여 운영하는 경우에는 생활실, 침실 외의 시설은 사업에 지장이 없는 범위에서 병용할 수 있다. 다만, 이 경우 시설의 연면적은 공동으로 사용하는 시설의 면적을 포함하여 90㎡ 이상이 되어야 한다. 주·야간보호 제공시설 내 치매전담실의 경우에는 1실 이상의 1인 생활실과 프로그램실을 갖추어야 한다. 주야간보호 제공시설 내 치매전담실에는 입구에 출입문을 두어 공간을 구분하되, 화재 등 비상시에 열 수 있도록 해야 한다.

③ 시설기준

구분		생활실	침실	사무실	의료 및 간호사실	프로그램실	물리(작업)치료실	식당 및 조리실	화장실	세면장 및 목욕실	세탁장 및 건조장
주·야간보호	이용자 10명 이상	○		○	○	○	○	○	○	○	
	이용자 10명 미만	○		○		○		○	○		

이용자가 10명 이상인 경우 사무실과 의료 및 간호사실은 공간을 함께 사용 가능하나 각각의 시설에 대한 기능은 모두 갖추고 있어야 한다. 주야간보호서비스와 단기보호서비스를 함께 제공하거나 사회복지시설에서 제공하는 경우에는 생활실, 침실 외의 시설은 사업에 지장이 없는 범위에서 병용할 수 있다. 수급자가 자유롭게 활동할 수 있는 공간과 안전설비를 갖춘 생활실을 두어야 한다. 주·야간보호기관에서 다른 종류의 서비스를 동시에 제공하는 경우 생활실은 주·야간보호 수급자만 이용하도록 별도로 구획되어 있어야 한다. 침실 등 입소자가 이용하는 시설이 2층 이상인 경우 「장애인·노인·임산부등의편의 증진보장에관한법률」의 세부기준에 따른 경사로 또는 「승강기시설 안전관리법 시행 규칙」에 따른 승객용 엘리베이터를 설치하여야 한다. 계단의 경사는 완만하여야 하며, 이용자의 낙상을 방지하기 위하여 계단의 출입구에 출입문을 설치하고, 그 출입문에 잠금장치를 갖추되, 화재 등 비상시에 자동으로 열릴 수 있도록 하여야 한다. 화장실은 남녀를 구분하여 설치하되 바닥면에 높이 차이를 두어서는 아니 되며, 바닥표면은 물에 젖어도 미끄러지지 아니하는 재질로 마감하여야 한다.

④ 인력기준

구분		시설장	사회복지사	간호사 또는 간호조무사	물리치료사 또는 작업치료사	치과위생사	요양보호사	사무원	조리원	보조원(운전사)
주·야간보호	이용자 10명 이상	1명	1명 이상	1명 이상			이용자 7명당 1명 이상 (치매전담실의 경우에는 4명당 1명 이상)	1명 (이용자 25명 이상인 경우로 한정함)	1명	1명
	이용자 10명 미만	1명		1명 이상					1명	

※ 요양보호사는 수급자 7명당 1명 이상 배치하여야 함(단, 치매전담실의 경우에는 4명당 1명 이상)

시설장은 사회복지사, 의료인 또는 요양보호사 중 실무경력 5년 이상인자 (복지부장관이 고시하는 교육을 이수)로 상근하는 자를 배치해야 한다. 명당 1명으로 규정된 인원수의 경우 기본 1명을 배치하여야 하며, 규정된 인원수를 넘어 서는 경우 "이용자 ÷ ○(○명당 1명 배치기준)"로 계산한 값을 반올림한 인원수를 배치해야 한다. 시설장은 상근(1일 8시간, 월 20일 이상 근무)하는 자해야 한다. 주·야간보호 제공시설 내 치매전담실의 경우에는 보건복지부장관이 정하여 고시하는 자격을 갖춘 프로그램관리자를 두어야 한다. 주·야간보호 제공시설 내 치매전담실의 경우에는 시설장, 요양보호사 및 프로그램관리자는 보건복지부장관이 정하여 고시하는 치매전문교육을 이수하여야 한다.

주·야간보호서비스를 제공하는 시설의 사회복지사, 간호(조무)사, 물리(작업)치료사, 요양보호사는 다른 업무와 겸직할 수 없다. 단, 단독주택 및 공동주택에서 이용자 10명 미만의 주·야간보호서비스를 제공하는 경우에는 시설장이 간호(조무)사, 물리 (작업)치료사 또는 요양보호사 자격이 있으면 주·야간보호에 근무하는 간호 (조무)사, 물리(작업)치료사 또는 요양보호사와 각각 겸직할 수 있으며, 이 경우 상시적으로 근무하는 종사자는 시설장을 포함하여 2인 이상이어야 한다.

모든 종사자는 시설의 장과 근로계약이 체결된 자이어야 한다. 주·야간보호서비스를 제공하는 시설의 장이 하나 이상의 재가노인복지시설을 함께 제공하는 경우 사업에 지장이 없는 범위에서 그 사업의 시설의 장을 겸직하여 운영할 수 있다. 주야간보호서비스를 제공하는 시설을 사회복지시설에 병설하여 운영하는 경우 사회복지 시설의 장은 사업에 지장이 없는 범위에서 주야간보호서비스 제공 시설의 장을 겸직하여 운영할 수 있다. 주·야간보호서비스와 단기보호서비스를 함께 제공하는 경우에는 사회복지사, 간호(조무)사, 물리(작업)치료사는 상호 겸직하여 운영할 수 있다. 다만, 이 경우 사회복지사는 이용자 50명당 1명, 간호(조무)사는 이용자 25명당 1명, 물리(작업)치료사는

이용자 30명 이상일 경우 1명을 배치하여야 한다. 주·야간보호서비스와 단기보호서비스를 함께 제공하는 경우에는 법에서 규정한 요양보호사 및 조리원을 각각 두되, 요양보호사 및 조리원을 주야간보호서비스와 단기보호서비스 상호간에 공동으로 활용할 수 있다.

식품위생법 시행령에 따른 위탁급식영업자에게 급식을 위탁하는 경우 조리원을 두지 않을 수 있다. 위탁급식영업자 외의 식품위생법 시행령 제21조(영업의 종류)에 따른 영업을 하는 업체(식품제조가공업, 즉석판매제조가공업, 일반음식점 영업 등)와도 예외적으로 급식 위탁(계약) 가능하며, 급식을 위탁(계약)하는 경우 시설의 장과의 근로계약 체결을 통한 채용의무를 완화 해주는 것으로 위탁업체를 통한 적정 수준의 조리·급식 서비스는 확보되어야 하며, 입소자에게 필요한 영양을 섭취할 수 있도록 적절한 급식서비스 제공 및 식품을 위생적으로 취급하는 급식 업체를 선정하도록 하여야 한다.

위탁하는 경우기관에서는 위탁 관련서류 일체(계약서, 사업자등록증 등)를 해당 시군구에 제출

하여야 하며, 담당공무원은 계약업체, 계약 금액, 종사자 배치 여부 등의 적정성을 검토·조치하여야 한다. 주야간보호서비스 또는 단기보호서비스를 제공하는 시설을 병설하여 운영하는 사회복지시설에 급식을 위탁하는 경우(해당 사회복지시설은 관련 법령에 따른 인력기준 및 시설기준을 충족해야 함) 조리원을 두지 않아도 된다.

> **예** 주야간보호시설(이용자 20인)을 노인요양시설(이용자 30인)에 급식을 위탁하는 경우에는 노인요양시설은 노인요양시설은 위탁에 따라 증가된 급식인원을 고려하여 조리원 2인(입소자 25명당 조리원 1명)을 충족하여야 하며, 주야간보호시설은 조리원을 두지 않아도 된다. 사회복지시설에 병설되었거나 주야간보호 서비스와 단기보호 서비스를 함께 제공하는 경우, (이하 '병설한 기관'이라 함) 주야간보호, 단기보호기관은 조리원을 각각 두되, 해당 조리원과 사회복지시설의 조리원을 공동으로 활용할 수 있으며, 각 시설 이용자 수의 합이 25명 미만인 경우에는 조리원을 공동으로 1명만 배치하고 상호 겸직하도록 할 수 있다.

그리고 이용자 50명 이상의 시설은 식품위생법에 따라 집단급식소로 운영하며 영양사를 배치하여야 한다.

3) 단기보호서비스

(1) 서비스 내용

부득이한 사유로 가족의 보호를 받을 수 없어 일시적으로 보호가 필요한 심신이 허약한 노인이나 장애노인을 보호시설에 단기간 입소시켜 보호함으로써 노인 및 노인가정의 복지증진을 도모하기 위한 서비스 제공한다. 서비슨 제공 내용은 신체활동지원, 기능 회복 훈련, 그 밖의 일상생활에 필요한 편의를 제공하는 서비스이며, 그 밖에 노인요양시설 또는 노인요양공동생활가정의 사업에 준하는 서비스를 제공한다.

(2) 이용대상

장기요양급여 수급자(1~5등급)는 이용가능하며, 심신이 허약하거나 장애가 있는 65세 이상의 자(이용자로부터 이용비용의 전부를 수납받아 운영하는 시설의 경우에는 60세 이상의 자)로서 월 1일 이상 9일 이하 단기간의 보호가 필요한 자는 이용할 수 있다. 1회 9일 이내의 범위에서 연간 4회까지 연장 가능하다.

(3) 보호기간

월 1일 이상 9일 이하, 다만, 가족의 여행, 병원치료 등의 사유로 수급자를 돌볼 가족이 없는 경우 등에는 1회 9일 이내의 범위에서 연간 4회까지 연장 가능하며 단기보호 급여 기간 경과조치(개정예정)는 노인장기요양보험법 제11조 개정에도 불구하고, 시행규칙 개정 당시 종전의 규정에 따라 지정신청 또는 설치신고한 단기보호를 제공하는 장기요양기관 또는 재가장기요양기관을 이용하는 수급자의 단기보호 급여를 받을 수 있는 기간은 2020년 12월 31일까지 월 15일 이내로 한다.

수급자가 기존기관에서 단기보호급여를 연장하여 이용하는 경우, 2020년 12월 31일까지는 연간 1회 15일 이내에서 2회까지 연장하여 이용할 수 있다.

(4) 시설규모

연면적 90㎡ 이상을 확보하되, 이용정원이 6명 이상인 경우에는 1명당 6.6㎡의 침실공간을 추가로 확보하여야 한다.(1인당 침실면적 기준 6.6㎡ 이상). 다만, 단기보호서비스와 함께 제공하거나 사회복지시설에 병설하는 경우에는 공동으로 사용하는 시설의 면적을 포함하여 각각 90㎡ 이상이 되어야 한다.

● 시설기준

구분		생활실	침실	사무실	의료 및 간호사실	프로그램실	물리(작업)치료실	식당 및 조리실	화장실	세면장 및 목욕실	세탁장 및 건조장
단기보호	이용자 10명 이상		○		○	○	○	○	○	○	
	이용자 10명 미만		○		○		○	○	○	○	

주야간보호서비스와 단기보호서비스를 함께 제공하거나 사회복지시설에서 제공하는 경우에는 생활실, 침실 외의 시설은 사업에 지장이 없는 범위에서 병용할 수 있다. 침실 등 입소자가 이용하는 시설이 2층 이상인 경우「장애인·노인·임산부등의편의증진 보장에 관한법률」의 세부기준에 따른 경사로 또는 「승강기시설 안전관리법 시행규칙」에 따른 승객용 엘리베이터를 설치하여야 한다. 계단의 경사는 완만하여야 하며, 이용자의 낙상을 방지하기 위하여 계단의 출입구에 출입문을 설치하고, 그 출입문에 잠금장치를 갖추되, 화재 등 비상시에 자동으로 열릴 수 있도록 하여야 한다. 배회이용자의 실종 등을 예방할 수 있도록 외부 출입구에 잠금장치를 갖추되, 화재 등 비상시에 자동으로 열릴 수 있도록 하여야 한다.

(5) 인력기준

구분		시설장	사회복지사	간호사 또는 간호조무사	물리치료사 또는 작업치료사	치과위생사	요양보호사	사무원	조리원	보조원(운전사)
단기보호	이용자 10명 이상	1명	1명 이상	이용자 25명당 1명	1명(이용자 30명 이상)		이용자 4명당 1명 이상		1명	
	이용자 10명 미만	1명		1명					1명	

요양보호사는 1급으로 4명당 1명 이상 배치하여야 한다. 관리책임자는 사회복지사, 의료인 또는 요양보호사 중 실무경력 5년 이상인자(복지부장관이 고시하는 교육을 이수)로 상근하는 자로 배치하여야 한다. 타 재가서비스를 함께 운영하거나 사회복지시설에 병설하는 경우 관리책임자 겸직 가능하며 정원 30인 이상인 경우 물리(작업)치료사 기본 1명 배치하여야 한다.

○명당 1명으로 규정된 인원수의 경우 기본 1명을 배치하여야 하며, 규정된 인원수를 넘어서는 경우 "이용자 ÷ ○(○명당 1명 배치기준)"로 계산한 값을 반올림한 인원수를 배치하여야 한다. 식품위생법 시행령에 따른 위탁급식영업자에게 급식을 위탁하는 경우 조리원을 두지 않을 수 있다. 위탁급식영업자 외의 식품위생법 시행령 제21조(영업의 종류)에 따른 영업을 하는 업체(식품제조가공업, 즉석판매제조가공업, 일반음식점 영업 등)와도 예외적으로 급식 위탁(계약) 가능하다.

급식을 위탁(계약)하는 경우 시설의 장과의 근로계약 체결을 통한 채용의무를 완화 해주는 것으로 위탁업체를 통한 적정 수준의 조리·급식 서비스는 확보되어야 하며, 입소자에게 필요한 영양을 섭취할 수 있도록 적절한 급식서비스 제공 및 식품을 위생적으로 취급하는 급식 업체를 선정하도록 하여야 한다. 위탁하는 경우 시설에서는 위탁 관련서류 일체(계약서, 사업자등록증 등)를 시군구에 제출하여야 하며, 담당공무원은 계약업체, 종사자 배치 여부 등의 적절성을 확인하여야 한다. 주야간보호서비스 또는 단기보호서비스를 제공하는 시설을 병설하여 운영하는 사회복지시설에 급식을 위탁하는 경우(해당 사회복지시설은 관련 법령에 따른 인력기준 및 시설기준을 충족해야 함) 조리원을 두지 않아도 된다.

> 예 단기보호시설(이용자 9인)을 노인요양시설(이용자 30인)에 급식을 위탁하는 경우에는 노인요양시설은 위탁에 따라 증가된 급식인원을 고려하여 노인요양시설은 조리원 2인(입소자 25명당 조리원 1명)을 충족하여야 하며, 단기보호시설은 조리원을 두지 않아도 된다. 사회복지시설에 병설되었거나 주야간보호 서비스와 단기보호 서비스를 함께 제공하는 경우, (이하 '병설한 기관'이라 함) 조리원을 각각 두되, 해당 조리원과 사회복지시설의 조리원을 공동으로 활용할 수 있으며, 각 시설 이용자 수의 합이 25명 미만인 경우에는 조리원을 공동으로 1명만 배치하고 상호 겸직하도록 할 수 있다. 이용자 50명 이상의 시설은 식품위생법에 따라 집단급식소로 운영하며 영양사를 배치하여야 한다.

4) 방문목욕서비스

(1) 서비스 내용

목욕장비를 갖추고 재가 노인을 방문하여 목욕서비스를 제공한다. 서비스 내용은 목욕준비, 입욕 시 이동보조, 몸 씻기, 머리말리기, 옷 갈아입히기 등이며, 목욕 후 주변 정리까지를 포함한다.

(2) 이용대상

장기요양급여 수급자(1~5등급)는 이용가능하며, 심신이 허약하거나 장애가 있는 65세 이상의 자(이용자로부터 이용비용의 전부를 수납받아 운영하는 시설의 경우에는 60세 이상의 자)로서 가정에서의 목욕이 필요한 자는 서비스를 제공받을 수 있다.

(3) 시설기준 : 시설전용면적 16.5㎡ 이상(연면적)

구분	사무실	통신설비, 집기 등 사업에 필요한 설비 및 비품	이동용 욕조 또는 이동목욕차량
방문목욕	○	○	○

이동목욕차량이란 욕조, 급탕기, 물탱크, 펌프, 호스릴 등을 갖춘 차량으로 자동차등록증의 차량용도(차명)에 "이동용목욕"으로 표기되어 있는 차량이거나 자가용 또는 사업용으로 등록된 일반차량을 이동목욕용으로 구조변경하여 자동차등록증의 구조·변경사항에 해당 내용이 표기된 차량을 의미한다. 이동용 욕조란 통상 실내에서 목욕이 가능하도록 만든 욕조(예를 들면 공기주입식 욕조)를 의미한다.

(4) 인력기준

구분	시설장	사회복지사	간호사 또는 간호조무사	물리치료사 또는 작업치료사	치과위생사	요양보호사	사무원	조리원	보조원(운전사)
방문목욕	1명					2명 이상			

시설장은 사회복지사, 의료인 또는 5년 이상의 실무경력을 갖춘 요양보호사(보건복지부장관이 고시하는 교육을 이수)로 상근해야 한다. 요양보호사 2명 이상 배치하여야 한다.

5) 방문간호서비스

(1) 서비스 내용

간호사 등이 의사, 한의사 또는 치과의사의 지시서에 따라 재가노인의 가정 등을 방문하여 간호, 진료의 보조, 요양에 관한 상담 또는 구강위생을 제공한다. 서비스 내용은 간호사정 및 진단 등 기본간호, 욕창치료 및 단순 상처치료 등 간호, 검사관련 사항, 투약관련지도, 환자·가족 대상 건강관리에 필요한 식이요법 등 교육훈련, 상담 등을 제공한다.

① 이용대상

가정 등에서 간호, 진료의 보조, 요양에 관한 상담 또는 구강위생 등이 필요한 자에게 서비스가 제공한다.

② 시설기준 : 시설전용면적 16.5㎡ 이상(연면적)

구분	사무실	통신설비, 집기 등 사업에 필요한 설비 및 비품	혈압계, 온도계 등 방문 간호에 필요한 비품
방문간호	○	○	○

의료기관(의사가 배치된 「지역보건법」에 따른 보건소, 보건의료원 또는 보건지소와 「농어촌등 보건의료를 위한 특별조치법」에 따른 보건진료소를 포함한다.)을 개설·운영하는 자가방문간호를 제공하는 경우 시설·설비·비품 등 해당 의료기관과 공동 사용 가능하다.

③ 인력기준

구분	시설장	간호사 또는 간호조무사	치과 위생사
방문간호	1명	1명 이상	1명 이상(구강위생을 제공하는 경우로 한정함)

간호사는 「의료법」 제2조에 따른 간호사로서 2년 이상의 간호업무경력이 있는 자이며, 간호조무사는 「의료법」 제80조에 따른 간호조무사로서 3년 이상의 간호보조업무경력이 있고 보건복지부장관이 정하는 교육을 이수한 자가 해당된다. 보건복지부장관이 정하는 교육(「노인장기요양보험법 시행규칙」 제11조의2), 간호학과가 있는 대학, 산업대학 또는 전문대학 등 방문간호 간호조무사 교육기관으로 지정을 신청하는 대학에 대하여 보건복지부에서 지정요건을 심사하여 지정한다.

방문간호 간호조무사 교육과정(700시간)을 이수한 자에 대하여 해당 대학 명의로 수료증을 교부한다. 치과위생사는 의료기사 등에 관한 법률 제2조에 따른 치과위생사(치과위생 업무를 하는 경우에 한정한다.

7. 장기요양기관의 재무회계

1) 장기요양기관의 재무회계 규칙의 목적

장기요양기관의 재무·회계는 장기요양기관의 재무·회계 및 후원금관리에 관한 사항을 규정하여 명확성·공정성·투명성을 기함으로써 사회복지법인과 시설의 합리적인 운영에 기여함을 목적으로 한다. 농니장기요양기관의 재무·회계 및 후원금관리의 명확성·공정성·투명성을 기함으로써 장기요양기관의 합리적인 운영에 기여하는데 있다.

2) 예산총계주의 원칙 및 예산의 목적 외 사용금지

   ① 세입과 세출은 모두 예산에 계상하는데 있다.
   ② 장기요양기관의 예산은 세출예산이 정한 목적 외에는 사용하지 못하도록 규정하고 있다.

3) 재무재무·회계규칙 제정·개정

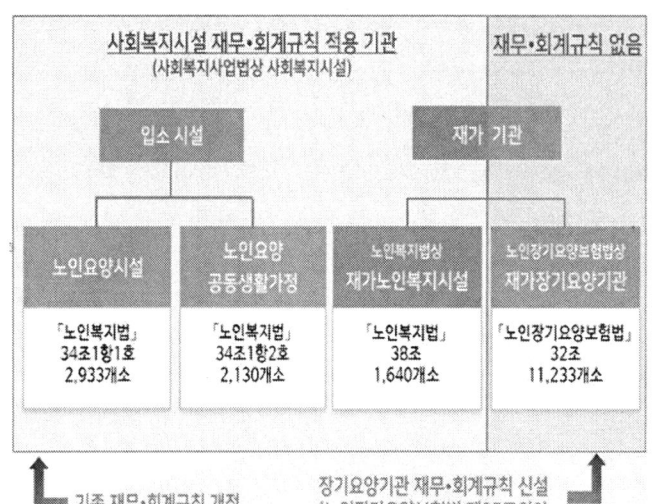

4) 노인장기요양보험의 중장기계획(2018년~2022년)

제2차 노인장기요양보험의 중장기계획은 다음과 같은 내용을 포함하고 있다.

■ 민간기관 중심의 서비스 공급구조에 따른 왜곡현상 발생
 ○ 일부 영세·소규모 민간기관의 과도한 경쟁구조는 규모의 경제 실현 한계에 따른 서비스 질 저하와 종사자 처우 개선에 한계
 ○ 기관 경영 투명성에 대한 낮은 사회적 신뢰는 정책방향 설정, 수가결정과정 등에서 불필요한 행정비용과 사회적 갈등 유발
  *현재 공급자-가입자-정부가 참여하는 장기요양위원회에서 급여수가 등 쟁점사안에 대한 빈번한 논의로 중장기·거시적 관점의 효율적 제도 운영에 제약

■ 지속되는 인건비 상승과 수가 인상, 고령화에 따른 수급자 증가 등은 장기요양보험 재정 지출 증가 요인으로 작용
 ○ '16년 당기수지 적자 발생(▲272억원), '20년부터 누적수지 적자 전망에 따라 장기적 재정위험에 선제적 대응 필요

이는 노인장기요양보험의 재무회계규칙이 개인 및 민간 장기요양기관에서도 재무·회계의 투명성 및 책임성을 필요로 하는 것을 역설하고 있다.

> ■ 재무·회계규칙 및 인건비 지급비율 준수 확보 등 공적재원으로 운영되는 장기요양기관의 경영 투명성 제고 및 재정규율 확립 추진
> ■ 장기요양기관 재무·회계 규칙 안착
> ○ <제도 도입 초기> 기관·지자체 공무원 대상 매뉴얼 배포 및 교육 실시
> ○ <제도 정착 후> 장기요양기관의 재무회계정보를 활용하여 수가 결정 합리화 및 재무·회계 전산시스템 고도화 추진
>   *향후 사회복지시설 재무회계규칙 복식 부기 도입 시 제도개선 병행 추진
> ■ 종사자 인건비 지급비율 준수 관리
> ○ <제도 도입 초기> 기관의 인건비 지급비율 준수 여부 점검 및 실태조사 실시, 준수가 미흡한 기관에 대하여 지도 및 교육
> ○ <제도 정착 후> 인건비 지급비율 위반 시 행정처분을 실시하고, 편법적 인건비 지급비율 조작 등 부정사례에 대한 모니터링 강화
>   *향후 인건비 지급비율 산정적용기간(현 1년)의 적정 여부를 검토하기 위한 실태조사를 실시하고 이를 토대로 제도를 개선하는 등 수용성 제고 노력도 병행

이러한 중장기 계획은 장기요양기관의 회계투명성 제고를 위해 장기요양재무회계 관리를 위한 재정규율을 강화하겠다는 것으로 해석할 수 있다.

6) 행정처분의 강화

(1) 사회복지사업법 시행규칙

사회복지사업법의 지출관리에 대한 행정처분은 노인장기요양기관 재무회계의 행정처분에 비해 개선명령을 규정함으로서 향후에 개선할 수 있는 여지가 있는 반면에 노인장기요양기관 재무회계는 바로 업무정지가 적용되는 점에 형평성에 문제점이 있다고 지적되고 있다

① 사회복지사업법 시행규칙의 행정처분

위반행위	근거법령	행정처분기준		
		1차 위반	2차 위반	3차 위반 이상
회계부정이나 불법행위 또는 그 밖의 부당행위 등이 발견되었을 때				
가. 국가나 지방자치단체의 보조금 또는 후원금을 사용용도 외의 용도로 사용한 때	법 제40조제1항제4호	개선명령	시설장 교체	시설장 교체
나. 회계장부를 기재하지 아니하거나 허위로 기재한 때	법 제40조제1항제4호	개선명령	시설장 교체	시설장 교체
다. 그 밖에 회계 및 시설운영과 관련한 부당행위가 발생된 때	법 제40조제1항제4호	개선명령	개선명령	시설장 교체

② 노인장기요양보험법 시행규칙의 행정처분

위반행위	해당 조항	행정처분 기준			
		1차 위반	2차 위반	3차 위반	4차 위반
법 제36조의2에 따른 시정명령을 이행하지 아니하거나 회계부정 행위가 있는 경우	법 제37조제3항제6호				
가) 고의 또는 중과실로 시정명령을 이행하지 아니한 경우		업무정지 3개월	업무정지 6개월	폐쇄명령	
나) 고의 또는 중과실로 회계장부를 작성하지 아니하거나 허위로 작성한 경우		업무정지 3개월	업무정지 6개월	폐쇄명령	
다) 가) 또는 나) 외의 경우		업무정지 1개월	업무정지 3개월	폐쇄명령	

7) 예산편성절차

주요내용	주체	일정
시군구에서 법인 또는 시설에게 필요하다고 인정하는 사항에 관해 예산편성지침 통보 가능	법인 또는 시설의 소재지 관할 시장·군수·구청장	회계연도 개시 2개월 전까지
법인 및 대표(시설장)은 예산편성지침을 결정	법인 대표이사 및 시설장	회계연도 개시 1개월 전까지
회계별 예산(법인회계, 시설회계, 수익사업회계) 편성	법인 대표 및 시설의 장	회계연도 개시 전까지
시설회계 예산안에 대한 시설 운영위원회 보고 ※ 법인, 개인이 설치·운영하는 시설의 경우에도 시설회계는 법인 이사회, 개인시설은 의결 전 시설 운영위원회에 보고 필요	시설의 장	예산안 편성 완료시
법인의 회계별 예산(법인회계, 시설회계, 수익사업회계)안에 대한 이사회 의결, 예산안 확정 법인이 아닌 경우에는 시설 운영위원회 보고로 예산안이 확정됨	법인 및 시설 운영위원회	예산안 편성 완료시
확정된 예산안을 시장·군수·구청장에 제출 시설의 장(법인이 운영하는 시설도 포함)은 해당 시설의 시설회계를 시설 소재지 관할 시장·군수·구청장에 제출	시설의 장	회계연도 개시 5일 전까지
시설의 회계별 세입·세출 명세서를 시군구, 시설의 게시판과 인터넷 홈페이지에 20일 이상 공고	시장·군수·구청장, 시설의 장	예산안 제출 20일 이내

8) 예산서 제출

노인장기요양기관(노인요양원, 노인의영공동생활가정)에서 작성한 예산서를 회계연도 개시 5일 전에 시장·군수·구청장에게 제출한다. 예산에 첨부할 서류는 ① 예산총칙 ② 세입·세출명세서 ③ 추정대차대조표 ④ 추정수지계산서 ⑤ 임·직원 보수일람표 ⑥ 해당예산을 의결한 이사회 회의록 또는 해당 예산을 보고받은 시설운영위원회 회의록. 다만, 단식부기인 경우 ①, ②, ⑤, ⑥만 첨부할 수 있고, 소규모시설(국가·지자체·법인 이외의 자가 설치·운영하는 시설 중 거주자 정원이나 일평균 이용자가 20인 이하인 시설)인 경우 ②, ⑥만 첨부할 수 있다.

재가장기요양기관의 장의 경우는 시장·군수·구청장에게 예산을 제출할 때에는 ① 세입·세출 명세서 ② 임·직원 보수일람표를 제출하여야 한다.

- 직접인건비(사회복지사, 간호(조무)사, 물리치료사, 요양보호사)
- 간접인건비(전체 인건비 중 직접 인건비를 제외한 인건비)

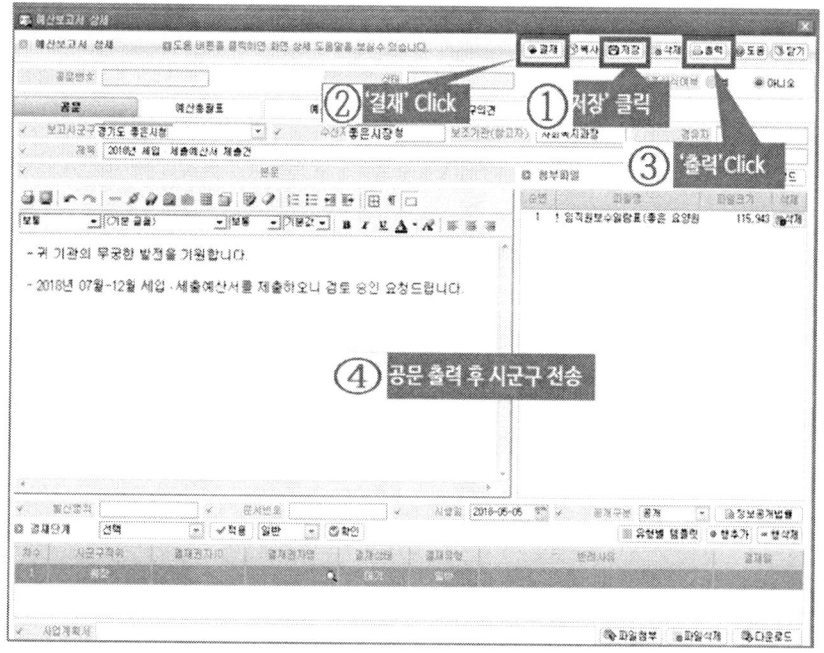

9) 추가경정예산

장기요양기관이 당해 연도 예산을 확정하여 운영하는 과정에 새롭게 발생하는 사유에 대응하기 위하여 추가로 예산을 편성할 수 있다. 따라서 시설장은 예산 성립 성립된 예산에 변경을 가할 필요가 있을 때 추가경정 예산을 편성 및 확정한다. 시설장은 추가경정예산이 확정된 날로부터 7일 이내에 이를 시장·군수·구청장에게 제출해야 한다.

① **추가예산** : 항목을 신설하거나 기존 항목의 금액을 추가·증액하는 경우에 편성하는 추가 예산

② **경정예산** : 기존 예산의 범위 내에서 각 항목 간의 예산조정 등을 통해 부서·소관·과목 상호 간 예산금액을 변경하는 경정예산을 의미한다.

추가경정예산 편성시 보건복지부장관이 정하는 인건비 비율 준수해야 한다. 추가경정예산이 편성되어 확정된 경우에는 당초 시장·군수·구청장에게 보고된 예산과 불일치가 발생하므로 이를 해소하기 위하여 7일 이내에 시장·군수·구청장에게 정보시스템을 활용하여 보고하여야 한다.

10) 예산의 전용

예산의 전용은 서로 다른 관·항·목 간의 예산액을 서로 바꾸어 쓰는 것이다. 즉 연중 예산을 집행하는 과정에서 세출예산에 편성된 예산이 관·항·목별로 남거나 부족한 곳이 발생한 경우 이를 조정하기 위한 절차이다. 따라서 예산의 관·항·목 간의 예산을 전용을 할 수 있는 근거를 마련하기 위해 다음과 같은 절차가 이루어져야 한다.

① **관간 전용 및 동일 관내 항간 전용** : 법인 이사회의 의결 또는 사회복지시설 운영위원회에 보고를 거쳐 전용한다(법인 산하 시설의 경우 운영위원회 보고 후 이사회 의결을 통해 전용)
② **동일 항내 목간 전용** : 법인 대표이사 및 시설의 장이 전용 가능하다.
③ **전용의 제한** : 예산총칙에서 전용을 제한하고 있거나, 예산 심의 과정에서 삭감한 관·항·목으로는 전용하지 못함
④ **전용에 대한 보고** : 관·항 전용의 경우에는 관할 시장·군수·구청장에게 과목 전용 조서 제출한다.

또한 세출예산의 총액이 변하는 추가경정예산과는 구분하여야 한다. 재가장기요양기관의 예산전용은 기관장의 책임 하에 관·항·목 구분 없이 전용할 수 있으나 제한된 범위를 벗어날 수는 없다. 예산을 전용하는 경우에도 보건복지부장관이 정하는 인건비 비율을 준수하여야 하며, 예산을 전용한 경우에는 관할 시·군·구청장에게 결산보고서를 제출할 때에 과목전용조서를 첨부하여야 한다.

● 전용절차

전용구분	전용절차	근거
관간의 전용	• 이사회 및 운영위원회 의결 • 시·군·구 승인	사회복지법인 및 사회복지시설 재무회계규칙 제16조
항간의 전용	• 이사회 및 운영위원회 의결 • 시·군·구 보고	
목간의 전용	• 법인대표이사 및 시설장이 전용 가능	2018년도 사회복지시설 관리안내

◉ 전용예시

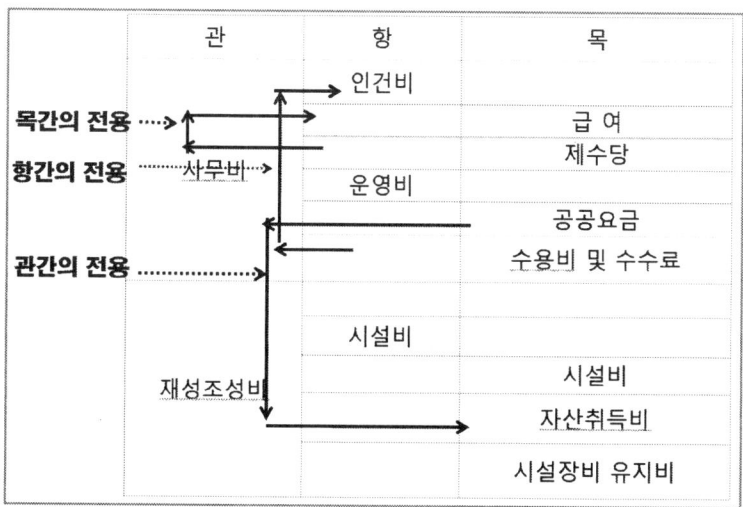

11) 장기요양기관의 세입관리

장기요양기관의 세입처리는 공단의 급여, 이용자의 본인부담, 식재료비, 간식비, 상급병실료, 이미용비, 시장·군수·구청장의 보조금 등으로 구분된다.

(1) 입소자부담금 수입

입소자 입소 및 이용에 따른 비용은 본인부담금, 식재료비, 상급침실료, 이미용비 등으로 구분하여 세입결의서를 각각 작성해야 한다.

◉ 세입결의서 예시

과목				내역
관	항		목	
01 입소자 (이용자) 부담금 수입	11 입소 (이용) 비용수입	111	입소(이용)비용수입	입소자(이용자)로 부터 받는 보호에 소요되는 비용수입을 종류별로 목을 설정
		112	본인부담금수입	장기요양급여 중 본인에게 수납한 비용
		113	식재료비수입	비급여대장 중 식재료비 수납 비용
		114	상급침실이용료	비급여대장 중 상급침실 이용료
		115	이/미용비	비급여대장 중 이/미용비
		116	기타 비 급여수입	비급여대장 중 식재료비, 상급침실이용료, 이/미용비를 제외한 비 급여 비용

▶ 본인부담금수입: 장기요양기관 급여 중 본인이 부담하는 비용으로 생활시설은 20%, 재가시설은 15%이며, 이를 위반할 경우 1차(업무정지 1개월), 2차(업무정지 3개월), 3차(지정취소 또는 폐쇄)의 행정처분을 받게 된다.
▶ 식재료비수입: 식재료비 수납비용으로 규정하고 있기 때문에 "식재료비수입" 목으로 수입결의서를 작성하여 세입처리를 한 후 식재료비 용도에 맞게 사용하여야 한다.

▶ 본인부담금수입: 145,000원, 식재료비수입: 50,000원
  합계: 195,000원을 통장으로 함께 수납 하였을 경우

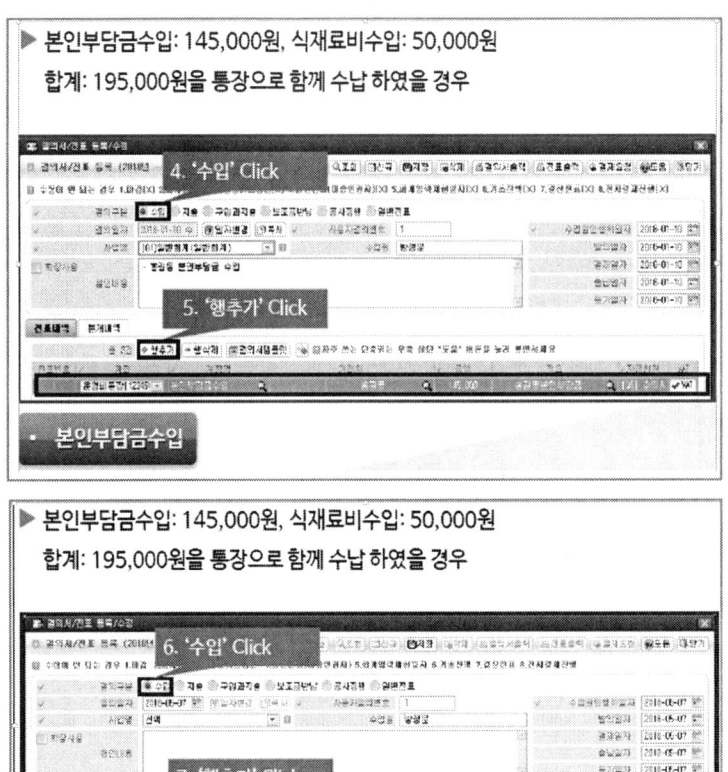

▶ 본인부담금수입: 145,000원, 식재료비수입: 50,000원
  합계: 195,000원을 통장으로 함께 수납 하였을 경우

◉ 식재료비 수입의 수입결의서 예시

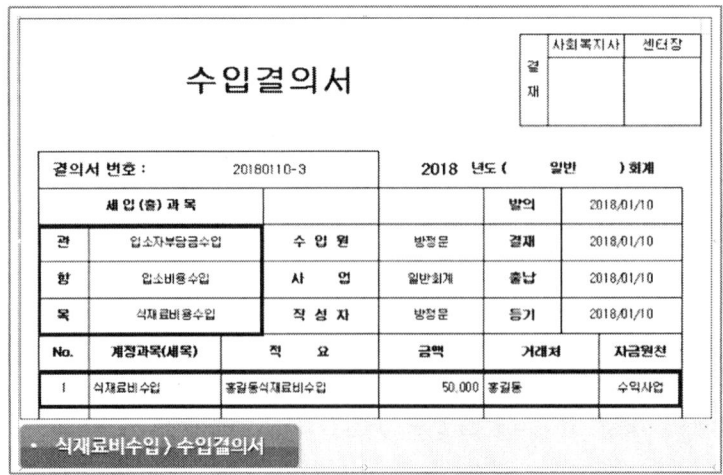

(2) 보조금 수입

보조금은 시장·군수·구청장이 지급한 기초생활보장수급자의 식재료비, 월동대책비, 특별위로금, 기능보강사업비 등이 이에 해당한다.

과목1				내역
관		항	목	
04 보조금 수입	41	보조금 수입	411 국고보조금	국가로부터 받은 경상보조금 및 자본보조금
			412 시·도 보조금	시·도로부터 받은 경상보조금 및 자본보조금
			413 시·군·구 보조금	시·군·구로부터 받은 경상보조금 및 자본보조금
			414 기타 보조금	그 밖에 국가, 지방자치단체 및 사회복지사업 기금 등에서 공모사업 선정으로 받은 보조금

▶ 법인과 개인에서 운영하는 장기요양기관에서 입소자 중 국기초수급자에 대한 생계비 또는 기능보강비로 지원 받는 수입

▶ 지원목적에 적정하게 사용하여야 하며, 정기적으로 사회복지시설 정보시스템을 통해서 보고 하여야 함

(3) 후원금 수입

후원금이란 아무런 대가 없이 무상으로 받은 금품이나 그 밖의 자산을 의미한다. 모든 후원금의 수입 및 지출은 후원금 전용계좌를 통해서 처리하여야 한다. 또한 후원금 수입으로 세입결의서를 작성하여야 한다. 후원금을 받은 경우에는 기부금영수증을 발급하여야 한다. 후원금전용계좌를 통해 후원금을 받는 경우에 후원자가 영수증 발급을 원하지 않는 경우에는 영수증 발급을 생략할 수 있다.

과목				내역
관		항	목	
05 후원금 수입	51	후원금 수입	511 지정 후원금	국내외 민간단체 및 개인으로부터 후원명목으로 받은 기부금·결연후원금·위문금·찬조금 중 후원목적이 지정된 수입
			512 비지정 후원금	국내외 민간단체 및 개인으로부터 후원명목으로 받은 기부금·결연후원금·위문금·찬조금 중 후원목적이 지정되지 아니한 수입과 자선행사 등으로 얻어지는 수입

☞ 반드시 후원금 전용계좌를 사용, 다른 재원과 혼용하여 사용 금지
☞ 지정후원금, 비지정후원금은 같은 통장으로 사용하더라도 세입처리는 "목"을 구분

(4) 장기요양급여 수입

장기요양 급여 수입은 국민건강보험공단으로부터 입소자에게 제공한 서비스에 대해 받은 수입 중 가산금수입을 제외한 수입이다. 가산금수입은 국민건강보험공단으로부터 입소자에게 제공한 서비스에 대해 받은 수입중 가산금 수입을 의미한다.

과목					내역
관		항		목	
06	요양급여 수입	61	요양급여 수입	611 장기요양급여수입	노인장기요양보험급여 수입
				612 가산금수입	노인장기요양보험 가산금 수입

▶ 국민건강보험공단으로부터 입소자에게 제공한 서비스에 대해 받은 수입

(5) 차입금 수입

금융기관 차입금은 시설운영에 필요한 재정을 충당하기 위해 금융기관으로부터 차입한 차입금 수입으로 시설운영에 사용하였다는 것이 명확하게 회계처리되어 있어야 이를 근거로 원금상환금이나 이자지불금을 지출할 수 있다.

기타차입금은 시설운영에 필요한 재정을 충당하기 위해 금융기관이 아닌 개인이나 단체로부터 차입한 차입금 수입을 의미한다. 시설설치 이전 차입금은 세입처리될 수 없으며 시설설치 이후 운영상 필요한 차입금만 인정된다. 금융기관차입금은 차입한 금액이 모두 운영비나 인건비에 사용되었을 경우에 한해서 인정된다. 시설 설치 정원 확장 등에 사용한 것은 인정 안 된다. 기타차입금에 대한 이자지급은 제1금융권 대출 금리를 준용하여 이자를 책정한다.

과목					내역
관		항		목	
07	차입금	71	차입금	711 금융기관차입금	금융기관으로부터의 차입금
				712 기타차입금	개인. 단체 등으로 부터의 차입금

▶ 금융기관차입금: 시설운영에 필요한 재정을 충당하기 위해 금융기관으로부터 차입한 차입금 수입으로 시설운영에 사용하였다는 것이 명확하게 회계처리 되어 있어야 이를 근거로 원금상환금이나 이자지불금을 지출할 수 있다.

▶ 시설운영에 필요한 재정을 충당하기 위해 금융기관이 아닌 개인이나 단체로부터 차입한 차입금 수입

◉ 차입금의 수입결의서 작성 예시

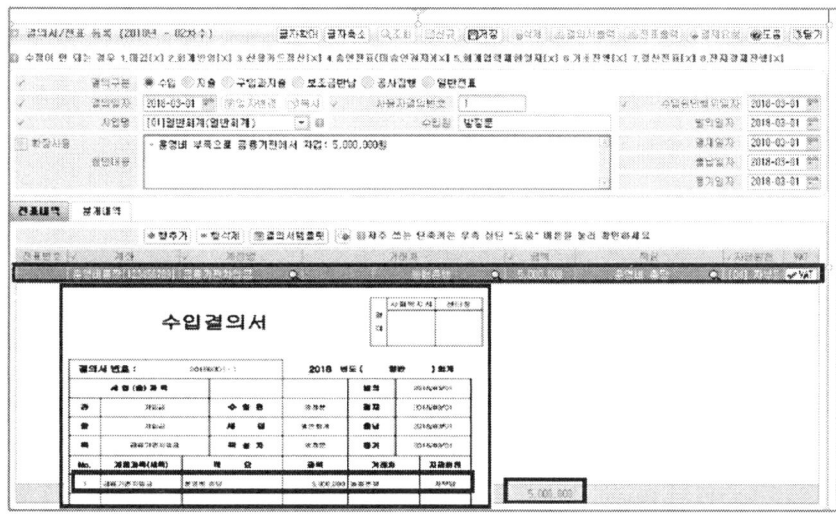

(6) 이월금 수입

전년도이월금은 전년도 세입결산서와 세출결산서의 차액(전년도 불용액)은 모두 다음 회기예산의 "전년도이월금"으로 세입처리하여야 한다. 따라서 전년도 결산상의 잉여금 즉 결산 후 통장에 남아 있는 잔액과 당해연도 예산의 "전년도이월금"과 일치하여야 한다. 다만, 예산을 회기년도 5일 전까지 제출하여야 하기 때문에 다소의 차이가 발생할 수 있고 이후 추가경정예산 시 정확하게 일치시켜야 한다.

전년도이월금(후원금)은 전년도에 후원을 받은 금액 중 발생한 불용액의 경우 다음 회기예산에서 "전년도이월금(후원금)"으로 세입처리하여야 하며 후원금의 목적에 맞게 사용하여야 한다.

전년도이월금(식재료비)는 전년도에 식재료비수입으로 받은 금액 중 발생한 불용액의 경우 다음 회기예산에서 "전년도이월금(식재료비)"로 세입처리 하여야 하며 식재료비수입의 목적에 맞게 사용하여야 한다. 이월금은 전년도 회계마감 후 통장잔액과 전년도이월금이 일치해야 한다.

과목				내역
관	항		목	
09 이월금	91 이월금	911	전년도 이월금	전년도 불용액으로서 이월된 금액
		912	전년도 이월금 (후원금)	전년도 후원금에 대한 불용액으로서 이월된 금액
		913	전년도 이월금 (식재료비)	전년도 식재료비 수입에 대한 불용액으로서 이월된 금액

▶ 전년도이월금: 전년도 세입결산서와 세출결산서의 차액(전년도 불용액)은 모두 다음 회기예산의 "전년도이월금"으로 세입처리 하여야 한다.
  전년도 결산상의 잉여금 즉 결산 후 통장에 남아 있는 잔액과 당해연도 예산의 "전년도이월금"과 일치하여야 한다.
▶ 전년도이월금(후원금): 전년도에 후원을 받은 금액 중 발생한 불용액의 경우 다음 회기예산에서 "전년도이월금(후원금)"으로 세입처리 하여야 하며 후원금 목적에 맞게 사용하여야 한다.
▶ 전년도이월금(식재료비): 전년도에 식재료비수입으로 받은 금액 중 발생한 불용액의 경우 다음 회기예산에서 "전년도이월금(식재료비)"로 세입처리 하여야 하며 식재료비수입 목적에 맞게 사용하여야 한다.

(7) 잡수입

불용품매각대는 장기요양기관의 물품이 사용하지 않게 되어 매각한 경우 발생하는 수입이다.
기타예금이자수입은 장기요양기관의 운영비통장, 보조금통장, 후원금통장 등에서 발생하는 모든 예금이자수입을 포함한다. 직원식재료비수입: 장기요양기관에서 직원이 식사를 하는 경우 이에 대한 식재료비를 수납하는 비용을 의미한다(이용자의 식재료비수입으로 직원의 식사를 제공하면 안된다). 기타잡수입은 위의 3가지 과목에 해당되지 않는 잡수입이다.

과목			내역
관	항	목	
10 잡수입	101 잡수입	1011 불용품매각대	비품·집기·기계·기구 등과 그 밖의 불용품의 매각대
		1012 기타예금이자수입	기본재산예금 외의 예금이자 수입
		1013 직원식재료비 수입	직원으로부터 수납하는 식재료비 수입
		1014 기타 잡수입	그 밖의 재산매각수입, 변상금 및 위약금수입 등과 다른 과목에 속하지 아니하는 수입

▶ **불용품대각대**: 시설에서 사용하던 비품, 집기, 기계, 기구 등을 사용하지 않게 되어 매각한 경우 수입 처리하여야 한다.
▶ **기타예금이자수입**: 운영비 통장에서 발생하는 이자수입으로 보조금통장, 후원금통장에서 발생하는 이자수입도 모두 "기타예금이자수입"으로 수입처리한다.
▶ **직원식재료비수입**: 수급자를 위한 식재료비를 수납하여 직원들이 식재료비를 수납하기 않고 식사를 하게 되면 이는 수급자의 비용을 직원들에게 사용하게 되는 것이기 때문에 별도 수납하여야 하며 수납된 금액은 모두 생계비로 사용되어야 한다.

12) 장기요양기관의 세출관리

(1) 지출관리

① 품의서 작성

품의서란 지출하기 이전에 원인행위를 하는 문서이며 결재권자에게 특정한 사안을 승인해 줄 것을 요청할 시에 활용되며 보통 공사집행(수선), 물품의 매입, 수리, 제조, 보조금 교부 등에 사용된다. 품의서는 기안서와도 유사하며 엄밀히 말해 기안서 내에 포함된다. 즉, 기안서안에는 지출을 동반하는 품의서, 새로운 행사나 사업을 시작하기 위한 기획서, 계획서, 제안서등이 포함되어 있다.

　가. 품의서의 작성요령 (집행의사를 결정하는 행위)
　　- 제목은 집행목적을 나타낼 수 있도록 표기
　　- 집행의 목적, 집행액, 집행내역, 지급처, 예산과목
　　- 집행의 내용에 따라 예산, 세입, 회계부서의 협조
　나. 품의 생략
　　- 직무수행경비(ex. 직급보조비, 직책비, 특정업무수행경비)

- 공공요금(ex 전기료, 전화요금),제세공과금(ex 보험료 등)
- 인건비 및 여비 등은 품의서를 생략할 수 있다.

◉ 품의서 작성 예시

품의서

결재	담당	사무국장	원장

세입(출) 과 목				발 의	2015/11/09
관	사업비	지 출 원	홍길동	결 재	2015/11/09
항	운영비	사 업	본예산	충 남	2015/11/09
목	생계비	작 성 자	김철수	등 기	

No.	계정과목(세목)	적 요	금액	거 래 처	자금원천
1	생계비	식재료구입	28,000	좋은 가게	수익사업
2	생계비	식재료구입	230,050	좋은 식품	수익사업
	합 계		258,050		

'목'의 범위 안에 "세목"이어야 한다

원인 및 용도	식재료구입 : 28,000원 식재료구입 : 230,050원 총 : 258,050원

상기의 원인 용도로 아래와 같이 품의하고자 하오니 (20151109)까지
(구입, 운반, 수선, 인쇄, 지출)할 수 있도록 하여 주시기 바랍니다.

품명	규격	단위	수량	단가	금액	비고
계란 외		개	1	28,000	28,000	
육류		근	20	230,050	230,050	

② 지출결의와 징빙서류

지출결의는 날짜와 예산 "목"이 다를 경우에는 그에 맞도록 지출결의서를 작성해야 한다.

◉ "목"이 다른 지출결의 예시

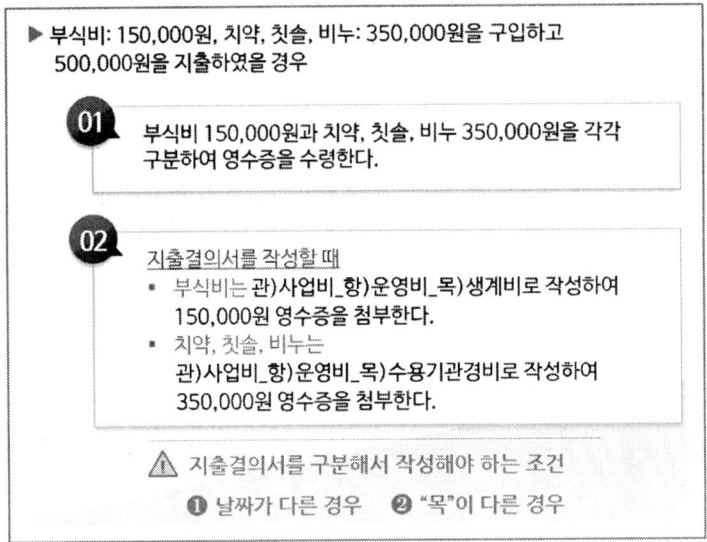

지출을 할 경우 지출결의서에 지출증빙 자료를 첨부해야 하는데 카드결재와 계좌이체할 경우 해당서류는 다음과 같이 구분할 수 있다.

◉ 징빙서류 예시

카드 결재 시	계좌이체로 결재 시
- 지출결의서 - 카드영수증 - 비교견적서(ex.50만원 이상 시) - 구입물건 사진 - 품의서	- 지출결의서 - 세금계산서 - 계좌이체영수증 - 비교견적서(ex.50만원 이상 시) - 사업자등록증 사본 - 입금하는 통장사본 - 구입물건사진 - 품의서

● 지출결의 예시

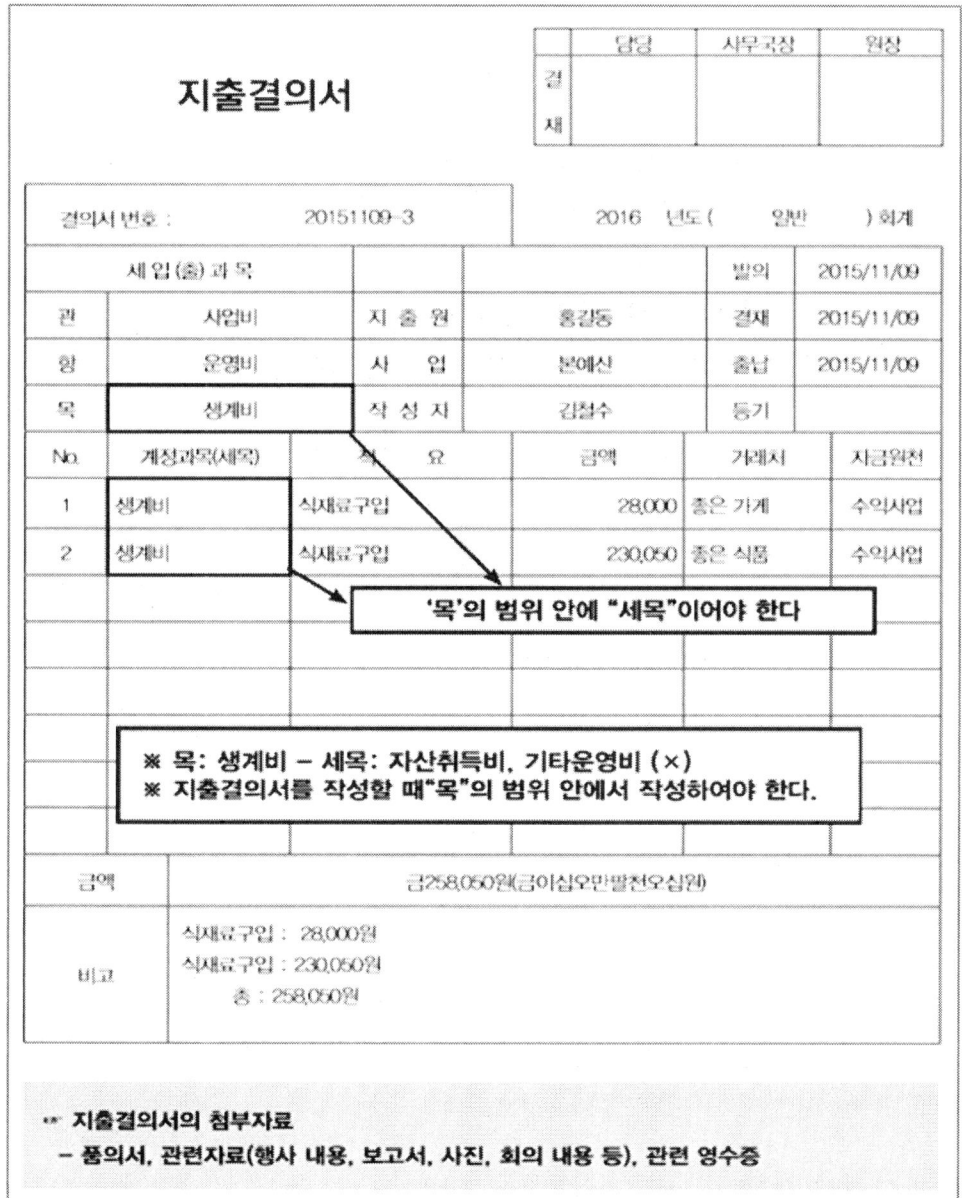

(2) 장기요양기관의 세출관리

① 사무비 세출

인건비는 노인요양시설에서 근무하는 직원에 한하여 적정하게 예산에 편성되어야 하며, 대표자 등 근무를 하지 않는 사람에게는 지급할 수 없다. 급여는 일반적으로 기본급 등으로 지출하는 인건비이며, 제수당은 연장근로수당, 야간근로수당, 휴일근로수당, 연차근로수당, 직책수당 등의 지출하는 인건비를 의미한다. 퇴직금 및 퇴직적립금은 직원퇴직 시 지급하기 위하여 임금총액의 1/12을 적립하기 위하여 지출하는 인건비이며 퇴직연금 DC형 권고하며, 1년 미만 반환금은 여입 처리해야 한다. 사회보험부담금은 임금총액 중 비과세를 제외한 금액에 대하여 각 보험별로 정해진 비율에 의해 지출하기 위한 인건비에 해당한다(공단에서 청구되는 보험료 중 본인부담금을 제외한 기관부담금만 해당된다).

과목				내역
관	항	목		
01	사무비	11	인건비	111 급여	시설직원에 대한 기본 봉급(기말·정근수당 포함)
			112 제수당	시설직원에 대한 상여금 및 제수당 (직종·직급별로 일정액을 지급하는 수당과 시간외근무수당·야간근무수당·휴일근무수당 등) 및 기타 수당
			113 일용잡급	일급 또는 단기간 채용하는 임시직에 대한 급여
			115 퇴직금 및 퇴직적립금	시설직원 퇴직금여제도에 따른 퇴직급여 및 퇴직적립금(충당금)
			116 사회보험 부담금	시설직원의 사회보험(국민연금, 국민건강보험, 고용보험, 산업재해보상보험 등)부담금

▶ 인건비: 노인요양시설에서 근무하는 직원에 한하여 적정하게 인건비가 예산에 편성되어야 하며, <u>대표자 등 근무를 하지 않는 사람에게는 지급할 수 없다.</u>
▶ 퇴직금 및 퇴직적립금: <u>지급된 총 급여의 1/12에 해당하는 금액</u> 또는 근로기준법에 근거한 금액
▶ 사회보험부담금: 노인요양시설에서 근무하는 직원의 급여에서 발생하는 <u>사회보험부담금 중 기관부담금</u>으로 본인부담금은 급여에 해당된다.

☞ 기타후생경비: 시설직원 복지를 위한 선물비, 식사비 등

◉ 인건비 기준 예시

구분	노인요양시설	노인요양공동생활가정	주야간보호	단기보호	방문요양	방문목욕	방문간호
종사자	간호(조무)사 요양보호사 사회복지사 물리(작업)치료사	간호(조무)사 물리(작업)치료사 요양보호사	간호(조무)사 물리(작업)치료사 요양보호사 사회복지사	간호(조무)사 요양보호사 사회복지사	요양보호사	요양보호사	간호(조무)사
인건비 비율(%)	59.6	63.3	47.5	57.9	86.4	49.1	58.8

● 인건비 산출 기준

산출공식	산출공식 = $\dfrac{\text{인건비 총액}}{\text{급여비용총액}} \times 100$
급여비용총액	○ 공단수입+본인부담수입 - 식재료비수입, 이미용비, 상급병실료 제외
인건비총액	○ 인건비+ 퇴직금+사회보험 기관부담금+장기근속수당 - 임, 직원 보수 일람표 일치(반드시 비치) - 급여명세서에 식비는 비과세 임(근로소득 공제)

☞ 직접인건비 종사자 : 간호(조무)사, 요양보호사, 사회복지사, 물리치료사
☞ 간접인건비 종사자: 시설장, 사무국장, 관리인, 조리원, 위생원

기관운영비는 기관운영에 필요하다고 판단되는 비용과 유관기관(업무 관련 범위 내에서 직접적으로 업무 연관성이 있는 기관이어야 한다)과 업무협의를 위해서 필요한 지출경비이다.

직책보조비는 시설직원의 직책수행을 위해서 필요하다고 판단되는 범위에서 인건비 외 정기적으로 지급하는 지출비용이다(지자체에서 예산편성 시 직책수행을 위해 적정한지 지도 점검 필요_지자체 매뉴얼에 명시하여야 함). 회의비는 후원을 위한 회의, 기관운영을 위한 직원회의를 위한 자료준비 비용, 제공되는 다과 및 음식물 등을 포함한 지출경비이다.

과목				내역
관	항		목	
01	사무비	12 업무추진비	121 기관운영비	기관운영 및 유관기관과의 업무협의 등에 소요되는 제경비
			122 직책보조비	시설직원의 직책수행을 위하여 정기적으로 지급하는 경비
			123 회의비	후원회 등 각종 회의의 다과비 등에 소요되는 제경비

▶ 기관운영비: 유관기관은 업무 관련 범위 내에서 직접적인 연관성이 있어야 한다.

▶ 직책보조비: 직책수행을 위해서 정기적으로 지급하는 것으로 적정한 수준에서 예산에 편성하여 지급하여야 한다. 인건비와 별도로 지급한다.

▶ 회의비: 직원회의, 후원자회의, 이용자가족 회의 등에 진행하기 위해서 발생하는 경비를 예산에 편성하여 사용한다. 회의비를 지출할 때는 회의 보고서와 관련자료를 첨부하는 것이 좋다.

☞ 기관운영비 : 수급자 사망조의금 등

② 운영비 세출

여비는 업무와 관련한 출장에서 발생하는 지출로 이와 관련된 보고서를 작성하여 사용내역을 명확하게 정리하여 첨부하는 것이 좋다. 수용비 및 수수료는 기관 내에서 사용되는 소모성물품의 구입이나 일반사무비(유인물 제작비, 현수막, 홍보물, 방역수수료, 무인경비 등) 또는 기계, 기구, 소규모 수선비 등이 이에 해당한다. 공공요금 및 제세공과금: 전반적인 공공요금과 난방용 도시가스비, 상해보

험, 전문가상해보험, 화재보험 등 보험료, 건물 관리비(전기, 수도, 가스 포함) 등이 해당한다. 차량비는 차량을 운행하면서 발생하는 비용으로 기관차량에 한해서 지출하는 것을 원칙으로 하며 차량운행일지를 기록하여야 한다. 임차료는 시설을 임대하여 사용하는 경우에 발생하는 임차료. 계약서에 명시된 범위에서 지출이 가능하다. 기타운영비는 사무비-운영비로 분류되지 않는 경비로 직원들의 건강진단비, 선물비, 식사비 등 직원복리후생을 위한 기타후생경비, 상용피복비, 급량비, 직원연수 및 교육비, 강의료, 차량리스비 등이 이에 해당한다(차량을 인수하는 경우에는 자산취득비).

과목			내역
관	항	목	
01 사무비	13 운영비	131 여비	시설직원의 국내·외 출장여비
		132 수용비 및 수수료	사무용품비·인쇄비·집기구입비(물건의 성질상 장기간사용 또는 고정자산으로 취급되는 집기류는 212목에 계상)·도서구입비·공고료·수수료·등기료·운송비·통행료 및 주차료·소규모수선비·포장비통
		133 공공요금 및 제세공과금	우편료·전신전화료·전기료·상하수도료·가스료 및 오물수거료 및 법령에 의하여 지급하는 제세(자동차세 등), 협회가입비, 화재·자동차보험료, 기타 보험료
		135 차량비	차량유류대·차량정비유지비·차량소모품비
		136 임차료	시설을 운영하는데 필요한 건물, 토지 등에 대하여 지불한 임차료
		136 기타운영비	시설직원 건강진단비·기타 복리후생에 소요되는 비용·상용피복비·급량비 등 운영경비로 위에 분류되지 아니한 경비

③ 재산조성비 세출

시설비는 시설의 환경개선 등에 필요한 경비로 단기적으로 필요한 경우 예산에 편성하여 사용하고 장기적으로 필요한 경우에는 시설환경개선준비금으로 적립하여 사용한다. 단, 정원 확대 등을 위한 신·증축으로 사용할 수 없다. 자산취득비는 비품대장에 기록관리하여야 하는 물품구입비, 토지, 건물 구입비이며 단, 시설운영과 관련 없는 토지, 건물 구입비로 사용할 수 없다. 시설장비유지비는 시설장비유지 관리에 필요한 비용으로 관리 용역비 등이 이에 해당된다.

과목			내역
관	항	목	
02 재산조성비	21 시설비	211 시설비	부대경비, 그 밖에 시설비
		212 자산취득비	시설운영에 필요한 비품구입비, 토지·건물·그 밖에 자산의 취득비
		213 시설장비유지비	건물 및 건축설비(구축물·기계장치), 공구·기구, 비품수선비(소규모수선비는 132목에 계상) 그 밖의 시설물의 유지관리비

▶ 시설비: 단기적으로 필요한 경비는 당해연도 예산으로 편성하여 사용하고, 장기적으로 필요한 것은 "시설환경개선준비금"으로 적립하여 사용한다.

④ 생계비 세출

생계비는 기관에서 식사 와 간식을 제공하기 위해 사용되는 비용으로, 입소자에게 받는 식재료비수입, 직원식재료비수입, 국민기초생활수급자 보호로 지자체에서 생계비로 지원되는 보조금을 모두 생계비로 사용하여야 한다.

● 식재료비 관리
- ○ 식재료비 수입는 식재료비 구입처에게만 지급해야 한다
- ○ 직원 식재료비는 잡수입으로 처리해야 하며 지출 근거 자료를 첨부해야 한다
- ○ 증빙서류 관리 : 세금영수증, 거래명세표, 검수증

과목				내역
관	항		목	
03 사업비	31 운영비	311	생계비	주식비, 부식비, 특별부식비, 장유비, 월동용 김장비

▶ 이용자에게서 수납하는 "식재료비수입", "직원들에게 수납하는 식비"는 모두 생계비로 예산편성 되어 있어야 한다.

⑥ 수용기관경비 등 세출

수용기관경비는 입소자(이용자)에게 서비스를 제공하기 위해서 사용되는 비용으로 생활용품, 기저귀 등이 이에 해당된다. 피복비는 입소자(이용자)에게 피복을 제공하기 위해 사용되는 비용이 이에 해당된다. 의료비는 입소자(이용자)의 병원비, 약제비등 의료지원을 위해 사용되는 비용 등이 이에 해당된다. 장의비는 입소자의 사망시 장의를 위해서 사용되는 비용(국민기초생활수급자의 경우 지자체에서 지원되는 보조금) 등이 이에 해당된다. 특별급식비는 입소자(이용자)의 간식 등을 위한 비용(지자체에서 특별히 지원하는 경우가 아닌 경우 간식비도 생계비로 사용 가능하다. 연료비는 취사연료비 등 지자체에서 특별히 지원하지 않는 경우 공공요금으로 연료비 사용 가능하다.

과목				내역
관	항		목	
03 사업비	31 운영비	312	수용기관경비	입소자(이용자)의 위한수용비 (치약·칫솔·수건구입비 등)
		313	피복비	입소자(이용자)의 피복비
		314	의료비	입소자(이용자)의 보건위생 및 시약대
		315	장의비	입소자(이용자)의 사망자의 장의비
		316	직업재활비	입소자(이용자)의 직업훈련재료비
		317	자활사업비	입소자(이용자)의 자활을 위한 기자재 구입비
		318	특별급식비	입소자(이용자)의 간식, 우유등 생계 외의 급식제공을 위한 비용
		319	연료비	보일러 및 난방시설연료비, 취사에 필요한 연료비

▶ 수용기관경비: 입소하여 있는 어르신들을 위해서 사용되는 비용으로 생활용품구입비, 기저귀 구입비 등

◉ 비품
- 일반적으로 1년 이상 계속적으로 사용할 수 있는 물품으로써 계획적인 수급관리가 필요한 물품
- 단 1년 이상 사용할 수 없는 물품일지라도 취득단가가 일정금액(예시: 1십만 원) 이상인 물품은 비품으로 분류할 수 있음.

◉ 소모품
- 한 번 사용하면 원래의 목적에 다시 사용할 수 없는 약품, 유류 등
- 단기간에 쉽게 소모되거나 파손되기 쉬운 시험용기, 사무용 소모품, 공구 등
- 다른 물품을 수리·조립·제작(생산)하는데 사용되거나 시설공사에 투입 사용됨으로써 그 본성을 상설하는 수리용 부속품, 생산원료, 재료, 건축자재 등
- 1년 이상 사용할 수 있는 물품일지라도 취득단가가 일정금액(예: 2만 원) 미만인 소액의 물품

⑦ 프로그램사업비 세출

- 프로그램사업비: 입소자(이용자)에게 지원되는 프로그램에 사용되는 경비(강사비, 준비물품비 등)로 관련된 보고서를 작성하여 사용내역을 명확하게 정리하여 첨부하는 것이 좋다.

과목			내역
관	항	목	
03 사업비	33 OO사업비	331 프로그램사업비	의료재활, 사회심리재활 등 입소자(이용자)를 위한 프로그램운영비

▶ 프로그램 사업비: 어르신들에 제공되는 프로그램 진행을 위해서 발생하는 비용으로 프로그램 준비비, 재료비, 강바시 등

⑧ 전출금 세출

기타전출금은 예산을 편성하면서 인건비와 운영비를 지출하고 잉여가 발생할 것으로 예상되는 범위에서 "기타전출금"으로 예산을 편성한 후 지출 할 수 있으며, 지출범위에 대한 제한 규정은 없다. 이를 위해서는 반드시 보건복지부장관이 고시하는 인건비 비율 이상 지출할 수 있는 금액으로 인건비 예산이 편성되어야 한다.

과목			내역
관	항	목	
04 전출금	41 전출금	412 기타전출금	법인, 개인 등 설치·운영자로의 전출금 (보건복지부장관이 정하는 경우만 해당됨)

▶ 기타전출금: 시설 전체의 세입에서 제반 운영비(노인장기요양보험법에 의해 보건복지부장관이 걱하여 고시하는 장기요양 급여비용 중 인건비를 반드시 포함)등에 영향을 미치지 않는 범위내에서 사용하고 남을 것으로 예상되는 금액을 "기타전출금"목으로 세출예산에 편성하여 지출

● 기타전출금 구분

구분	사회복지시설 재무·회계규칙 (1,2번 코드기관)		장기요양기관 재무·회계규칙 (3번 코드기관)	
	20인초과	20인이하	20인초과	20인이하
사회복지법인	법인전출금(411)		기타전출금 (412) (18.5.30~)	기타전출금 (412) (19.5.30~)
개인 및 기타 법인 (영리, 비영리)	기타전출금 (412) (18.5.30~)	기타전출금 (412) (19.5.30~)		

⑨ 잡지출 세출

잡지출은 세출예산과목에 명시되어 있지 않은 기타비용 지출이 이에 해당된다.

과목					내역
관		항		목	
07	잡지출	71	잡지출	711	잡지출	시설이 지출하는 보상금·사례금·소송 경비 등
08	예비비 및 기타	81	예비비 및 기타	811	예비비	예비비
				812	반환금	정부보조금 반환금

▶ 예비비: 예측할 수 없는 예산 외의 지출 또는 예산초과지출에 충당하기 위하여 일반회계 예산총액의 100분의 1 이내의 금액을 세입세출예산에 계상할 수 있다. 다만, 예산총칙 등에 따라 미리 사용목적을 지정해 놓은 예비비는 본문의 규정에 불구하고 별도로 세입세출예산에 계상할 수 있다. (국가재정법 제22조)

▶ 반환금: 국민기초생활수급권자 생계비등 보조금으로 수령하여 회계연도 (12월 31일)내에 사용하지 못하여 발생하게 되는 잉여금을 반환하기 위한 계정

시설환경개선준비금 적립 및 사용계획서(예시)

- 적립금액(당해연도): 12,000,000(일천이백만원)
- 적립기간(당해연도): 2019년 1월 ~ 12월
- 사용용도: 시설 개 . 보수, 내 . 외부 도색 등 시설 환경개선
- 적립방법: 금융기관 5년 장기적금(○○○ 은행)
- 관리방식: ○○○ 센터 본 회계에서 지출처리 후 특별회계로 운영

본 주야간보호센터는 20--년도에 건립되어 현재 ○○년이 경과하였기에 중장기적인 계획을 가지고 시설환경 개선준비금을 적립하여야 지속적인 노인복지사업을 유지할 수 있다고 판단되어 이를 적립하고자 함.
적립금액의 범위는 시설운영과 인건비를 지급하는데 영향을 미치지 않는 범위 내에서 적립금액을 결정하였음.
적립방식은 사용용도가 발생할 경우 손실이 발생하지 않고 중도 해지 또는 인출하여 사용이 가능한 방식으로 적립하고자 함.
위 적립금은 2019년도 세출예산에 편성하여 집행하기로 함.

○○○ 주야간보호센터 센터장 □□□ (인)

○○○ 시장 귀하

⑩ 적립금 및 준비금 세출

운영충당적립금은 기관 운영에 필요한 사항 중 상당한 지출이 소요되는 등 적립하지 않을 경우 기관의 안정적 운영에 영향을 미칠 수 있는 사항에 대하여, 2년 또는 그 이상의 기간 동안 일정부분을 사전에 적립하여 사유 발생 시 이의 해결을 위한 비용으로 적립하기 위하여 지출하는 세출예산과목이다. 사전에 적립되지 않을 경우 기관운영에 상당한 영향을 미칠 수 있는 사항에 대하여 적립하는 과목이다. 예를 들면 설비관련 장비, 파손 및 내구연한 등으로 교체가 필요한 사무기기 등이 이에 해당된다. 따라서 적립된 예산은 반드시 적립목적에 맞게 지출해야 한다.

시설환경개선준비금은 시설 개·보수, 내·외부 도색 등 시설의 환경개선사업을 목적으로, 2년 또는 그 이상의 기간 동안 일정 부분을 사전에 적립하여 당해 목적에 사용하는 적립하기 위하여 지출하는 세출예산과목이다. 시설의 환경 개선을 위하여 2년 또는 그 이상의 기간 동안 적립이 필요한 사항에 대하여 적립할 수 있다.

과목				내역
관	항		목	
10 적립금 및 준비금 지출	101 운영충당 적립금 지출 및 환경개선 준비금 지출	1011	운영충당 적립금 지출	노인장기요양기관의 안정적인 기관운영을 위한 적립금
		1012	시설 환경개선준비금 지출	노인장기요양보험 수급자에 대한 시설 이미지 개선을 위한 시설환경개선 준비금

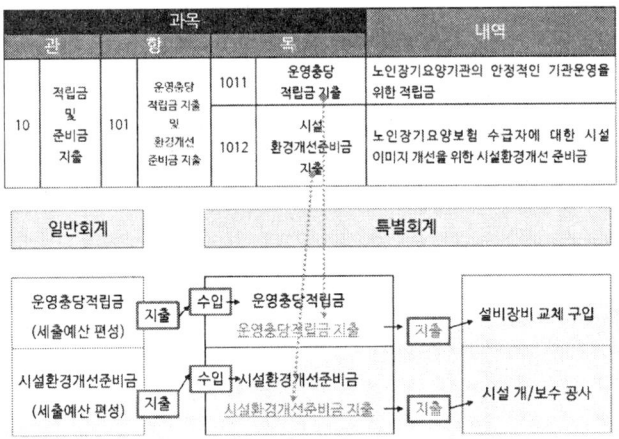

● 시설환경개선준비금 사용계획서 예시

시설환경개선준비금 적립 및 사용계획서(예시)

- 적립금액(당해연도): 12,000,000(일천이백만원)
- 적립기간(당해연도): 2019년 1월 ~ 12월
- 사용용도: 시설 개·보수, 내·외부 도색 등 시설 환경개선
- 적립방법: 금융기관 5년 장기적금(○○○ 은행)
- 관리방식: ○○○ 센터 본 회계에서 지출처리 후 특별회계로 운영

본 주야간보호센터는 20--년도에 건립되어 현재 ○○년이 경과하였기에 중장기적인 계획을 가지고 시설환경개선준비금을 적립하여야 지속적인 노인복지사업을 유지할 수 있다고 판단되어 이를 적립하고자 함.
적립금액의 범위는 시설운영과 인건비를 지급하는데 영향을 미치지 않는 범위 내에서 적립금액을 결정하였음.
적립방식은 사용용도가 발생할 경우 손실이 발생하지 않고 중도 해지 또는 인출하여 사용이 가능한 방식으로 적립하고자 함.
위 적립금은 2019년도 세출예산에 편성하여 집행하기로 함.

○○○ 주야간보호센터 센터장 □□□ (인)

○○○ 시장 귀하

● 시군구 국가정보시스템의 등록방법

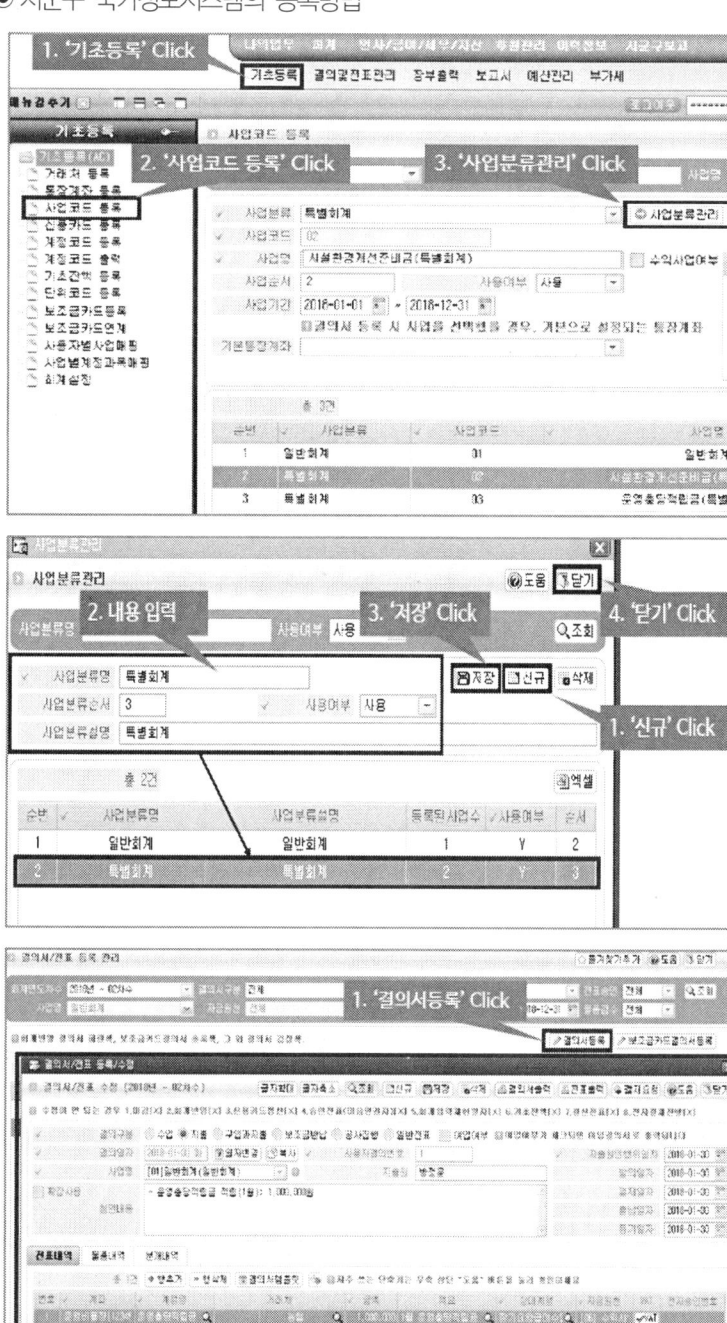

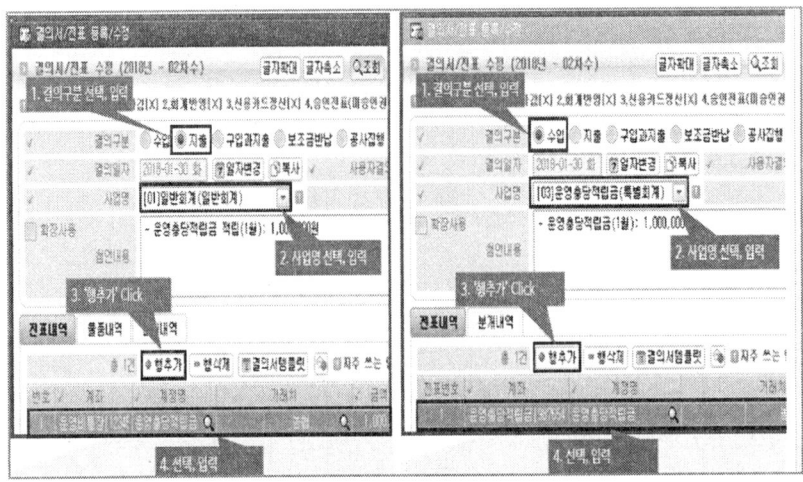

13) 장기요양기관의 결산 보고

(1) 결산서의 작성 제출

① 장기요양기관의 장은 세입·세출 결산보고서를 작성하여 다음 연도 3월 31일까지 관할 시장·군수·구청장에게 정보시스템을 활용하여 제출하여야 한다.
② 장기요양기관의 장은 제1항에 따라 결산보고서를 제출한 때에는 20일 이내에 장기요양기관의 세입·세출결산서를 정보시스템에 공시하여야 한다.
③ 정보시스템 공시에 관한 세부사항은 보건복지부장관이 정한다.

(2) 결산서 작성시 점검사항

① 첨부하여야 할 서류를 모두 제출하였는지.
② 세출결산서에서 예산을 초과하여 지출한 것이 없는지.
③ 결산총괄표에서 세입결산액과 세출결산액의 차액이 기제출한 예산서의 전년도이월금과 일치하는지.
④ 세입결산의 차입금과 세출결산의 부채상환금이 적절한지.
⑤ 법인전출금이 적절하게 지출되었는지.
⑥ 운영충당적립금과 시설환경개선준비금이 적절하게 지출되었는지.
⑦ 식재료비수입을 식재료비(생계비)에 적절하게 사용하였는지.
⑧ 정부보조금 명세서가 지급한 보조금과 일치하는지.
⑨ 과목 전용한 것이 있는지, 있다면 절차를 거쳤는지.
⑩ 인건비 비율 맞추어서 결산이 되었는지.

(3) 결산서 작성 절차

◇ 법인회계와 시설회계의 세입.세출 결산보고서 작성	법인 대표이사	출납완료 시

⇩

◇ 시설운영위원회 보고	시설장	

⇩

◇ 결산보고서의 법인이사회 의결	법인 이사회	결산보고서 작성시

⇩

◇ 의결된 결산보고서의 시,군,구청장 제출	법인 대표이사	다음연도 3월31일까지

⇩

◇ 법인과 시설의 결산보고서 중 ① 법인과 시설의 세입·세출 결산서 ② 후원금 수입 및 사용결과보고를 시·군·구, 법 인, 시설의 게시판과 인터넷에 20일 이상 공고	시,군,구청장 법인 대표이사	결산보고서 제출된 이후 20일 이내

① 세입결산 및 세출 결산서

지출명령은 예산의 범위 안에서 하여야 한다. 세출결산서에서 예산을 초과하여 지출한 것이 없는지(증감에 "-"가 없어야 한다. 따라서 결산총괄표에서 세입결산액과 세출결산액의 차액이 기제출한 예산서의 전년도이월금과 일치하는지 확인한다), 식재료비수입을 식재료비(생계비)에 적절하게 사용하였는지를 확인한다.

세입결산서 (단위: 천원)

과목			구분	정부보조금	자부담금	후원금	계
관	항	목					
입소자 부담금 수입	입소비용 수입	식재료비 수입	예산		85,000		
			결산		83,000	(실제 수입금액)	
			증감		2,000		

과목			구분	정부보조금	자부담금	후원금	계
관	항	목					
보조금 수입	보조금 수입	시군구 보조금	예산	9,500			
			결산	9,300		(생계급여 수입금액 만)	
			증감	200			

※ 직원식재료비수입이 적절하게 사용하였는지 별도로 확인한다.

세출결산서 (단위: 천원)

과목			구분	정부보조금	자부담금	후원금	계
관	항	목					
사업비	운영비	생계비	예산		84,500		
			결산		82,000	(실제 지출금액)	
			증감		2,500		
		특별급식비	예산		10,000		
			결산		10,000	(실제 지출금액)	
			증감		0		

② 세입결산의 차입금과 세출결산의 부채상환금이 적절한지는 확인한다. 부채상환금은 "원금상환금 + 이자지불금"으로 세부사항은 세입·세출결산서로 확인할 수 있다.

세입결산서
(단위: 천원)

과목			구분	정부보조금	자부담금	후원금	계
관	항	목					
차입금	차입금	금융기관 차입금	예산		15,000		
			결산		14,000	(실제 수입금액)	

《 세입결산서 금융기관차입금 결산 범위에서 세출결산서 원금상환금, 이자지불금 결산이 되어야 한다.

세출결산서
(단위: 천원)

과목			구분	정부보조금	자부담금	후원금	계
관	항	목					
부채상환금	부채상환금	원금상환금	예산		15,000		
			결산		13,500	(실제 지출금액)	
		이자지불금	예산		1,500		
			결산		1,450	(실제 지출금액)	

☞ 원금상환금, 이자지불금은 차입을 근거로 예산을 편성
☞ 예산서와 결산서에서 차입금과 원금상환금, 이자지불금 일치

8. 장기요양기관의 사례관리

1) 노인 사례관리의 초기상담

초기상담은 노인의 문제와 욕구 확인한다. 서비스 제공 여부를 결정하고 그에 따른 계약을 결정하기 위한 과정이다.

(1) 사전준비 (Preparation)

① 상담실 세팅
- 안락하고 조용하고 사생활이 보장된 공간 확보
- 노약자 편의시설 확보(휠체어 사용, 복지용구 이용 등)
- 적절한 채광과 조명
- 거동이 불편한 어르신은 거주지, 병원 등 방문

② 상담자의 자기 준비
- 단정한 복장과 좋은 인상
- 상담자의 목소리, 질문속도, 관심과 배려, 따뜻한 행동 등
- 상담자와 노인의 유사성과 차이점 고려

예 노인의 나이, 언어, 경제수준, 성별을 고려
- 상담자의 자신에 대한 가치관 태도를 점검

(2) 접수 (Intake)

- 노인의 문제와 욕구 확인
- 서비스의 제공에 대한 여부 결정
- 접수단계의 실천과제
   ① 노인의 문제와 상황에 대해 진실한 관심
   ② 상담자가 제공(해줄 수) 있는 것과 없는 것을 정확하게 설명
   ③ 노인과 사회복지사의 책임을 설명
   ④ 문제 사정과 계획수립을 위한 정보제공에 대한 합의
   ⑤ 비밀보장의 원칙에 대해 설명

(3) 의뢰 (Refer)

- 서비스를 제공하지 어려울 경우 타 기관에 의뢰
- 초기상담의 정보를 노인 동의하에 의뢰기관에 제공

2) 노인 사례관리의 계약

(1) 계약의 의미

- 클라이언트의 문제를 해결하기 위한 구체적 서비스 계획에 대한 구두 약속, 또는 서면 서비스 동의서를 작성하는 일
- 목적을 분명히 함
- 클라이언트와 사회복지사와의 갈등을 줄일 수 있음
- 우선순위를 결정하고 역할과 책임을 설명
- 측정과정에 합의된 방법을 제공할 수 있음

(2) 계약의 원칙

- 클라이언트의 욕구가 반영된 서비스를 제공할 것
- 구체적인 용어로 정의된 언어 사용할 것
- 융통성 있는 계약으로 문제가 발생했을 시 재계약을 할 수 있도록 할 것
- 자원의 정도를 고려하여 현실적으로 가능한 서비스를 계약할 것

- 책임질 수 있는 범위를 정하기 위하여 계약기간을 명시할 것

3) 노인 사례관리의 사정과 평가

(1) 자료수집
- 노인의의 문제, 기분, 의견, 생각, 사건 등
- 노인의 비언어적인 행동
- 부부, 가족구성원 간의 상호작용에 대한 관찰
- 친척, 친구 등에서 수집한 정보

① 신체적 건강
- 외모관찰, 노인의 건강에 대한 첫인상
- 노인의 심장병, 노인의 청각, 노인의 시각
- 노인의 거주환경
- 과거와 현재의 의료적 문제, 정기적인 검진과 치료
- 식사습관과 영양상태
- 화장실 사용
- 노인학대의 징후

② 일상생활수행
- 일상생활활동(ADL)
- 도구적 일상생활활동(IADL)
- 정서적 상태
- 심리적 기능상태 - 우울, 자살사정, 불안과 근심
- 사회적 기능 - 생활방식, 고립과 사회적 관계망
- 재정상태
- 거주환경 - 수리상태, 거주공간의 장애물, 안전문제
- 지원체계와 수발부담 - 도구적 지원과 정서적 지원, 수발부담

(2) 욕구조사
- 표현된 욕구 외에 사례관리자가 파악한 욕구 기재 여부
- 전문 사정도구(위기도 조사 등)를 활용하여 대상자의 상황에 대한 객관화 여부
- 가족구성원에 대한 욕구 및 지지체계에 대한 정보의 충분성

- 위기도에 따른 우선순위 적절성
- 대상자의 욕구와 욕구의 시급성에 따라 우선순위를 결정

(3) 노인사례의 사정 기술

- 사정을 기반으로 하여 사회복지사가 개입해야 하는 내용과 형태, 정도를 결정
  - 노인들이 필요로 하는 서비스와 욕구는 무엇인가?
  - 문제해결을 위해 이전에 노력해온 것을 분석하기
  - 노인이 직면하고 있는 문제를 노인 자산은 어떻게 인식하고 있는가?
  - 노인 처한 상황과 관련한 다른 사람은 누구인가?
  - 욕구의 우선순위 결정하기
  - 생태체계를 사정하기
  - 노인이 직면한 문제를 해결하기 위한 지역사회의 자원은 무엇인가?

【사정영역】

구분	영 역	내 용
1	수 입	수입은 기본적 생존에 적절한 수준. 클라이언트가 공적부조, 실업 급여 등의 대상이 되는지 여부를 평가.
2	주거지	과밀한 주거, 무주택 상황 또는 부적절한 설비나 부적합에서 오는 문제들, 가령 높은 습도, 난방문제, 화장실 가는 계단 등 실내 이동시의 안전성 문제를 평가.
3	고용상태	클라이언트의 이전 직업, 기술 등을 이해, 직업 안내, 평가, 배치, 훈련 기회 등을 확인하고 정보를 클라이언트에게 전달
4	건 강	주로 치과, 안고 등 신체적 건강, 과거 병력, 건강에 대한 클라이언트의 개인적 신념 등을 검토.
5	정신건강	클라이언트의 행동, 주관적 인상, 일상생활에 대처하는 방식 등 확인. 우울, 불안, 슬픔, 음주문제, 일시적인 정서 장애 및 성격상의 문제 등이 평가
6	사회적, 개인적 관계	사회적 혹은 가족들로부터 고립되어 있는 객관적 상태와 아울러 주관적인 고독감의 양면을 검토. 친밀감, 사회적 통합, 자기 존중함, 상호 원조의 욕구를 충족시켜 주는데 중요한 요소.
7	레크리에이션과 여가	삶의 질에 영향을 미치는 것, 여가 기회의 이용 가능성이 포함. 클라이언트에게 이러한 기회가 있는지, 적절한지 여부를 질문.
8	일상생활 활동	클라이언트의 독립생활 유지가 가능한지 여부를 평가, 도구적 일상생활 활동능력과 세면, 목욕, 옷입기 등의 일상생활 동작능력을 검토.
9	이 동	혼자 거동할 수 있는지, 원조가 필요한지를 평가, 교통편의 서비스 제공의 필요성을 평가.
10	법률적 원조	법적인 보호나 상담이 필요한지를 평가.
11	교 육	교육에 대한 열의, 교육 수준 등을 평가. 교육은 직업, 의사소통, 사회적 기술, 지적, 문화적 성장에 필요한 부분

(4) 사정단계와 사회복지활동 내용

- 소득, 건강, 여가, 일자리, 주거, 신체수발 등 사정
- 가족의 학대, 우울증, 자살생각 및 자살시도 등 탐색
- 사례회의 진행
- 의사, 간호사, 상담사, 후원자 등 함께 진행
- 노인의 욕구와 문제, 기능과 능력, 사회자원 등 파악

(5) 노인사례관리의 평가

- 대상자의 욕구변화 및 상황변화에 따라 정기적인 재사정과정이 요구됨
- 정기적 사정평가는 6개월 주기 실시
- 욕구 및 상황변화에 대한 서비스계획의 수정이 요구되는 때는 수시로 재사정
  - 노인이 필요한 서비스와 요구는 무엇인가?
  - 노인 자신은 문제를 어떻게 인식하고 있는가?
  - 노인이 현재 직면하고 있는 문제와 관련된 사람은 누구인가?
  - 노인이 직면한 문제를 해결하기 위해서 활용 가능한 자원은 무엇인가?

4) 노인사례관리의 목표설정

(1) 노인사례관리의 단기목표

- 서비스 제공 결과, 이용자의 즉각적이고 직접적인 변화
- 제공 후 3~6개월 이내 달성 가능한 목표 수립
- 단계별로 제공해야 하는 서비스와 연관되게 하고 개입시기를 고려하여 구체적으로 수립

대상	단기목표(노인장기요양 예시)	
노인장기요양 수급자	① 기초체력 유지 ③ 배변장애 관리 ⑤ 청결유지 ⑦ 2차 감염예방 ⑨ 낙상예방 ⑪ 관절구축 예방	② 인지장애에 대한 대처방법 학습 ④ 섭식기능상태 유지 ⑥ 요실금 관리 ⑧ 신체기능상태 유지 ⑩ 수면장애 해소

(2) 노인사례관리의 장기목표

- 제공 후 6개월 이상의 개입하여 긍정적인 변화를 도모하기 위한 목표설정
- 서비스 제공의 질, 이용자 상태(행동, 상황, 의식 등) 변화

대상	장기목표 (노인장기요양 예시)	
노인장기요양 수급자	① 신체기능상태 악화 방지 ③ 간호문제 완화 ⑤ 사회성 증진 ⑦ 요실금원인파악 대처 ⑨ 근력약화 방지 ⑪ 현재 사회생활능력 유지	② 인지능력 향상 ④ 합병증 예방 ⑥ 불안감소, 우울증 해소 ⑧ 욕창예방 ⑩ 이상행동 감소 ⑫ 수단적 일상생활 활동능력의 증진

(3) 노인사례관리의 목표 수립

① **목표의 유형**

- 무엇을 하겠다는 계획을 세움.
- 노인에게 작지만 중요한 결정
- 노인에게 도움이 되는 서비스나 프로그램 이용에 대한 정보를 수집
- 자신이나 다른 사람들에 대한 태도를 바꿈.
- 기관이나 전문직이 제공하는 프로그램이나 서비스에 등록하거나 관계를 가짐.
- 가족이나 지인 등과의 관계를 회복하기 위해 행동

② **목표의 우선순위**

- 가노인의 문제나 관심사 혹은 변화하기를 원하는 것을 작성
- 사례관리자가 추천하는 경우에는 그것을 고려해야 하는 이유를 설명
- 문제와 관심사를 재검토하고 분류하여 상호연관성을 찾음
- 노인과 사례관리자는 목록을 검토해서 우선순위가 높은 순으로 2~3가지를 결정
- 노인의 배우자, 자녀, 친구, 이웃 등의 개입계획을 고려

③ **적절한 목표 및 요건**

- 행동을 나타내는 동사인 ○○하기로 서술
- 달성되어야 하는 주요한 결과 한 가지를 명확히 설정
- 달성할 수 있는 일자를 설정
- 측정, 검증할 수 있도록 가능한 한 구체적이고 양적인 것으로 서술
- 노인이나 개입에 참여하게 될 다른 사람들이 쉽게 이해할 수 있어야 함

- 현실적이고 달성 가능하지만 여전히 의미 있는 도전으로 설정
- 압력이나 위협 없이 노인과 사례관리자 두 사람 모두가 동의

④ 바람직한 목표 설정

- 동사형(관찰 가능한 용어)으로 서술하기 (거실청결유지 → 거실청소하기)
- 긍정적 용어 사용하기 (결근감소 → 출근증가)
- 투입형태가 아닌 성과(결과)형태로 서술하기 (위생관리교육 → 위생관리기술향상)
- 달성 가능한 수준으로 부분화하기 (집안청소 → 방닦기)
- 측정 가능하도록 구체적으로 수량화하기 (방닦기 → 주 3회 방닦기)
- 대상자가 이해하기 쉬운 언어로 표현하기 (구강청결관리 → 양치질하기)

【노인사례의 욕구영역별 장단기 목표수립 사례】

욕구영역	하위목표	단기목표	장기목표
정신건강	우울증완화하기	• 심리검사 및 상담치료하기 • 외래진료 및 약복용하기	• 봉사활동하기 • 신체활동(운동)하기
	공황장애치료하기	• 심리검사와 상담치료하기 • 외래진료와 약복용하기	• 자활지원하기 • 여가활동하기
신체건강	관절 수술과 재활치료하기	• 검진과 수술하기 • 병원동행 및 물리치료하기	• 재활운동하기 • 자활지원하기
일상생활	청소하기	• 주 1회 자기방 청소하기	• 주 3회 집안 청소하기
	식사준비하기	• 주 3회 시장보기 • 조리법 익히기(반찬, 국)	• 주 3회 밑반찬만들기 • 주 3회 국 끓이기
취업	취업준비하기	• 적성에 맞는 자격증 과정 탐색하기	• 자격증 취득하기 • 대인관계 기술익히기
경제	의료비 지원하기	• 인공관절 수술비 지원신청하기	-
	생계비 지원하기	• 긴급지원신청하기 • 수급자 신청하기	• 취업활동하기

5) 노인사례관리의 개입

(1) 서비스 제공의 준비사항

- 이용 가능한 서비스에 대해 확인함.
- 긴급한 욕구부터 일반적인 요구로 일정을 진행
- 노인이 선호하는 서비스를 즉시 이용할 수 없는 경우 대안을 찾음.

- 노인 및 그의 가족들이 실행과정에 동참
- 가족들의 능력과 자원의 수준을 고려한 범위에서 참여
- 예산의 사용 수준을 확인함.

(2) 개입

- 사례관리자는 노인의 문제해결 능력과 의지에 대해 지지.
- 노인의 강점과 상황에서의 긍정적인 면을 발굴.
  ※ 강점관점: 클라이언트를 독특한 존재로서 다양성을 인정하고 존중하면서 클라이언트의 결점보다는 강점에 초점을 두고 가능한 모든 자원을 활용하여 클라이언트의 역량을 실현해 나가도록 돕는 것
- 인간은 회복력이 있으며 변화할 수 있다는 가능성을 믿고 희망을 부여
  ※ 임파워먼트: 조직 현장의 구성원에게 업무 재량을 위임하고 자주적이고 주체적인 체제 속에서 사람이나 조직의 의욕과 성과를 이끌어 내기 위한 '권한부여', '권한이양'
- 사회망의 가족, 친구, 이웃, 원조자 등의 비공식적 자원을 이용 및 격려
- 사례관리자가 대처방법을 모른 상황에 직면할 경우 다른 전문가의 자문

(3) 노인사례관리의 자원연계

① 자원파악
- 서비스 연결에 필요한 자원과 잠재적 자원을 파악
- 자원개요, 자원특성, 접근 방법 및 기준, 주요 연계 대상자등을 파악

② 자원과의 만남
- 행정기관등 공적자원은 공식적인 행사나 네트워크 활용, 이용 신청
- 비공식적자원은 개별접촉이나 지역 모임 등을 활용.
- 지역사회 관련 단체등과는 방문, 연대 사업 참여, 홍보 초청 등 만남

③ 자원연계
- 자원목록과 자원과의 만남 및 연계
- 노인의 의견을 존중하고 충분히 설명하여 연계로 인한 불편과 갈등을 방지

④ 자원관리
- 자원이 확장되고 지속될 수 있도록 정기적인 만남, 기관 안내정보제공
- 자원관리 일지를 작성하여 관리의 지속성과 일관성 유지

(4) 노인사례관리의 점검

① 노인사례관리의 점검
- 다양한 자료원(노인, 가족, 서비스 연계 자원)에서 정보획득
- 노인의 행동에 대한 모니터링, 상담
- 서비스 전달의 질과 시간, 적절성(과정 기록 등)을 모니터링
- 사례관리 간담회를 진행

② 사례관리자의 점검 질문
- 노인의 상황은 변화되고 있는가?
- 계획 시 합의 한 바대로 진행되고 있는가?
- 노인과 가족들이 서비스에 대해 어느 정도 만족하는가?
- 보호계획은 수정되어야 하는가?
- 과정 기록은 충실히 이루어지고 있는가?
- 목표 달성정도는 어떠한가?
- 재 사정이 필요한가?

(5) 노인사례관리의 평가

- 재사정은 서류상 혹은 면담으로 진행.
- 재사정은 서비스 계획의 변화가 필요한지 고려하는 것
- 노인, 가족, 보호자에게 서비스 계획 때 설정된 목표가 성취되어지는지 확인

(6) 종결

① 종결시기
- 클라이언트 사망
- 타 지역으로 이사
- 시설 입소
- 클라이언트의 서비스 거부

② 종결시 사례관리자의 역할
- 종결을 위한 회의를 준비
- 종결 시기를 결정

• 종결에 따른 노인, 가족, 보호자의 정서적 반응을 지지

9. 장기요양기관의 여가프로그램

다양한 노인여가 프로그램들이 개발되어 보급되고 있지만, 노인들에게 적합한 프로그램은 많지 않은 편이다. 다음에 소개하는 레크리에이션 프로그램은 손쉽게 시행하고 따라할 수 있는 프로그램이지만, 노인의 능력, 장소, 상황에 맞게 지도자가 적절하게 변형하여 사용하면 된다.

1) 건강한 노인을 위한 레크리에이션

(1) 프로그램명: 안녕하세요

① 목적

처음 만난 사람들이 인사와 몸짓으로 서로의 의사를 전달할 수 있고, 파트너를 바꿀 수 있어 참가자 전원이 서로의 얼굴을 익히기에 적합하다.

② 장소와 준비물

실내 또는 실외 모두 가능하며, 경쾌한 음악(4/4박자)을 준비한다.

③ 실시방법

㉠ 두 사람씩 얼굴을 마주보고 선다.
㉡ 4박자 : "안녕하세요"
　악수를 하면서 다리를 구부리고 펴면서 "안녕하세요" 인사를 한다.
㉢ 4박자 : "누구시더라"
　허리에 두 손을 대고 엉덩이를 흔들면서 "누구시더라"를 나눈다.
㉣ 4박자 : "○○○입니다"
　양손을 가볍게 쥐고 엄지와 검지를 퉁기면서 서로 자신의 이름을 나눈다.
㉤ 4박자 : "그러세요"
　자신의 손뼉, 상대의 오른손, 왼손의 순서로 박수를 치면서 "그러세요"를 나눈다.
㉥ 8박자 : 오른팔 걸고 한 바퀴 돈다.
㉦ 짝과 헤어져 다른 사람을 만나러 간다.

④ 효과

서먹한 분위기를 없애고 친밀감을 높여주며 함께 어울리는 기회를 제공할 수 있다.

(2) 프로그램명: 덩덩 덩더쿵

① 목적

고유의 탈춤장단에 맞추어 운동의 효과를 볼 수 있으며 앉아서도 실시 가능하므로 언제 어디서나 활용할 수 있다.

② 장소와 준비사항

실내외 모두 가능하며, 참여자 수준에 적합한 탈춤 민속음악을 준비한다.

③ 실시방법

㉠ 4박자 : 어깨 두드리기
왼 주먹을 가볍게 쥐고 오른쪽 어깨를 두드린 후, 손을 바꾸어 진행한다.
㉡ 8박자 : 왼 주먹을 가볍게 쥐고 오른쪽 어깨부터 팔의 위·아래를 차례로 쳐 내려오다가 마지막에 손뼉을 한번 친다(4박자). 손을 바꾸어서 진행한다.
㉢ 팔을 앞으로 가볍게 구부려 올리고 2박자에 한 번씩 오른쪽·왼쪽으로 어깨를 흔든다.
㉣ 8박자 : 팔을 위로 올리고 1박자에 1번씩 오른쪽·왼쪽으로 어깨를 흔든다.

④ 효과

어깨춤을 추면서 즐거움을 느끼고 팔과 어깨의 근육통·관절통을 감소시켜 준다.

(3) 프로그램명: 웃읍시다

① 목적

원형으로 둘러앉아 고개를 오른쪽, 왼쪽으로 돌려 서로를 쉽게 익힐 수 있는 기회가 제공되고, 함께 웃으며 즐거움을 느낄 수 있다.

② 장소와 준비물

실내외 모두 가능하며, 경쾌한 리듬(4/4박자)의 음악을 준비한다.

③ 실시방법

㉠ 참가자가 모두 원형으로 둘러앉는다.
㉡ 돌아가면서 웃음소리를 "헤, 흐, 히" 순서로 반복한다.
㉢ 끝번까지 다한 후 헤, 흐, 히 중 한 사람부터 고개만 오른쪽, 왼쪽으로 돌리며 좌, 우 둘 중 어느 한 사람에게 자기 웃음소리를 낸다.
㉣ 얼굴이 돌려진 쪽에 있는 사람은 다시 좌, 우 어느 한쪽으로 고개를 돌리며 자기 웃음소리를 낸다.

◎ 잘되면 점차 속도를 빨리 한다.

⑪ 속도를 빠르게 하는 과정에서 준비가 안 돼 자기 웃음소리를 못 냈다든가 혹은 박자를 놓쳤을 경우 틀리게 된다.

④ 효과

다양한 웃음소리로 함께 웃을 수 있다.

(4) 프로그램명: 신문지 자르기

① 목적

좁은 공간에서 쉽게 즐길 수 있는 놀이이며 폐지나 휴지를 길게 잇는 과정에서 팀원들의 단합과 소속감을 향상시킬 수 있다.

② 장소와 준비물

실내·외 모두 가능하며, 신문지 4장을 준비한다.

③ 실시방법

㉠ 10명씩 4열로 나누고 각 팀의 선두에게 신문지를 한 장씩 나누어준다.

㉡ 진행자가 신호를 하면 처음 사람이 손으로 신문지를 띠처럼 중간에 끊어지지 않고 길게 자르게 하되, 자르는 방법은 제한하지 않는다.

㉢ 진행자가 5초 또는 10초 간격으로 자유롭게 시간을 주는데 이 시간이 경과하면 다음 사람에게 릴레이 한다.

㉣ 맨 뒤까지 릴레이 되었으면 진행자는 중지시키고, 각 팀이 만든 띠를 머리 위로 들게 하여 띠의 길이로 순위를 정한다.

④ 효과

소근육을 발달시키고, 협동심을 기를 수 있다.

(5) 프로그램명: 모셔오기

① 목적

3인 일체의 팀 놀이로서 빈자리가 생길 때마다 그 자리를 중심으로 양옆의 참가자가 파트너가 될 수 있으므로 게임 도중 서로를 익히고 친숙함을 도모할 수 있다.

② 장소와 준비물

실내외 모두 가능하며, 시계와 의자를 준비한다.

③ 실시방법

- ㉠ 원형으로 둘러앉는다.
- ㉡ 모두 앉아 있을 때 진행자는 의자 하나를 더 가져다 놓는다.
- ㉢ 빈 의자를 중심으로 양옆의 사람이 짝이 된다.
- ㉣ 시작 신호와 함께 두 사람은 그 자리에 앉힐 사람을 찾아와서 앉히면 그 사람이 앉아 있던 자리를 중심으로 또 양옆의 사람이 짝이 되어 사람을 구하러 떠난다.
- ㉤ 시간을 정하거나 노래를 불러 그 시간이 되면 끝을 알리고 빈자리 양쪽에 있는 사람이 게임에서 지게 된다.
- ㉥ 진행자는 부드럽게 이들을 불러내어 장기 자랑이나 노래를 부르도록 한다.

④ 효과

참가자 모두와 같은 편이 되는 과정에서 친밀감과 결속력이 높아진다.

(6) 프로그램명: 피노키오 종이컵 나르기

① 목적

팀 전원이 참가할 수 있는 게임으로 개인마다 물고 있는 나무젓가락을 징검다리 삼아 조심조심 한 사람씩 옮겨가는 과정에서 높이를 같게 하므로 공감대를 형성할 수 있다.

② 장소와 준비물

실내외 모두 가능하며, 종이컵, 나무젓가락을 준비한다.

③ 실시방법

- ㉠ 두 팀이 길게 정렬할 후 각각 나무젓가락을 입에 문다.
- ㉡ 맨 앞사람에게 종이컵을 각각 하나씩 나누어주고 물고 있는 나무젓가락으로 종이컵을 끝까지 전달하도록 한다.
- ㉢ 컵에 손을 대거나 컵이 떨어지면 처음부터 다시 실시한다.
- ㉣ 마지막 사람에게 먼저 전달된 팀이 승리한다.

④ 효과

높낮이를 맞추기 위해 서로를 돕고 상대를 이해하게 된다.

(7) 프로그램명: 글자 찾기

① 목적

수많은 글씨 중에서 특정한 낱말만을 찾는 게임으로 노인들이 글을 잊지 않도록 하는데 도움을 줄 수 있다.

② 장소와 준비물

실내외 모두 가능하며, 신문지, 색연필, 돋보기를 준비한다.

③ 실시방법

㉠ 5명씩 한조가 된다.
㉡ 제목을 정해준다. 예를 들면, "천생연분"
㉢ 5명이 신문지를 펴서 신문지에 써져 있는 "천", "생", "연", "분"이라는 각각의 글자를 찾으면 된다.(돋보기를 사용해도 무방하다.)
㉣ 글자를 찾으면 색연필로 표시를 한다.
㉤ 시간제한과 제목을 다양하게 하면 재미있다.

④ 효과

노인들에게 글을 잊지 않게 하고 협동심을 유발시킨다.

(8) 프로그램명: 4인 공 몰기

① 목적

사각 끈 안에서 공을 4인의 엉덩이 사이에 끼우고 게임을 진행하므로 공을 유지하기 위해 엉덩이를 최대한 마주치게 되어 팀원의 신체접촉을 기대할 수 있다.

② 장소와 준비물

실내외 모두 가능하며, 사각 끈, 공을 준비한다.

③ 실시방법

㉠ 4명이 1개조가 되어 사각 끈 안에 들어간다.
㉡ 공을 서로의 엉덩이 사이에 넣는다.
㉢ 신호와 함께 출발하여 반환점을 돌아오는 릴레이 경기이다.

④ 효과

팀의 협동심을 기를 수 있다.

(9) 프로그램명: 림보 릴레이

① 목적

앞으로는 쉽게 구부릴 수 있지만 뒤로 젖히는 것에는 익숙하지 않기 때문에 림보를 접하는 노인들이 흥미를 느끼며 참여 동기를 유발할 수 있다.

② 장소와 준비사항

실내외 모두 가능하고, 림보용 막대기와 지줏대, 음악을 준비하며, 참여자의 신체상태를 사전 점검한다.

③ 실시방법

- ㉠ 길이 2미터 정도의 막대기 2개를 양쪽 2미터 간격으로 세우고 또 한 개의 막대기를 그 위에 걸쳐놓는다.
- ㉡ 각 팀별로 한 줄로 선 후 음악(림보곡)에 맞추어 흥겹게 춤을 추며 막대기 밑으로 지나간다. 단, 몸을 뒤로 젖히고 통과한다.
- ㉢ 통과에 성공한 자만을 한 단계 낮추어 실시한다(두 팀이 번갈아 가면서 실시한다).
- ㉣ 갈수록 막대기의 높이를 낮추고 막대기를 건드려 떨어뜨리는 사람은 탈락된다.
- ㉤ 탈락되지 않고, 많은 사람이 남아 있는 팀이 이긴다.

④ 효과

다리와 허리의 근육을 부드럽게 하여 근육통에 도움을 줄 수 있다.

(10) 프로그램명: 움직이는 골대

① 목적

팀 전원이 한꺼번에 참가하는 게임으로써 제한된 지역에서 움직이는 바구니에 콩주머니를 넣어야 하므로 활동성이 높고 단합을 유발시킨다.

② 장소와 준비사항

실내외 모두 가능하며, 콩주머니, 등걸이가 달린 바구니를 준비한다.

③ 실시방법

- ㉠ 바구니에 멜빵을 만들어 양쪽 대표가 하나씩 멘다.
- ㉡ 제한된 시간동안 대표들은 도망을 다니고 참가자들은 상대팀 대표의 바구니에 콩주머니를 넣는다.
- ㉢ 대표들은 도망 다니는 구역을 정해 놓는다.

② 콩 주머니를 많이 넣은 팀이 승리한다.

④ 효과

정확성과 판단력을 높이는데 효과적이고 어린 시절 기억을 회상하며 즐거움을 느낄 수 있다.

(11) 프로그램명: 퐁당퐁당 돌을 던지자

① 목적

거리마다 양동이를 놓고 누가 더 먼 거리에 있는 양동이에 콩 주머니를 넣는 가로 승부를 겨루며 집중력과 정확성을 요구한다.

② 장소와 준비사항

실내외 모두 가능하며, 양동이 7개, 콩 주머니 7개를 준비한다.

③ 실시방법

㉠ 던지는 곳에 선을 긋고 그 위치에서 1m, 2m, 3m, 3.5m, 4m, 4.5m, 5m 지점에 각각 번호를 붙인 양동이를 놓는다.
㉡ 선에서 가까운 양동이부터 순서대로 콩 주머니를 던져 넣는다(실패하면 다음 사람과 교대한다).
㉢ 어느 팀이 먼저 5m 지점에 있는 양동이에 콩주머니를 넣는지 시합한다.

④ 효과

노인들로 하여금 주의집중을 하게 하여 치매를 예방할 수 있도록 한다.

(12) 프로그램명: 1분 찾기

① 목적

일상생활 속에서 1분의 개념을 잊기 쉬우므로 시간의 소중함을 상기시켜주는 놀이로 참가자에게 흥미를 유발시켜준다.

② 장소와 준비사항

실내에서 가능하며, 시계를 준비한다.

③ 실시방법

㉠ 진행자가 초시계를 들고 "시작" 신호를 하면, 저마다 육감으로 1분이 되었다고 생각했을 때 손을 든다.

ⓛ 1분에 가장 가까운 사람부터 차례대로 발표한다.
ⓒ 성공자가 많을 경우에는 시간을 다시 정할 수도 있다.

④ 효과

시간의 셈으로 정신훈련과 치매를 예방하는 효과가 있다.

(13) 프로그램명: 심청전

① 목적

눈먼 파트너를 안내하는 게임으로 파트너의 도움 없이는 한 발짝도 움직일 수 없으며, 또한 파트너는 말을 하지 못하므로 오직 박수소리에 따라 움직여야 한다.

② 장소와 준비사항

실내외 모두 가능하며, 눈가리개 2개를 준비한다.

③ 실시방법

㉠ 두 팀으로 나누어 선다.
ⓛ 2명이 한 조가 되어 남자는 눈을 가리고 여자는 박수로 남자를 인도한다.
ⓒ 10m 떨어진 반환점을 돌아온다.
㉣ 먼저 반환점을 돌아오는 팀이 승리한다.

④ 효과

동료 간의 유대관계를 좋게 하고 소외감을 해소시킬 수 있다.

2) 치매노인을 위한 레크리에이션

사회에서 자신의 역할을 찾아내고 여생을 즐겁게 보내며 사회활동을 하는 데 있어서 필요한 건강을 유지시켜 주도록 한다.

치매노인 레크리에이션의 목표는
① 자신감
② 집단 친밀감 조성
③ 폐쇄적인 생활방지
④ 사회활동 참여로 자신의 역할 발견
⑤ 신체 및 심리적인 건강유지를 두고 있다.

치매노인 레크리에이션의 적용범위는
① 인지력 발달 : 꽃빙고, 낱말 만들기(카드), 숫자 25, 속담모션 대항, 그림 이어 그리기, 한자 만들기, 스피드 퀴즈
② 건강 : 고향의 봄, 건강체조, 폐활량 늘리기, 좋다 박수
③ 순발력 : 카드 뒤집기, 안녕하십니까?, 상하좌우, 풍선 꽝
④ 감각기능 : 조각게임, 여보 왜 그래
⑤ 표현력 : 할멈 사랑해(풍선게임), 도전 30곡, 산이름 대기, 시장에 쇼핑가기, 안녕하세요(Rec-D), 사랑해(율동), 1·2박수, 노래 이어 부르기, 이별의 왈츠, 사는 게 뭔지, 노래 배우기, 킨타폴카, 달타령
⑥ 집중력 : 링토스, 미니야구, (신문지) 컵 전달, 과자 먹여주기, 토스플레이, 물건 바꾸기 등이 있다.

(1) 프로그램명 : 꽃빙고

① 목적

대인관계를 형성하여 사회성을 증진시킨다.

② 진행방법

㉠ 대상자를 팀으로 분류한다.
㉡ 인원수를 파악하여 게임용지를 나누어 준다.
㉢ 게임용지에 빙고게임을 할 수 있는 칸을 만들게 한다.
㉣ 각 자음에 해당하는 꽃 이름을 한 가지씩 적게 한다.
㉤ 지도자의 정답발표에 맞추어 일제히 구호 3창을 연호하게 한다.

③ 기대효과

스스로 발표를 통해 자신감을 형성하고 표현력을 강화하며 성취감을 느낄 수 있도록 유도한다.

④ 응용놀이

㉠ 물건빙고
㉡ 동물빙고
㉢ 이름빙고

⑤ 유의사항

분위기가 과열되지 않도록 한다.

⑥ 준비물

　　백지, 필기구

(2) 프로그램명 : 릴레이 종이컵 쌓기

　① 목적

　　소도구를 이용하여 소근육의 발달을 도모한다.

　② 진행방법

　　㉠ 참가자를 두 팀으로 나눈다(팀당 8명 이내의 인원이 적합하다).
　　㉡ 각 팀에게 21개의 종이컵을 나누어 준다.
　　㉢ 지도자의 신호 소리와 함께 한 손만을 이용하여 종이컵을 피라미드 형태로 맨 아래에 6개
　　　 -5개-4개-3개-2개-1개의 순으로 쌓게 한다.
　　㉣ 두 번째 참가자는 쌓은 컵을 걷어서 모은다.
　　㉤ 세 번째 참가자는 첫 번째 참가자처럼 피라미드를 만든다.
　　㉥ 최대한 빠른 시간 내에 마친 팀이 승리하게 된다.

　③ 기대효과

　　집중력을 강화시켜 소근육운동을 활발히 한다.

　④ 유의사항

　　㉠ 개인전으로 하여도 흥미가 있다.
　　㉡ 인원에 따라 종이컵 수를 다르게 한다.
　　㉢ 허리가 불편한 참가자는 책상과 의자를 준비하여 그 위에 종이컵을 쌓는다.

　⑤ 준비물

　　종이컵, 초시계, 이동테이블

(3) 프로그램명 : 계단 안마

　① 목적

　　스킨십을 통하여 짧은 시간에 상호 간의 벽을 허물어지게 유도하며 지도자와의 공감대를 형성
하도록 도와준다.

② 진행방법

    ㉠ 지도자의 지시에 따라 참가자들이 오른쪽으로 허리를 돌려 어깨 위에 두 손을 올린다.

    ㉡ 1번 안마 : 주무르기

    ㉢ 2번 안마 : 두드리기

    ㉣ 3번 안마 : 머리 지압

    ㉤ 4번 안마 : 손가락으로 옆구리 찌르기

    ㉥ 5번 안마 : 등박수 3번 실시

③ 기대효과

    프로그램에 참여할 수 있는 근육형태를 만들며, 스킨십을 통하여 마음의 벽을 허문다.

④ 유의사항

    ㉠ 프로그램을 본격적으로 시작하기 전에 실시하는 프로그램이다.

    ㉡ 머리 지압 시 심하게 흔들지 않도록 한다.

    ㉢ 주무를 때 지도자가 '싱글'이라고 하면 오른쪽, '벙글'이라고 하면 왼쪽을 안마한다.

(4) 프로그램명 : 신문지 골프

① 목적

    자신감을 배양시키고 자기 자신에 대해서 긍정적인 생각을 하도록 한다.

② 진행방법

    ㉠ 참가자를 두 팀으로 나눈다.

    ㉡ 점수판을 바닥에 깔고 점수판에서 3m 떨어진 곳에 선을 긋는다.

    ㉢ 선 밖에서 신문지 방망이로 신문지 공을 쳐서 점수판 위에 공이 굴러 가도록 휘두른다.

    ㉣ 팀별로 획득한 점수를 합하여 발표한다.

    ㉤ 높은 점수를 획득한 팀이 승리한다.

③ 기대효과

    협응성을 높이고 집중력을 향상한다.

④ 유의사항

    ㉠ 규칙을 준수하도록 약속을 한다.

    ㉡ 점수를 얻으면 박수를 유도하게 하여 전체가 참여할 수 있도록 한다.

⑤ 준비물

신문지 방망이, 신문지 공, 점수판

(5) 프로그램명 : 단계 박수

① 목적

율동과 병행하여 참가자들의 건강증진을 돕는다.

② 진행방법

㉠ 1번 박수: 지글지글 짝짝 보글보글 짝짝 지글 짝 보글 짝 지글 보글 짝짝
㉡ 2번 박수 : 위로위로 짝짝 아래로아래로 짝짝 위로 짝 아래로 짝 위로 아래로 짝짝
㉢ 3번 박수: 쥐고쥐고 짝짝 펴고펴고 짝짝 위로 짝 펴고 짝 쥐고 펴고 짝짝
㉣ 4번 박수 : 수일씨수일씨 짝짝 놓아라놓아라 짝짝 수일씨 짝 놓아라 짝 수일씨 놓아라 짝짝
㉤ 5번 박수 : 좋다 박수

③ 기대효과

집중력과 신체 내의 신진대사의 활동을 촉진시키며 기억력을 향상시킨다.

④ 유의사항

㉠ 천천히 실시하여 놀이기술을 습득하도록 유도한다.
㉡ 반드시 지도자의 주문에 의해 박수를 치도록 한다.

3) 노인건강개선을 위한 레크리에이션

건강개선을 위한 레크리에이션을 위한 프로그램이며 건강을 개선하기 위한 레크리에이션이다. 즉 건강개선을 위한 레크리에이션은 '신체적 사회적 정서적, 정신적, 문화적으로 다양한 자극을 주기 위해 의도적으로 구성한 프로그램'이다. 즉 신체적 움직임과 재미를 통하여 심신의 피로를 회복하고 스트레스를 해소하며, 프로그램에의 자발적 참여와 협동정신 향상, 친교 도모의 효과 등이 있다.

(1) 원칙

○ 어르신의 신체기능 상태(근육통증, 골다공증, 골관절염, 관절구축, 근육마비 등)에 따라 적절한 방법을 선택하여 수행한다.
○ 물리요법, 신체기능훈련 등과 병행하여 규칙적으로 수행해야 한다.
○ 프로그램 내용에 어르신의 기억력과 집중력, 시간공간 지각능력 등을 향상시키는 질문과 활동 내용을 포함한다.

- ○ 자연스러운 눈 맞춤과 신체접촉을 통해 지지적이고 참여적인 분위기를 조성한다.
- ○ 특정인에게만 프로그램이 집중되어 소외되는 사람이 없도록 조정한다.
- ○ 가급적 벌칙은 지양하고 적절한 칭찬을 해주며 간단한 상품을 준비하여 분위기를 고조시킨다.
- ○ 진행자는 적극적이고, 활달한 태도로 프로그램을 공백 없이 유쾌하게 운영해야 한다.
- ○ 기관에 여건에 따라 예시된 프로그램을 조정하거나, 그 외에도 다양한 프로그램을 운영할 수 있다.

(2) 주의 사항

- ○ 보행, 평형장애 등 운동장애가 있거나, 골다공증이 심한 경우 속도를 빨리 하지 말고 낙상사고를 조심해야 한다.
- ○ 어르신은 집중적이 떨어지고 이해가 부족한 경우가 많으므로 20~30분 이내가 좋다.
- ○ 조금만 지루해도 금방 싫증을 느끼기 때문에 어르신의 참여와 이해정도를 고려하여 진행자가 신축적으로 조정해야 한다.
- ○ 지나치게 경쟁심을 유발하거나, 속도를 내도록 독려하지 않는다.

(3) 평가

- ○ 프로그램에 대한 평가 시에는 일반적으로 다음과 같은 내용을 관찰하여 기록한다.
  - ㉠ 어르신이 프로그램에 흥미를 보이고 집중하며, 능동적으로 참여하는가?
  - ㉡ 제시한 순서와 방법을 이해하고 모방할 수 있는가?
  - ㉢ 프로그램을 수행하는 중에 어떤 의사표현을 하였는가?
- ○ 어느 정도 인지능력이 있는 어르신이라면, 당일 프로그램을 얼마나 만족하는가를 시각적 만족도 측정도구를 활용하여 평가할 수 있다.

(4) 레크리에이션명 : 산책

① 목적

- ○ 답답한 실내에서 벗어나 산책활동을 통하여 일상생활의 변화를 주고, 신선한 바깥공기와 접촉을 통하여 새로운 삶의 활기를 부여한다.
- ○ 가벼운 보행으로 하체의 움직임과 근력을 유지한다.

② 대상 및 수행빈도

　㉠ 대상

　　ㅇ 휠체어나 보행보조차, 지팡이 등을 이용해서라도 보행이 가능한 어르신

　　ㅇ 보행이 어려우면 멀리가지 않더라도 테라스에서 햇볕을 쪼이는 것도 좋음

　㉡ 빈도

　　ㅇ 최소 주 2회 이상

③ 주의사항

　㉠ 짧은 산책이라도 사전에 이동경로를 확인하고 쉴 수 있는 장소, 화장실 등을 미리 파악한다.

　㉡ 산책 후 신체적, 정신적 피로감이 나타날 수 있으므로 이에 대해 주의한다.

　㉢ 배회가 심한 어르신의 경우, 대열에서 이탈 등의 사고에 유의한다.

　㉣ 지역의 지리를 잘 아는 지역주민 혹은 봉사회와 연계하면 좋다.

④ 준비물품

　　ㅇ 휠체어, 모자, 음료, 의복, 돗자리, 사진기 등

⑤ 진행방법

　㉠ 산책활동에 필요한 물품 준비하기

　㉡ 어르신과 함께 산책하기 (주변경관 구경 / 자연체험 / 간단한 레크리에이션활동 등)

　　ㅇ 가까운 공원으로 가서 낙엽 길을 걸어보고, 걸을 때 나는 소리를 들어본다.

　　ㅇ 근린공원에 설치된 지압길을 신발을 벗고 걸어본다.

　㉢ 간단한 음료를 마시며 휴식을 취한다(화장실 이용).

　㉣ 기관으로 되돌아온다.

⑥ 평가

　㉠ 대열로 부터 이탈을 시도하거나, 힘들어하지 않는가?

　㉡ 산책 동안이나 전후에 자신의 의사를 표현을 하였는가?

(5) 레크리에이션명 : 놀이운동

　① **목적** : 주의 집중력, 언어 및 언어 관련 능력을 향상한다.

　② **효과** : 동기부여, 자신감 향상

　③ **대상** : 장기요양기관 이용 어르신 누구나

④ 방법

  ㉠ 참가자들에게 박수를 치게 하고 "안녕하세요? 가장 멋진 남자! 한 ○○입니다. 이렇게 열렬히 환영하여 주셔서 감사합니다. 지금부터 신나는 레크리에이션을 진행하겠습니다."라고 인사한다.

  ㉡ "여러분의 뜨거운 열기와 사랑 속에 〈신나는 청춘대학 추억의 생생축제〉를 시작하겠습니다." 등으로 개회를 선언해도 좋다. 바로 이어서 "다함께 어깨동무를 해서 같이 '과수원길'을 합창하겠습니다."라고 해도 된다.

  ㉢ 만날 때와 헤어질 때 매일 같은 노래를 불러 오리엔테이션을 높인다.

♪ (아침인사)

안녕하세요 안녕하세요 또 만났군요
날마다 이 시간에 지나더니 그저께부터 안 지나더니 내 마음이 약간 야릇했죠.
안녕하세요 또 만났군요 다시는 못 만나나 생각했죠. 어쩐 일일까 궁금했는데
다시 만나보아 반가워요. 다시 만나보아 반가워요.

♪ (헤어질 때) 굿바이 송

안녕히 안녕히 안녕히 가세요~
다음에 이 다음에 또 만나요
오늘은 정말로 즐거웠어요 다음에 만날 때 까지 건강하세요~
※ 아리랑 리듬에 맞춰 부른다.

⑤ 평가

  ○ 어르신이 집중하며 잘 따라하는가?

(6) 레크리에이션명 : 여러 가지 박수

① 목적

  ○ 박수는 주의를 집중시키고, 손과 팔의 운동을 도와 주의 집중력, 운동능력 향상에 도움이 된다. 또한, 리듬과 동작을 반복적으로 수행하면서 인지자극 효과도 기대된다.

② 효과

  ○ 동기부여, 표현력, 촉각 자극, 일상생활 동작훈련, 정서적 순화, 자신감 향상

③ 방법
  ㉠ 진행자가 지시하는 대로 박수를 친다.
  ㉡ 널리 알려져 있는 리듬의 다양한 박수를 친다. 익숙해지면 속도를 점점 빨리하거나, 천천히 느리게 하는 식으로 속도를 조절하여 재미를 더한다.

(요리박수)

  ♪ 구령: 지글지글 짝짝 / 보글보글 짝짝 / 지글 짝 / 보글 짝 / 지글 보글 짝짝
  🎵 동작: '지글'은 주먹을 아래로, '보글'은 주먹을 위로 쥐었다 폈다 한다.

(오물조물 짝짝)

  ♪ 구령: 오물오물 짝짝/ 조물조물 짝짝/ 오물 짝/ 조물 짝/ 오물조물 짝짝 / 찌익 짝
  🎵 동작: '오물'은 주먹을 아래로, '조물'은 주먹을 위로 쥐었다 폈다 한다.
  ※ 한국은 '오물 조물', 프랑스는 '오무숑 조무숑', 소련은 '오무스키 조무스키', 일본은 '오므리노 조무리노'로 변형할 수 있다.

(목욕박수)

  ♪ 구령: 밀고 밀고 짝짝/ 닦고 닦고 짝짝/ 밀고 짝/ 닦고 짝/ 밀고 닦고 짝짝/
  🎵 동작: '밀고'는 양손을 쫙 펴서 세수하고, '닦고'는 팔의 때를 미는 듯한 흉내를 낸다.

(뚱뚱해 날씬해 박수)

  ♪ 구령: 뚱뚱해 뚱뚱해 짝짝 / 날씬해 날씬해 짝짝 / 뚱뚱해 짝 / 날씬해 짝 / 뚱뚱해 날씬해 짝짝
  🎵 동작: '뚱뚱해'는 양 손을 넓게 하면서 동그랗게 하고, '날씬해'는 양 손을 꼬면서 엉덩이와 허리를 애교있게 흔든다.

(지화자 박수)

  ♪ 구령: 얼씨구 얼씨구 짝짝 / 절씨구 절씨구 짝짝 / 얼씨구 짝 / 절씨구 짝 / 얼씨구 절씨구 짝짝
  🎵 동작: '얼씨구'는 오른 팔을 올리는 탈춤사위를, '절씨구'는 왼팔을 올리는 탈춤사위를 한다.

(사랑해 박수)

♪ 구령: 사랑해 사랑해 짝짝 / 몰라 몰라 짝짝 / 사랑해 짝 / 몰라 짝 / 사랑해 몰라 짝짝
🎵 동작: '사랑해'는 수줍은 듯 양팔을 꼬고, '몰라'는 고개를 돌리며 양손으로 수줍은 듯 두드린다.

(이수일 박수)

♪ 구령: 수일씨 수일씨 짝짝 / 놔라 놔라 짝짝 / 수일씨 짝 / 놔라 짝 / 수일씨 놔라 짝짝
🎵 동작: '수일씨'는 옆사람의 옷을 붙잡듯이 하고, '놔라'는 양팔과 양다리를 뿌리치듯 한다.

④ 평가

○ 어르신이 프로그램에 흥미를 보이고 집중하며 계속 따라하는가?

(7) 레크리에이션명 : 깡통 볼링

① 목적

○ 주의 집중력, 운동능력, 시공간적 지각 및 구성 능력을 향상한다.

② 대상 : 한 쪽 팔이나 다리 중 어느 한 곳이라도 움직일 수 있는 모든 어르신

③ 준비물

○ 배구공이나 농구공, 깡통 20개

※ 깡통이 넘어질 때 요란한 소리가 나서 재미있다. 치매 어르신은 깡통소리에 짜증을 내기도 하므로 500mL PET 병에 모래를 넣어 사용하기도 한다. 또한 깡통이나 병으로 만든 볼링 핀에 어르신의 사진(혹은 이름)을 붙이고, 본인의 사진을 맞추도록 유도하면 더 즐겁게 할 수 있다.

④ 효과

○ 일상생활 동작 훈련, 정서적 순화, 자신감 향상

⑤ 방법

㉠ 각 팀에서 팀원이 차례대로 나와 공을 2번씩 굴려 깡통을 쓰러뜨리는 게임이다.
㉡ 깡통을 전방 2미터 거리에 양쪽 10개씩 2곳에 실제 볼링 핀처럼 세워 놓는다.
㉢ 진행자의 신호에 따라 팀에서 각각 한 명씩 나와 동시에 볼을 굴리도록 한다.
㉣ 점수는 볼을 한 번 던져 1개를 쓰러뜨리면 1점을 주고, 10개를 다 쓰러뜨리면 10점을 준 후 한 번의 기회를 더 준다.

ⓜ 깡통 속에 모래를 넣어 전방 1m에 깡통 피라미드를 쌓아 야구공으로 맞춰 쓰러뜨리는 게임도 있다.
- 수행정도에 따라 점차 10m까지 늘일 수 있다. 럭비공으로 하면 더욱 재미있다.

⑥ 평가
  ○ 어르신이 프로그램에 흥미를 보이고 집중하며, 지속적으로 수행하는가?
  ○ 진행자가 지시하는 방법 및 순서를 기억하여 작업을 진행할 수 있는가?
  ○ 어르신이 도구를 사용할 수 있는가? 사용방법을 모방할 수 있는가?
  ○ 프로그램을 수행하는 중에 어떤 의사표현을 하였는가?

(8) 레크리에이션명 : 흉내 내기

① 목적
  ○ 주의 집중력, 시공간적 지각 및 구성 능력, 전두엽 관리 기능을 자극한다.

② 대상 : 한쪽 팔이라도 움직일 수 있는 모든 어르신

③ 효과
  ○ 동기부여, 촉각자극, 일상생활 동작훈련, 자신감 향상

④ 방법
  ○ 진행자가 신체부위를 짚으면서 '머리 어깨 무릎 발'을 부르며 따라하게 한다.
  ○ '코 코 코 코 코 코 코 코 ~ ~ 눈' 등 진행자가 지시하는 대로 또는 흉내 내어 신체의 일부분을 지적하거나, 만지게 한다.

⑤ 평가
  ○ 어르신이 프로그램에 흥미를 보이고 집중하며, 지속적으로 수행하는가?
  ○ 진행자가 지시하는 방법 및 순서를 기억하여 작업을 진행할 수 있는가?
  ○ 프로그램을 수행하는 중에 어떤 의사표현을 하였는가?

(9) 레크리에이션명 : 고리 던지기

① 목적
  ○ 주의 집중력, 운동능력을 향상한다.

② 대상 : 한쪽 팔이라도 움직일 수 있는 모든 어르신

③ 준비물

　○ 고리, 고리 걸이 4개

④ 효과

　○ 촉각 자극, 일상생활 동작훈련, 정서적 순화, 자신감 향상

⑤ 방법

　㉠ 두 팀으로 나눈다.

　㉡ 80cm 전방에 링 걸이를 세워 놓는다.

　㉢ 각 팀에서 한 명씩 나와 링을 던져 많이 걸어 놓은 팀이 승리하게 된다.
　　- 수행 정도에 따라 점차 2m까지 늘일 수 있다.
　　- 유사한 방법으로 통에 투호나 인형 던져 넣기 등을 할 수 있다.

⑥ 평가

　○ 어르신이 도구를 사용할 수 있는가? 사용방법을 모방할 수 있는가?

　○ 프로그램을 수행하는 중에 어떤 의사표현을 하였는가?

(10) 레크리에이션명 : 안마하기

① 목적 : 시공간적 지각 및 구성능력, 운동능력을 향상한다.

② 대상 : 한 쪽 팔이라도 움직일 수 있는 모든 어르신

③ 효과

　○ 동기부여, 표현력, 협동성, 상호 교류를 통해서 사회성 향상, 촉각 자극, 정서적 순화

④ 방법

　㉠ 둥글게 앉거나 일어서서 간단한 스트레칭으로 몸을 풀어준다.
　　양손을 깍지를 끼고 손목과 손가락을 돌려 근육을 풀어주고 그 다음에는 양팔을 뒤로 길게 펴서 기지개를 하게 한다.

　㉡ 오른쪽으로 몸 전체를 돌린 다음 박수를 치며 노래한다. 진행자의 명령에 따라 움직이도록 한다.

　㉢ 안마는 두드리기, 주무르기, 꼬집기, 허리 만지기, 간지럼 태우기 등으로 응용하여 시행할 수 있다.

　○ **옆으로 돌려 앉은 상태에서**

　㉠ 앞 사람의 오른쪽 어깨를 두드리며 인사한다(안녕하세요?).

ⓒ 앞 사람의 왼쪽 어깨를 두드리며 인사한다(건강하세요?).
ⓒ 앞 사람 양쪽 어깨를 두드리며 인사한다(그동안 잘 지내셨어요?).
ⓔ 앞 사람에게 간지럼을 태워준다.
ⓜ 반대 방향으로 돌아서 다시 한 번 반복한다.

○ **일어서서 원 안쪽을 보면서**

ⓐ 손잡고 오른쪽으로 몇 스텝 한다.
ⓑ 손잡고 왼쪽으로 몇 스텝 한다.
ⓒ "앞사람의 옆구리를 살짝 찔러주세요."
ⓔ "오른쪽 다리를 위로 천천히 올리세요."
ⓜ "왼쪽 다리를 위로 천천히 올리세요."
ⓗ 온 몸을 마구 흔든다. 이때 진행자가 갑자기 "그만"을 외친다.

⑤ **주의사항**

○ 넘어지지 않도록 주의한다.

(11) 레크리에이션명 : 계단 오르기 운동

① **목적**

○ 운동능력, 시공간적 지각 및 구성능력을 향상한다.

② **대상** : 보행보조도구를 활용해서라도 보행이 가능한 모든 어르신

③ **준비물**

○ 계단 높이의 탁자 혹은 블록

④ **효과**

○ 올바른 자세 및 운동 기능의 유지

⑤ **방법**

ⓐ 계단용 탁자를 놓고 왼발로 올라갔다 내려오는 운동을 하고, 다음에는 오른쪽 발로 올라갔다 내려오게 한다.
ⓑ 팔을 옆으로 수평이 되게 벌리고, 같은 동작으로 올라갔다 내려오도록 한다.
ⓒ 눈을 감고, 같은 동작으로 올라갔다 내려오도록 한다.
ⓔ 탁자 위에서 한 쪽 발을 들고 다섯까지 셀 동안 서있도록 한다.
※ 계단 운동을 척추, 골반, 무릎, 발목의 바른 정렬을 촉진시켜 자세를 조정해준다.

⑥ 평가

○ 어르신이 프로그램에 흥미를 보이고 집중하며, 지속적으로 수행하는가?
○ 진행자가 지시하는 방법 및 순서를 기억하여 작업을 진행할 수 있는가?
○ 프로그램을 수행하는 중에 어떤 의사표현을 하였는가?

(12) 레크리에이션명 : 미니 골프(볼링)

○ 8~16인 단체로 진행하는 활동으로서 두 팀으로 나누어 경쟁하는 방식으로 진행한다.
○ 지정된 곳에 골프채로 공을 쳐서 넣는 방식(깡통이나 PET병 볼링 핀을 넘어트리는 방식)으로 전반적인 신체기능, 인지기능, 정신사회적 기능의 유지 및 증진에 도움을 준다.
○ 점수는 바깥쪽일수록 높고(혹은 멀수록 높고), 중앙일수록 낮도록 배치하고, 그 위치에 점수를 붙여두어 어르신들이 자신들의 점수를 확인 및 계산할 수 있게 한다. 칠판에 팀별 점수를 적거나, 색깔 있는 종이로 점수판을 만들어서 활용한다.

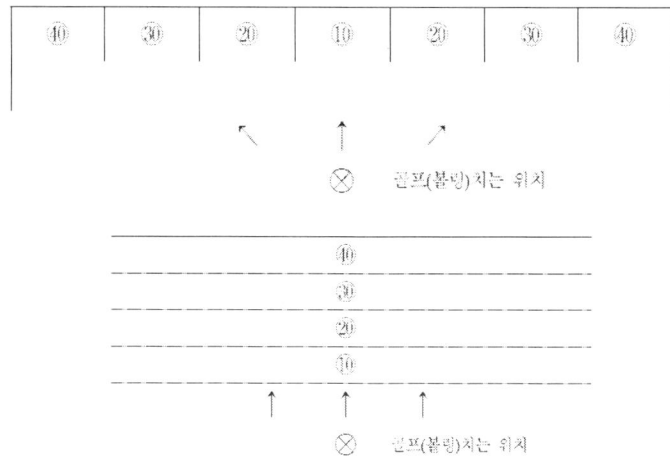

(13) 레크리에이션명 : 풍선배구

○ 8~16인 단체로 진행하는 활동으로 두 팀으로 나누어 경쟁하는 식으로 진행된다.
○ 어르신이라는 특성상 배구의 간단한 규칙만 적용하며 규칙을 이해하고 기억하도록 유도한다.
○ 정신사회적 기능 증진뿐만 아니라 상지의 관절가동범위, 근력 증진에도 도움이 된다.
○ 풍선 대신 부드러운 공을 이용할 수도 있다. 배구가 어려운 경우, 공 주고받기나 바닥에 한 번 튀겨 주고받기를 할 수도 있다.
○ 팀 대항 경기는 분위기가 과열되면, 낙상 등 위험이 있으므로 즐거우면서도 분위기가 과열되

지 않도록 한다. 일어서서 활동하는 중에 과잉경쟁 분위기가 되면 앉아서 하는 것으로 유도하여 안전사고를 예방한다.

(14) 레크리에이션명 : 빙고
   ○ 2~16인 단체로 진행하는 활동으로 일반 빙고게임과 같은 방식으로 진행한다.
   ○ 처음에는 자신이 번호를 부르지 않고 주머니에서 번호를 꺼내는 방식으로 진행한 후 게임에 익숙해지면 자신이 원하는 번호를 부르는 형식으로 진행한다.
   ○ 우울증 및 자신감 결여로 자신을 표현하지 못하는 어르신들에게 번호 및 빙고를 외치게 함으로써 정신사회적인 기능 증진, 인지기능 시공간 구성능력도 증진할 수 있다.

(15) 레크리에이션명 : 윷놀이
   ○ 일반 윷놀이와 같은 방식으로 진행하며 전반적인 인지기능, 상지 관절가동범위 증진, 정신사회적 기능을 증진한다.
   ○ 진행자가 말을 놓아주는 것이 좋으며, 이때 팀 간 말의 간격이 너무 떨어지지 않도록 적절히 조정하면서 분위기를 띄운다.

(16) 레크리에이션명 : 콩주머니 던지기
   ○ 8~16인 단체로 진행하는 활동으로서 두 팀으로 나누어 경쟁하는 방식이다. 바닥에 그려진 점수판에 콩주머니를 던져 합해진 점수로 팀의 승리 여부를 결정한다.
   ○ 힘 조절 능력, 인지능력, 단체 활동에서 필요한 정신사회적 능력이 유지 및 증진된다.

4) 노인회상활동을 위한 레크리에이션
회상활동이란 과거의 경험과 기억을 나중에 다시 재생해봄으로써 인지기능을 자극하고, 당시 긍정적인 자아상을 다시 한 번 느껴보도록 함으로써 자존감 향상, 정서적 안정감을 도모한다.

(1) 원칙
과거의 경험과 기억을 회상할 수 있도록 시각, 청각, 후각, 촉각, 미각 등 오감 매개물과 특정 상황 재현 등의 다양한 방법을 활용한다.
① 시각 : 등잔, 호롱불, 본인의 옛날 사진, 배냇저고리, 옛날 화장품 통, 다듬이, 숯불다리미, 짚신, 지게, 검정고무신, 꽃신, 비녀 등

② 청각: 다듬이질, 증기기관차, 개구리, 닭, 뻥튀기, 풍금, 아이들 노는 소리, 옛날 노래 등
③ 후각: 밥 짓는 냄새, 빵 굽는 냄새, 참기름, 들기름, 동백기름, 국화향기 등
④ 촉각: 배냇저고리 감촉, 쌀, 콩 등 곡식 감촉, 밀가루 감촉 등
⑤ 미각: 뻥튀기, 송편, 수수부꾸미, 강정 등 명절음식, 화전, 개떡 등 계절음식
⑥ 상황: 기저귀 접기, 빨래 널기, 김장, 창포물에 머리감기, 고추 말리기, 삼베 짜기, 떡방아 찧기, 송편 만들기, 눈사람 만들기, 뜨개질하기, 다식 만들기 등
- 가급적 참여하여 직접 감각적으로 느껴보거나 수행해보도록 지지한다.
- 회상재료와 관련된 긍정적인 기억을 많이 생각하고 표현하도록 지지한다.

(2) 주의 사항

- 슬프거나, 부정적 자극이 되는 좋지 않은 경험이 생각나는 경우가 있을 수도 있으므로 프로그램이 진행되는 내내 어르신들을 면밀히 관찰하며, 이런 어르신은 재빨리 다른 곳으로 안내하여야 한다.
- 한 주제를 자연스럽게 대화하듯 이끌어나가고, 여러 사람이 같은 주제를 두고 대화하듯 적당한 시간 내에 대화를 하도록 유도한다.
- 다른 사람이 이야기 할 때는 이를 다 경청하고 자신의 경험이나 생각을 자연스럽게 이야기하도록 유도한다.
- 참여자 간에 자신의 회상내용을 대화할 수 있도록 유도하되, 한 사람이 너무 주도하지 않고 간략하게 이야기하도록 유도한다.
- 자발적으로 이야기를 하지 못하면, 간단한 답변을 유도하면서 진행하고 점차 길게 이야기를 하도록 한다.

(3) 평가

프로그램에 대한 평가 시에는 일반적으로 다음과 같은 내용을 관찰하여 기록한다.
① 어르신이 프로그램에 흥미를 보이고 집중하며, 능동적으로 참여하는가?
② 제시한 회상주제와 관련되어 회상한 내용의 종류 및 형태는 다양한가?
③ 프로그램을 수행하는 중에 어떤 의사표현을 하였는가?
- 어느 정도 인지능력이 있는 어르신이라면, 당일 프로그램을 얼마나 만족하는가를 시각적 만족도 측정도구를 활용하여 평가할 수 있다.

(4) 레크리에이션명 : 추억의 명가수

① 목적

- 언어 능력 훈련, 기억력 증가, 오래된 기억의 유지 및 재인식, 억제력 증가, 친숙한 옛날의 생활환경 간접으로 재 경험, 자존감 강화, 자신감 강화, 우울증 감소, 불안감과 스트레스 해소

② 대상 및 수행빈도

- GDS(Global Deterioration Scale) 2~6
  (인지수준에 따라 회상의 깊이와 질문의 난이도를 조정한다)
- 오래된 기억 수행능력 정도 : 20대 이후 기억이 가능한 어르신

③ 준비사항

- 흘러간 옛날 노래 CD와 재생기, 예시된 가수 이름이 적힌 표

④ 주의사항

- 가능하면 많은 수의 예날 가수 이름을 연상해 내도록 한다.
- 가운데 비워진 곳을 채워가며 가수이름을 기억해 내도록 유도한다.
- 다른 사람이 노래를 할 때 같이 노래하거나 박수 등으로 장단을 맞추도록 한다.
- 장구, 북 등의 도구를 사용할 경우 다치지 않도록 조심한다.
- (GDS:Global Deterioration Scale 4 이상) 대상자들이 잘 아는 가수나 노래를 미리 조사하여 선정한다.

⑤ 진행방법

(도입)

- 진행자는 어르신들과 인사를 나눈다.
- 진행자는 어르신들이 날짜와 시간을 말할 수 있도록 유도한다.
- 가벼운 스트레칭을 통해 간단히 긴장을 풀어준다.

(전개)

- 표에서 빠진 단어를 넣어 가수의 이름을 말하고, 가수들이 부른 히트곡을 이야기하도록 한다.
- 자신의 애창곡을 부른 가수가 있는 지 질문한다. 노래를 조금 불러 보도록 유도한다.
- 언제부터 부르게 되었는지 노래를 좋아하거나 잘 부르는 사람이 누가 있는지 질문한다.
- 노래와 연관이 되는 재미있었던 기억은 무엇인지 물어본다.
- (GDS : Global Deterioration Scale 4 이상) 민요나 간단한 노래를 부르도록 한다.
- CD 등으로 노래를 들려드리고, 제목을 맞춰보도록 유도한다.

(마무리)

○ 진행자는 어르신들이 부른 노래나 언급한 가수의 이름을 재회상할 수 있도록 유도한다.

○ 진행자는 프로그램이 종료되었음을 이야기하며 어르신들과 인사를 나눈다.

⑥ 평가

○ 어르신이 대답한 가수의 이름은? 부르거나 기억한 노래의 수는?

○ 얼마나 노래를 잘 불렀고 정확하게 불렀는가?

○ 노래를 부른 참여한 대상자의 이름과 가수 노래를 할 수 있는가?

○ 우울, 불안 설문지, 프로그램에 대한 시각적 자기만족도 평가결과는 어떠한가?

이	?	자		?	
				복	나
				희	?
패					아
티		조	?	필	
?	연	자			

(5) 레크리에이션명 : 꼬꼬댁 꼬꼬닭

① 목적

○ 언어 능력 훈련, 기억력 증가, 절차 기억 강화, 오래된 기억의 유지 및 재인식, 적응력 판단 문제해결 능력 훈련, 친숙한 옛날의 생활환경 간접으로 재경험, 일상생활 수행훈련, 타인과의 대화 능력 증대, 발표력 증가, 우울증 감소, 불안감과 스트레스 해소, 청각적 자극을 통한 정서 순화

② 대상 및 수행빈도

○ GDS(Global Deterioration Scale) 2 ~ 6
(인지수준에 따라 회상의 깊이와 질문의 난이도를 조정한다)

○ 오래된 기억 수행능력 정도는 50대 이후

③ 준비사항

○ 재래종 암탉과 수탉, 병아리, 달걀, 보자기에 싸여 있는 닭 등 관련 사진

○ 닭싸움 동영상이나 닭 울음소리, 병아리 소리 등

④ 주의사항

- ○ 한 주제를 자연스럽게 대화하듯 이끌어나가고, 여러 사람이 같은 주제를 두고 대화하듯 적당한 시간 내에 대화를 하도록 유도한다.
- ○ 다른 사람이 이야기 할 때는 이를 다 경청하고 자신의 경험이나 생각을 자연스럽게 이야기 하도록 유도한다.
- ○ 참여자 간에 자신의 회상내용을 대화할 수 있도록 유도하되, 한 사람이 너무 주도하여 이야기하지 않도록 한다.
- ○ 자발적으로 이야기를 하지 못하면, 간단한 답변을 유도하면서 진행하고 점차 길게 이야기를 하도록 한다.

⑤ 진행방법

(도입)

- ○ 진행자는 어르신들과 인사를 나눈다.
- ○ 진행자는 어르신들이 날짜와 시간을 말할 수 있도록 유도한다.
- ○ 가벼운 스트레칭을 통해 간단히 긴장을 풀어준다.

(전개)

- ○ 사진과 소리를 제시하면서 동물 이름과, 어디서 본 동물인지 질문한다.
- ○ 닭과 연관된 속담이 어떤 것이 있는지 이야기해 보도록 한다.
- ○ 닭은 언제 잘 우는지 질문한다.
- ○ 누가 닭 울음소리를 잘 흉내 내는지 한 사람씩 소리를 내 본다. 제일 잘한 사람을 뽑아 박수쳐 준다.
- ○ 닭으로 만들어진 음식이 어떤 것이 있는 지 이야기해 본다. 닭 요리를 선정한 후, 가상으로 요리해 본다.
- ○ 닭으로 요리를 해본 적이 있는지 질문하고, 하는 순서나 재료를 질문한다.
- ○ 닭을 좋아하는 친구가 누가 있는지 질문하고, 아는 사람 중 닭띠인 사람이 누가 있는지 이야기하도록 한다.
- ○ 닭에 관한 다양한 이야기를 나눈다.: 닭의 먹이는 무엇인가, 닭을 길러본 적이 있는가? 닭을 잡아본 적이 있는가? 어떤 닭요리가 가장 좋은가 등

(마무리)

- ○ 진행자는 닭으로 만든 음식이나 속담을 재회상할 수 있도록 유도한다.
- ○ 진행자는 프로그램이 종료되었음을 이야기하며 어르신들과 인사를 나눈다.

⑥ 평가

- 어르신이 대화에 참여한 횟수와 시간은? 집중한 시간은?
- 대화에 참여한 대상자의 이름과 대화의 내용을 얼마나 잘 기억할 수 있는가?
- 제시된 자극과는 다른 연관된 회상을 자발적으로 할 수 있는지?
- 단체 회상 시간 후 혼자서도 자발적으로 다른 사람에게 자신의 회상내용을 잘 이야기할 수 있는가?
- 우울, 불안 설문지, 프로그램에 대한 시각적 자기만족도 평가결과는 어떠한가?

(6) 레크리에이션명 : 신문으로 보는 그때 그 사건

① 목적

- 언어 능력 훈련, 기억력 증가, 오래된 기억의 유지 및 재인식, 능동성 강화, 자기 성찰강화, 타인과의 대화 능력 증대, 발표력 증가

② 대상 및 수행빈도

- GDS(Global Deterioration Scale) 2 ~ 6
  (인지수준에 따라 회상의 깊이와 질문의 난이도를 조정한다)
- 오래된 기억 수행능력 정도는 60대 이후

③ 준비사항

- 인터넷을 통해 기억될 만한 중요한 기사를 한 면 복사한다(오래된 신문).

④ 주의사항

- 불쾌하거나 나쁜 기억과 연관된 내용은 다루지 말고, 재미를 줄 수 있는 주제를 정한다.
- 한 주제를 자연스럽게 대화하듯 이끌어나가고, 여러 사람이 같은 주제를 두고 대화하듯 적당한 시간 내에 대화를 하도록 유도한다.
- 다른 사람이 이야기 할 때는 이를 다 경청하고 자신의 경험이나 생각을 자연스럽게 이야기 하도록 유도한다.
- 참여자 간에 자신의 회상내용을 대화할 수 있도록 유도하되, 한 사람이 너무 주도하여 이야기하지 않도록 한다.
- 자발적으로 이야기를 하지 못하면, 간단한 답변을 유도하면서 진행하고 점차 길게 이야기를 하도록 한다.

⑤ 진행방법

(도입)

○ 진행자는 어르신들과 인사를 나눈다. 오래된 신문을 한번 살펴보자고 말씀드린다.
○ 진행자는 어르신들이 오늘의 날짜와 현재의 시간을 말할 수 있도록 유도한다.
○ 신문을 펼치거나 돌리는 형태의 가벼운 동작을 통해 간단히 긴장을 풀어준다.

(전개)

○ 신문의 날짜, 제목 등을 한 눈에 알 수 있는 것은 가리고, 어떤 내용의 기사인지 질문한다.
○ 날짜, 제목 등을 보여 드리고 누가, 무엇을, 언제, 어디서, 왜, 어떻게 되었는지에 대하여 하나씩 상세하게 질문을 유도 한다.
○ 광고가 같이 포함되어 있다면, 광고된 내용의 물건 등에 대하여 관련된 이야기를 이야기해 보도록 한다.
○ 기사가 나온 즈음의 자신과 관련된 특별한 일은 없었는지 질문을 유도한다.
○ 신문에 실린 만화나 만평 등의 내용으로 서로의 의견을 간단히 나눈다. 깊은 자신의 의사표현으로 참여자간의 논쟁이나 격론은 일어나지 않도록 잘 조절한다.

(마무리)

○ 진행자는 어르신들이 본 신문의 이름과 날짜, 내용을 정리해서 알려준다.
○ 진행자는 프로그램이 종료되었음을 이야기하며 어르신들과 인사를 나눈다.

⑥ 평가

○ 어르신이 대화에 참여한 횟수와 시간은? 집중한 시간은?
○ 회상의 내용에 대한 질적 수준을 평가한다(회상이 얼마나 구체적이고 자세한지, 그리고 정확한지 그리고 얼마나 다양한 내용을 가지고 있는지, 남을 이해시키는 정도와 내용의 호감도 등).
○ 대화에 참여한 대상자의 이름과 대화의 내용을 얼마나 잘 기억할 수 있는가?
○ 자발적으로 제시된 자극과 연관된 회상을 할 수 있는가?
○ 신문의 날짜와 내용을 잘 이야기할 수 있는가?
○ 우울, 불안 설문지, 프로그램에 대한 시각적 자기만족도 평가는 어떠한가?

(7) 레크리에이션명 : 기차를 타고 떠나 볼까요?

① 목적

○ 언어 능력 훈련, 기억력 증가, 절차 기억 강화, 오래된 기억의 유지 및 재인식, 적응력 판단 문제해결 능력 훈련, 억제력 증가, 자기 성찰 강화, 자존감 강화, 자신감 강화, 인내성, 타인

과의 대화 능력 증대, 발표력 증가, 우울증 감소

② 대상 및 수행빈도

- GDS(Global Deterioration Scale) 2 ~ 6
  (인지수준에 따라 회상의 깊이와 질문의 난이도를 조정한다)
- 오래된 기억 수행능력 정도는 60대 이후

③ 준비사항

- 오래된 기차표, 기관차 사진, 객차, 열차 안 좌석 사진, 기차 레일 사진
- 열차기적 소리, 기차가 달리는 소리, 기차역 대합실 안내 소리

④ 주의사항

- 불쾌하거나 나쁜 기억과 연관된 내용은 다루지 말고, 다른 곳으로 주제를 옮긴다. 그리고 주의 집중을 통해 계속 흥미를 느끼도록 진행한다.
- 한 주제를 자연스럽게 대화하듯 이끌어나가고, 여러 사람이 같은 주제를 두고 대화하듯 적당한 시간 내에 대화를 하도록 유도한다.
- 다른 사람이 이야기 할 때는 이를 다 경청하고 자신의 경험이나 생각을 자연스럽게 이야기 하도록 유도한다.
- 참여자 간에 자신의 회상내용을 대화할 수 있도록 유도하되, 한 사람이 너무 주도하지 않고 간략하게 이야기하도록 유도한다.
- 자발적으로 이야기를 하지 못하면, 간단한 답변을 유도하면서 진행하고 점차 길게 이야기를 하도록 한다.

⑤ 진행방법

(도입)

- 진행자는 어르신들과 인사를 나눈다. 즐거운 여행에 대해 이야기 해 보자고 이야기한다.
- 진행자는 어르신들이 오늘 날짜와 현재 시간을 말할 수 있도록 유도한다.
- 가벼운 스트레칭을 통해 간단히 긴장을 풀어준다.

(전개)

- 오래된 기차표를 보여드리면서 혹시 본적이 있는지 질문한다. 잘 모르시면 힌트를 드린다.
- 잘 모르시는 기차와 관련된 사진을 하나씩 보여드리고 각각의 이름을 이야기 하도록 한다.
- 효과를 극대화하기 위해서 기차와 관련된 소리를 들여 주겠다고 이야기하고 어떤 소리인지 질문한다.
- 증기 기차가 가는 소리를 흉내 내 보도록 한다. 잘 모르면 "칙칙 폭폭"이라고 알려주고 따라 하도록 유도한다.

○ 기차여행을 한 적이 있는지, 기차로 방문한 도시는 어떤 것이 있는지 질문한다.
○ 기차로 여행을 한 경우 중 가장 기억에 남는 여행은 어떤 것이 있는지, 같이 간 사람은 누구인지 기차를 타고 간 여행의 목적 등을 질문해 본다.
○ 기차여행을 하기 위해서는 어떻게 해야 하는지(시간 확인, 표 구매, 입장 등의 과정) 질문한다.
○ (GDS : Global Deterioration Scale 5 이상) 들은 소리나 사진의 이름을 이야기해 준다.

(마무리)

○ 진행자는 어르신들이 본 물건이나 소리의 이름을 재회상할 수 있도록 유도한다.
○ 진행자는 프로그램이 종료되었음을 이야기하고 어르신들과 인사를 나눈다.

⑥ 평가

○ 회상한 내용의 양과 질적 수준은?(기차와 관련되어 기억해낸 여행지의 수, 회상이 얼마나 구체적이고 자세한지, 그리고 정확한지, 그리고 얼마나 다양한 내용을 가지고 있는지 등)
○ 본 사진과 소리를 얼마나 잘 기억할 수 있는가?
○ 제시된 자극과는 다른 연관된 회상을 자발적으로 할 수 있는지?
○ 우울, 불안 설문지, 프로그램에 대한 시각적 자기만족도 평가는 어떠한가?

(8) 레크리에이션명 : 그때 그 맛

① 목적

○ 요리 절차 기억 강화, 친숙한 옛날의 생활환경을 간접으로 재 경험, 일상생활 수행 훈련, 능동성 강화, 자신감 강화, 인내성, 정서적 만족감, 성취감, 언어 능력 훈련, 기억력증가

② 대상 및 수행빈도

○ GDS(Global Deterioration Scale) 2 ~ 6
   (인지수준에 따라 회상의 깊이와 질문의 난이도를 조정한다)
○ 오래된 기억 수행능력 정도는 60대 이후

③ 준비사항

○ 김치 콩나물 국밥 사진, 고춧가루, 쌀, 멸치, 대파, 콩나물, 김치 사진
○ A4 용지, 연필

④ 주의사항

○ 김치 콩나물 국밥에 대하여 잘 인식시켜 드린다. 먹어보지 않았거나, 만들어 본적이 없더라도 계속 주의 집중을 해서 흥미를 느끼도록 진행한다.
○ 진행 중에 다른 먹는 것에 대한 주제로 넘어가지 않도록 하고, 다른 음식이 나오더라도 김치

콩나물 국밥에 대하여 주제를 두고 대화를 하도록 유도한다.
- ○ 참여자 간에 자신의 회상내용을 대화할 수 있도록 유도하되, 한 사람이 너무 주도하여 이야기하지 않도록 한다.

⑤ 진행방법

(도입)

- ○ 진행자는 어르신들과 인사를 나눈다. 어떤 음식을 좋아하는 지 여쭈어 보고 음식에 대하여 이야기를 하겠다고 말씀드린다.
- ○ 진행자는 어르신들이 오늘 날짜와 현재 시간을 말할 수 있도록 유도한다.
- ○ 오른손이나 왼 손을 칼 삼아 칼로 음식을 다지는 듯이 바닥을 두들기거나 숟가락질하는 모양의 간단한 율동을 통해 긴장을 풀어준다.

(전개)

- ○ 김치로 할 수 있는 음식이 무엇이 있는지 질문을 해본다.
- ○ 김치로 만든 음식 중에서 제일 좋아하는 것이 무엇인지 질문한다.
- ○ 사진을 보여드리면서 어떤 음식인지 질문한다. 먹어본 적이 있는지 질문한다.
- ○ 어떤 계절에 많이 먹는지, 제일 마지막으로 먹은 것이 언제인지 질문한다.
- ○ 어떤 재료로 김치 콩나물 국밥을 만드는지 질문하고 말로 답하거나 종이에 적어 보도록 한다. 그리고 재료를 알려 드린다.(김치, 콩나물, 소금, 멸치 등)
- ○ 본인만 아는 맛의 비법은? 맛있는 음식점을 소개해 달라고 말한다.
- ○ 음식 만드는 과정을 컬러프린터 한 후 순서대로 나열해 보게 한다. 다하고 나면 만드는 방법을 알려 드린다.
- ○ (GDS : Global Deterioration Scale 5 이상) 좋아하는 음식이 어떤 것이 있는지 이름을 이야기 하도록 한다.

(마무리)

- ○ 진행자는 김치 콩나물 국밥의 재료와 만드는 방법을 재회상할 수 있도록 유도한다.
- ○ 진행자는 프로그램이 종료되었음을 이야기하며 어르신들과 인사를 나눈다.

⑥ 평가

- ○ 어르신이 대답한 재료와 만드는 방법은 정확한가?
- ○ 회상의 내용에 대한 질적 수준 평가(회상이 얼마나 구체적이고 자세한지, 정확한지, 얼마나 다양한 내용을 가지고 있는지, 김치로 만든 요리 이름의 수 등)
- ○ 우울, 불안 설문지, 프로그램에 대한 시각적 자기만족도 평가는 어떠한가?

(9) 레크리에이션명 : 그때 그 시절에는

① 목적
- 언어 능력 훈련, 기억력 증가, 절차 기억 강화, 오래된 기억의 유지 및 재인식, 친숙한 옛날의 생활환경 간접으로 재 경험, 일상생활 수행 훈련, 실행능력 향상, 주의집중력, 시공간지각 능력 향상

② 대상 및 수행빈도
- GDS(Global Deterioration Scale) 2 ~ 6
  (인지수준에 따라 회상의 깊이와 질문의 난이도를 조정한다)
- 오래된 기억 수행능력 정도는 30대 이후

③ 준비사항
- 옛날 거리의 모습과 물건들에 대한 사진

④ 주의사항
- 다양한 물건에 대한 대화하되 한 부분에만 집중되지 않고, 골고루 언급될 수 있도록 유도한다. 일반적인 것 흔한 것도 다 언급하도록 한다.
- 어떤 물건 이름이 나오면 그것의 모양, 색깔, 기능, 특징 등 다양한 성질을 언급할 수 있도록 이끌어나가고, 여러 사람이 작자의 이야기를 할 수 있도록 유도한다.
- 다른 사람이 이야기 할 때는 이를 다 경청하고 자신의 경험이나 생각을 자연스럽게 이야기 하도록 유도한다.
- 사소한 부분도 언급이 될 수 있도록 자세히 관찰하고 이야기하도록 한다.
- 가능하면 어떻게 사용하는지 흉내를 내보도록 한다.
- (GDS : Global Deterioration Scale 5 이상) 사진 속의 물건을 하나씩 짚어가며 이름을 물어본다.

⑤ 진행방법

(도입)
- 진행자는 어르신들과 인사를 나눈다. 옛날보다 살기가 많이 좋아졌다면서 그동안 우리가 사용하는 기계나 기구가 많이 변했는지 살펴보자며 옛날 사진을 보여드린다.
- 지금은 자주 볼 수 없는 물건이 사진 속에 어떤 것이 있나, 이야기해 보자고 한다.
- 진행자는 어르신들이 오늘 날짜와 현재 시간을 말할 수 있도록 유도한다.
- 가벼운 스트레칭을 통해 간단히 긴장을 풀어준다.

(전개)
- 사진 속에 보이는 물건들의 이름을 빠짐없이 이야기하도록 한다. 지금은 어떤 모양으로 모

양이 변했는지도 질문한다. 지금도 사용하고 있는지 질문한다.
- 옛날에 사용하던 물건들의 불편한 점을 이야기해 본다. 어떤 식으로 사용했는지 흉내를 내보라고 한다. 때로는 반대쪽 손이나 발로 사용법을 흉내를 내보라고 한다.
- (GDS:Global Deterioration Scale 4 이상) 숨은 그림 찾기 하듯이 물건을 하나씩 짚으며 이름을 알려주고, 용도를 이야기하며 2~3차례 진행자를 따라 말하며 이름을 익히도록 한다.

(마무리)
- 진행자는 어르신들이 본 물건의 이름을 재회상할 수 있도록 유도한다.
- 진행자는 프로그램이 종료되었음을 이야기하며 어르신들과 인사를 나눈다.

⑥ 평가
- 어르신이 찾은 물건과 이야기한 이름의 수는?
- 옛날 물건과 현재의 물건의 차이점을 잘 기술할 수 있는지?
- 제시된 물건의 용도나, 실제적인 사용법을 잘 흉내 내는가?
- 우울, 불안 설문지, 프로그램에 대한 시각적 자기만족도 평가는 어떠한가?

(10) 레크리에이션명 : 국화꽃 필 무렵

① 목적
- 후각적 자극을 통한 인식능력 강화, 계절 등의 시간개념 강화, 추상적 개념 강화, 언어능력 훈련, 기억력 증가, 오래된 기억의 유지 및 재인식, 우울증 감소, 불안감과 스트레스 해소, 시각 공간개념, 소근육 협동 운동 향상

② 대상 및 수행빈도
- GDS(Global Deterioration Scale) 2 ~ 6
  (인지수준에 따라 회상의 깊이와 질문의 난이도를 조정한다)
- 오래된 기억 수행능력 정도는 50대 이후

③ 준비사항
- 국화꽃을 말린 차, 국화 생화, 냄새를 통과시킬 수 있는 작은 주머니나 흰 봉투
- 국화 사진, 풀, A4 용지, 연필

④ 주의사항
- 계절에 대한 차이와 개념을 인식할 수 있도록 중심을 두고 유도한다.
- 다른 사람이 이야기할 때는 이를 다 경청하고 자신의 경험이나 생각을 자연스럽게 이야기하도록 유도한다.

○ 참여자 간에 자신의 회상내용을 대화할 수 있도록 유도하되, 한 사람이 너무 주도하여 이야기하지 않도록 한다.
○ (GDS : Global Deterioration Scale 5 이상) 냄새로 인식하지 못하면 사진이나, 생화 등 다양한 가을의 특징을 이야기하면서 가을의 특성을 인식시킨다.

⑤ 진행방법

(도입)

○ 진행자는 어르신들과 인사를 나눈다.
○ 진행자는 어르신들이 오늘 날짜와 계절 현재 시간을 말할 수 있도록 유도한다.
○ 가벼운 스트레칭을 통해 간단히 긴장을 풀어준다.

(전개)

○ 봉투나 주머니에 마른 국화꽃을 넣어 모르게 하고 어떤 냄새인지 질문한다.
○ 국화차를 이용해서 냄새를 맡거나 차 맛을 보도록 할 수도 있다.
○ 생 국화꽃을 돌리며 냄새를 맡도록 한다.
○ 말린 국화와 생화와의 차이가 있는지를 간단히 질문하고 다음 주제로 넘어간다.
○ 국화꽃의 색깔이 어떤 것이 있는지 질문한다. 어느 계절에 피는지 질문한다.
○ 국화와 연관된 재미있는 추억이나 생각나는 사람이 있는지 질문한다.
○ 국화꽃이 필 무렵 볼 수 있는 과일에 대해 이야기해 본다.
○ 가을에 있는 중요한 가족사나 집안일에 대해 질문해 본다.
 - (GDS:Global Deterioration Scale 3~5) 국화사진을 보면서, A4 용지나 편지봉투에 국화꽃 말린 것을 붙이고, 잎을 그려 본다. 혹은 국화잎을 코팅용지에 넣고, 압화를 만들어 본다.

(마무리)

○ 진행자는 국화꽃의 색깔, 가을에 나는 과일을 재회상할 수 있도록 유도한다.
○ 진행자는 국화꽃 향기를 다시 한 번 맡도록 하면서 가을에 피는 꽃의 냄새라는 것을 다시 한 번 인식시키고 어르신들과 인사를 나눈다.

⑥ 평가

○ 어르신이 답한 국화꽃 색깔과 과일의 수는?
○ 제시된 자극으로 다른 연관된 회상을 자발적으로 잘할 수 있는가?
○ 가을의 특징 계절의 차이를 얼마나 잘 이해하고 표현하는가?
○ 국화꽃을 얼마나 조화롭게 잘 그리고 붙였는가?
○ 우울, 불안 설문지, 프로그램에 대한 시각적 자기만족도 평가는 어떠한가?

(11) 레크리에이션명 : 다듬이질

① 목적

- 청각적 자극을 통한 인식능력 훈련, 양손 협동 운동, 리듬감 훈련, 기억력 증가, 절차기억 강화, 억제력 증가, 친숙한 옛날의 생활환경 간접으로 재경험, 일상생활 수행훈련, 능동성 강화, 자존감 강화, 자신감 강화, 인내성, 우울증 감소, 불안감과 스트레스 해소

② 대상 및 수행빈도

- GDS(Global Deterioration Scale) 2 ~ 6
  (인지수준에 따라 회상의 깊이와 질문의 난이도를 조정한다)
- 오래된 기억 수행능력 정도는 20대 이후

③ 준비사항

- 다듬이 사진과 다듬이질 소리
- 스카치테이프, 한 사람 당 A4 용지 2장이나 신문지

④ 주의사항

- 청력이 떨어져 있으면 볼륨을 높여 주고, 주위가 산만하지 않도록 하고, 필요하다면 헤드폰을 사용하는 것도 좋다.
- 충분히 소리를 인식 하도록 3회 이상 반복하여 들려주고 자연스럽게 대화하듯 이끌어 나간다.
- 다른 사람이 이야기 할 때는 이를 다 경청하고, 자신의 경험이나 생각을 자연스럽게 이야기하고 싶은 경우 잘 정리하여 대화에 참여하도록 유도한다.
- 청각적 반응에 자발적으로 이야기를 하지 못하거나 오답을 보이면, 다듬이 사진을 보여 주면서 저런 소리를 내는 것이 무엇인지 이야기를 하도록 한다.

⑤ 진행방법

(도입)

- 진행자는 어르신들과 인사를 나눈다.
- 진행자는 어르신들이 오늘 날짜와 현대 시간을 말할 수 있도록 유도한다.
- 위생과 아름다운 용모를 위해 꼭 필요한 빨래에 대해 이야기해 보자고 말한다.
- 다듬이질을 하듯이 양손과 양팔을 들어 두들기는 모양의 운동을 통해 간단히 긴장을 풀어준다.

(전개)

- 다듬이 소리를 3회 정도 들려주며 어떤 소리인지 이름을 이야기한다.
- 다듬이질을 해 본 적이 있는지, 하는 것을 본 적은 있는지 누가 주로 하였는지 질문해 본다.
- 다듬이질을 하기 전에 해야 할 빨래의 과정을 질문해 본다.

○ 신문을 둥글게 말아 다듬이 방망이 모양을 만든 후 스카치테이프로 고정한 후 빨래를 하듯이 두들겨보라고 한다.
○ 다듬이 소리에 맞추어 다듬이 방망이를 같이 두들겨보라고 한다.
○ 들었던 다듬이 소리와 같은 속도로 다시 한 번 다듬이질을 해보라고 한다.
○ 빨래를 하기 위해서는 어떤 도구나 재료가 필요한지, 옛날과 지금의 차이를 질문한다.

(마무리)
○ 진행자는 어르신들이 빨래를 하기 위해 필요한 재료의 이름을 재회상할 수 있도록 유도한다.
○ 진행자는 프로그램이 종료되었음을 이야기하며 어르신들과 인사를 나눈다.

⑥ **평가**

○ 어르신이 대화에 참여한 횟수와 시간? 집중한 시간은
○ 회상의 내용에 대한 질적 수준 평가(회상이 얼마나 구체적이고 자세한지, 그리고 정확한지, 그리고 얼마나 다양한 내용을 가지고 있는지, 남을 이해시키는지, 내용의 호감도 등)
○ 대화의 내용을 얼마나 잘 기억 할 수 있는가? 다듬이질을 제대로 하는지 속도를 잘 맞추어서 하는가?
○ 단체 회상 시간 후 혼자서도 자발적으로 다른 사람에게 자신의 회상 내용을 잘 이야기할 수 있는가?
○ 우울, 불안 설문지, 프로그램에 대한 시각적 자기만족도 평가는 어떠한가?

(12) 레크리에이션명 : 사진으로 만나는 추억의 얼굴들

① **목적**

○ 기억력 증가, 오래된 기억의 유지 및 재인식, 친숙한 옛날의 생활환경 간접으로 재 경험, 사람에 대한 인식능력 강화, 사회성 재훈련, 자기 성찰 강화, 자존감 강화, 우울증 감소

② **대상 및 수행빈도**

○ GDS(Global Deterioration Scale) 2 ~ 6
 (인지수준에 따라 회상의 깊이와 질문의 난이도를 조정한다)
○ 오래된 기억 수행능력 정도는 10대 이후

③ **준비사항**

○ 오래된 사진(가족이나 친구와 연관, 소풍 여행, 축하, 행사 등 재미있는 경험 관련)
○ 종이와 연필

④ 주의사항

- 특히 사람과의 관계에서는 불쾌하거나 갈등 등 나쁜 기억과 연관된 내용이 있을 가능성이 많으므로 특히 조심하고, 감정변화를 주시한다. 만약 그렇다면 빨리 다른 곳으로 주제를 옮긴다.
- 한 주제를 자연스럽게 대화하듯 이끌어나가고, 재미있고 즐거움과 관련된 이야기를 주로 대화의 주제로 삼는다. 그리고 처음에는 간단한 답변으로 답을 유도하고 길게 이야기하면서 진행한다.
- 자발적으로 이야기를 하지 못하면, 간단한 답변을 유도하면서 진행하고 점차 길게 이야기를 하도록 한다.
- (GDS : Global Deterioration Scale 5 이상) 사진 속의 인물이 누구인지 등에 대한 간단한 질문으로 사람에 대한 인식을 높인다. 대상자가 기억할 수 있는 시기와 사진을 먼저 확인한다.
- (GDS : Global Deterioration Scale 4 이상) 보다 구체적인 질문으로 잊혀진 또는 기억이 상실되고 있던 부분을 강화시키거나 유지시킨다. 대상자가 기억할 수 있는 시기와 사진을 먼저 확인한다.

⑤ 진행방법

(도입)

- 진행자는 어르신들과 인사를 나눈다. 예전에 사진은 많이 찍었는지, 기억에 남는 즐거웠던 사진을 보고 이야기를 해달라고 한다.
- 진행자는 어르신들이 날짜와 시간을 말할 수 있도록 유도한다.
- 인터넷이나 기타 매체를 통해 이전에 기사에 실렸던 사진을 몇 개 보여드리면서 본 적이 있는지 질문을 하면서 간단히 긴장을 풀어준다.

(전개)

- 누가, 무엇을, 언제, 어디서, 왜, 어떻게 라는 원칙으로 사진에 대하여 전반적인 설명을 하도록 진행한다.
- 언제의 사진인지, 사진에 나오는 사람의 이름, 어디서 찍었는지, 왜 찍었는지 질문한다.
- 사람들과의 관계를 질문한다. 사진 찍기 전 후의 일, 식사 유무 내용 등에 대하여 질문한다. 당시의 날씨, 이동수단 등 보다 구체적인 질문도 해본다.
- 만약 흥미를 가지지 않으면 진행자의 과거시절(가능하면 대상자가 기억 할 수 있는 시기)에 찍었던 사진으로 먼저 자신의 이야기를 해준다. 진행 방법과 친근감을 높일 수 있다.
- (GDS:Global Deterioration Scale 4 ~ 6) 어르신의 보호자를 통해 사진에 대한 내용을 전반적인 설명을 미리 듣고 대상자가 잘 모르면 힌트를 준다.

(마무리)
- 진행자는 어르신들이 본 사진 속 사람의 이름을 말해보거나 종이에 써 보도록 유도한다. 만약 모른다면 사진을 두고 한 사람씩 질문한다.
- 진행자는 프로그램이 종료되었음을 이야기하며 어르신들과 인사를 나눈다.

⑥ 평가
- 회상 내용에 대한 질적 수준은 어떠한가?
- 대화에 참여한 대상자의 이름과 대화의 내용을 얼마나 잘 기억할 수 있는가?
- 제시된 자극과는 다른 연관된 회상을 자발적으로 할 수 있는가?
- 우울, 불안 설문지, 프로그램에 대한 시각적 자기만족도 평가는 어떠한가?

(13) 레크리에이션명 : 선생님이 들려주신 풍금소리

① 목적
- 청각적 음악적 자극을 통해 인식기능 향상, 소근육 운동, 언어 능력 훈련, 기억력 증가, 오래된 기억의 유지 및 재인식, 사회성 재훈련, 능동성 강화, 자기 성찰 강화, 우울증 감소, 불안감과 스트레스 해소

② 대상 및 수행빈도
- GDS(Global Deterioration Scale) 2 ~ 6
  (인지수준에 따라 회상의 깊이와 질문의 난이도를 조정한다)
- 오래된 기억 수행능력 정도는 10대 이후

③ 준비사항
- 풍금 사진과 풍금 소리, "고향의 봄" 악보

④ 주의사항
- 학창시절과 관련된 또는 선생님과 관련된 불쾌하거나 나쁜 기억과 연관된 내용은 다루지 말고, 재미있고 즐거운 방향으로 진행한다.
- 가능하면 많은 기억을 되살리도록 하고, 자세히 기억할 수 있도록 한다.
- 다른 사람이 이야기 할 때는 이를 다 경청하고 자신의 경험이나 생각을 자연스럽게 이야기하도록 유도한다.
- 자발적으로 이야기를 하지 못하면, 간단한 답변을 유도하면서 진행하고 점차 길게 이야기를 하도록 한다.

⑤ 진행방법

(도입)

- 진행자는 어르신들과 인사를 나눈다.
- 진행자는 어르신들이 오늘 날짜와 현재 시간을 말할 수 있도록 유도한다.
- 풍금을 치듯이 손을 움직이고, 발은 풍금의 페달을 밟는 시늉의 가벼운 스트레칭을 통해 간단히 긴장을 풀어준다.

(전개)

- 풍금 소리를 들려주면서 이름을 맞추도록 한다. 모르면 풍금의 사진을 보여 주면서 이름을 이야기하도록 유도한다.
- 초등학교 때 배웠던 동요나 노래를 기억해 이야기하도록 한다. 기억에 남는 즐거운 일이나 고마운 사람을 이야기해 본다.
- 혼자 또는 같이 노래를 해본다. 작곡가가 누구인지도 말해 본다.
- 존경하는 선생님이 있었는지 누구인지 이름을 기억해 보도록 한다.
- 초등학교 때 들었거나 연주해 본 악기가 어떤 것이 있었는지 이야기한다.
- 졸업한 초등학교의 이름이나 지역을 회상해 본다.
- (GDS : Global Deterioration Scale 5 ~ 6) '고향의 봄'이나 쉬운 민요로 진행할 수도 있다.

(마무리)

- 진행자는 오늘 다루었던 동요나 노래의 제목을 언급해 준다.
- 진행자는 프로그램이 종료되었음을 이야기하며 어르신들과 인사를 나눈다.

⑥ 평가

- 어르신이 물음에 질문의 수?
- 회상의 내용에 대한 질적 수준 평가(회상이 얼마나 구체적이고 자세한지, 그리고 정확한 지 그리고 얼마나 다양한 내용을 가지고 있는지)
- 적절하게 동요를 잘 부르는지?
- 제시된 자극과는 다른 연관된 회상을 자발적으로 할 수 있는지?
- 우울, 불안 설문지, 프로그램에 대한 시각적 자기만족도 평가?

5) 음악활동 레크리에이션

(1) 개념

- 음악활동이란 '음악을 도구로 인간의 신체적, 사회적, 정서적, 정신적, 문화적 불균형 상태를 교

정하기 위한 일체의 활동'으로 음악을 통하여 어르신의 역동적인 변화를 이끌어내는 과학적이고, 체계적인 방법이다.
- ○ 어르신들은 연주하고, 반주하고, 감상하는 음악과정을 통해 자존감을 느끼며, 유쾌한 경험을 할 수 있을 것이다.

(2) 수행 인원

진행자 1명, 보조진행자(피아노 또는 기타 악기를 연주할 수 있을 것)

(3) 대상 및 수행빈도

- ○ GDS(Global Deterioration Scale) 2 ~ 6
  (인지수준에 따라 가사와 동작 등 활동의 난이도를 조정한다)
- ○ 주 2~3회 정도

(4) 원칙

- ○ 민요를 사용하면 어르신들은 흥에 겨워 춤을 추거나 율동을 보이기도 한다. 이때, 진행자도 비슷한 활동을 보여주면 친근함을 느끼게 할 수 있다.
- ○ 옛날 노래나 국악가락 등을 활용하여 회상활동을 실시할 수도 있다.
- ○ 어르신들이 적극적으로 프로그램에 참여하도록 유도하기 위하여 가급적 간단한 악기를 연주하게 한다. 예를 들어, 소고, 실로폰, 탬버린 등
- ○ 노래 가사에 어르신의 이름이나 자녀의 이름, 기관의 소재지 등을 넣어 불러 지남력을 향상할 수 있도록 시도한다.
- ○ 진행자나 옆 사람과의 자연스러운 눈 맞춤과 신체접촉을 통해 지지적이고, 참여적인 분위기를 조성한다.
- ○ 특정인에게만 프로그램이 집중되어 소외되는 사람이 없도록 조정한다.
- ○ 진행자는 적극적이고, 활달한 태도로 프로그램을 재치 있고, 유쾌하게 진행해야 한다.
- ○ 끝날 때는 함께 신나게 박수를 치거나, 흥겨운 노래를 함께 불러 프로그램이 즐거운 기억으로 남도록 유도한다.
- ○ 기관에 여건에 따라 예시된 프로그램을 조정하거나, 그 외에도 다양한 프로그램을 운영할 수 있다.

(5) 주의 사항

- ○ 조금만 지루해도 금방 싫증을 느끼기 때문에 어르신의 참여와 이해정도를 고려하여 진행자가 신축적으로 조정해야 한다.
- ○ 일어서서 율동이나 연주를 하는 경우에는 보행, 평형장애가 있거나 골다공증이 있는 어르신의 낙상사고 예방에 주의한다.

(6) 평가

○ 프로그램에 대한 평가 시에는 일반적으로 다음과 같은 내용을 관찰하여 기록한다.
- 어르신이 프로그램에 흥미를 보이고 집중하며, 능동적으로 참여하는가?
- 진행자가 지시하는 방법 및 순서를 기억하여 참여할 수 있는가?
- 어르신이 도구를 사용할 수 있는가? 사용방법을 모방할 수 있는가?
- 프로그램을 수행하는 중에 어떤 의사표현을 하였는가?

○ 어느 정도 인지능력이 있는 어르신이라면, 당일 프로그램을 얼마나 만족하는가를 시각적 만족도 측정도구를 활용하여 평가할 수 있다.

(7) 레크리에이션명 : 나는○○○입니다

① 목적

- ○ 청각적 음악적 자극을 통해 인식기능 및 주의력 향상, 언어 능력 훈련
- ○ 과거회상 및 기억력 증가
- ○ 소근육 운동, 기분 전환 및 우울증 감소, 불안감과 스트레스 해소

② 준비사항

피아노(키보드) 또는 기타, 가사판, CD와 CD플레이어, 마이크

③ 주의사항

- ⓐ 진행자는 어르신들과 묻고-답하는 형식에서 어르신들이 답할 수 있는 충분한 시간적 여유를 드린다.
- ⓑ 진행자는 어르신들이 쉽게 따라할 수 있도록 무릎-손뼉박수 시 정확한 동작으로 시범을 보인다(무릎 1번 - 손뼉 2번).
- ⓒ 어르신들 중 학창시절 기억이 없거나 무학인 경우, 대체 질문을 준비한다.

④ 진행방법

(도입)

　㉠ 진행자는 시작하는 노래를 부르며 어르신들과 인사를 나눈다.

　㉡ 진행자는 어르신들이 날짜를 기억하여 말할 수 있도록 유도한다.

▶ 활동 1

　㉠ 진행자는 [당신은 누구십니까] 노래를 어르신들과 함께 부른다.

　㉡ 진행자는 보조진행자와 함께 묻고 대답하는 노래 형식을 시범 보인다.

　㉢ 진행자는 어르신들에게 이름을 묻는 부분을 노래하고 어르신들이 답하도록 유도한다.

진행자: 당신은 누구십니까

어르신: 나~~는 김○○

다같이: 그 이름 아름답군요 (※응용 예: 멋지십니다. 등)

▶ 활동 2

　㉠ 진행자는 [스승의 은혜] 녹음음악을 어르신들에게 들려드린다.

　㉡ 진행자는 감상한 노래의 제목을 어르신들이 대답하도록 유도한다.

　㉢ [스승의 은혜] 가사를 보며 함께 반주에 맞춰 노래한다.

　㉣ 진행자는 무릎-손뼉박수(무릎1번-손뼉2번)를 보여주고 어르신들이 따라하도록 한다.

　㉤ 진행자는 무릎-손뼉박수와 함께 [스승의 은혜]노래를 부른다.

　㉥ 학창시절에 대한 추억이나 기억에 남는 선생님을 회상하여 답하도록 유도한다.

(마무리)

　㉠ 진행자는 어르신들이 날짜를 재회상할 수 있도록 다시 한 번 유도한다.

　㉡ 진행자는 마치는 노래를 부르며 어르신들과 인사를 나눈다.

⑤ 평가 및 기록

　㉠ 진행자의 동작을 모방할 수 있는가?

　㉡ 자신의 학창시절을 기억하여 말할 수 있는가?

　㉢ 무릎-손뼉박수와 노래의 두 가지 과제수행이 가능한가?

(8) 레크리에이션명 : 나라 사랑

① 목적

　○ 청각적 음악적 자극을 통해 인식기능 및 주의력 향상, 언어 능력 훈련

　○ 과거회상 및 기억력 증가

　○ 소근육 운동, 기분 전환 및 우울증 감소, 불안감과 스트레스 해소

② 준비사항

　피아노(키보드) 또는 기타, 가사판, CD와 CD플레이어, 지휘봉

③ 주의사항

　㉠ 진행자는 4/4박자 지휘를 정확히 시범 보인다.

　㉡ 어르신들이 4박자 지휘를 어려워할 경우 쉬운 동작으로 대체한다.

　㉢ 앞에 나와서 참여하신 어르신에게는 박수치기, 환호, 칭찬 등을 통해 격려한다.

　㉣ 우리나라 국기(태극기), 국화(무궁화), 국가(애국가)를 회상하도록 노래를 사용하여 힌트를 줄 수 있다.

④ 진행방법

　(도입)

　㉠ 진행자는 시작하는 노래를 부르며 어르신들과 인사를 나눈다.

　㉡ 진행자는 어르신들이 날짜를 기억하여 말할 수 있도록 유도한다.

　(전개)

　▸ 활동 1

　㉠ 진행자는 [무궁화] 노래를 어르신들과 함께 부른다.

　㉡ 진행자는 [무궁화] 노래와 함께 무릎-손뼉박수(무릎1번-손뼉2번)를 보여준다.

　㉢ 진행자는 [무궁화] 노래와 함께 어르신들이 무릎-손뼉박수를 따라하게 한다.

　㉣ 진행자는 '꽃'이라는 부분에서 두 손으로 꽃 받침을 만들어 턱 아래에 대는 동작을 시범 보인다.

　㉤ 진행자는 노래를 부르다가 어르신들이 '꽃' 부분에서 4번의 과제를 수행하도록 한다.

　▸ 활동 2

　㉠ 진행자는 [애국가] 녹음음악을 어르신들에게 들려드린다.

　㉡ 진행자는 감상한 노래의 제목을 어르신들이 대답하도록 유도한다.

　㉢ [애국가] 가사를 보며 함께 반주에 맞춰 노래한다.

　㉣ 진행자는 4/4박자 지휘를 어르신들에게 보여드리고 함께 따라해 보도록 한다.

　㉤ 진행자는 그룹 안에서 한명을 지목하여 앞으로 나와 지휘해보도록 하고 나머지 어르신들이 노래 부르도록 한다.

　㉥ 5번의 활동을 2~3명에 걸쳐 반복한다.

　㉦ 진행자는 활동을 마무리하며 우리나라 국기(태극기), 국화(무궁화), 국가(애국가)를 말해보도록 한다.

　(마무리)

　㉠ 진행자는 어르신들이 날짜를 재회상할 수 있도록 다시 한 번 유도한다.

ⓛ 진행자는 마치는 노래를 부르며 어르신들과 인사를 나눈다.

⑤ 평가 및 기록
  ㉠ 4박의 지휘를 모방할 수 있는가?
  ㉡ 그룹원 앞에 나와서 과제수행을 할 수 있는가?

(9) 레크리에이션명 : 국악이 좋아

① 목적
  ○ 청각적 음악적 자극을 통해 인식기능 향상, 주의력 향상, 소근육 운동, 언어 능력 훈련, 기억력 증가
  ○ 기분 전환 및 우울증 감소, 불안감과 스트레스 해소

② 준비사항
  피아노(키보드) 또는 기타, 소고, 장구(진행자용), 가사판, CD와 CD플레이어

③ 주의사항
  ㉠ 진행자는 분명하고 정확한 언어지시를 통해 어르신들이 알아듣기 쉽게 진행한다.
  ㉡ 진행자는 어르신들이 쉽게 따라할 수 있도록 정확한 방법을 설명하고, 큰 동작으로 시범을 보인다. 따라하는 못하는 어르신이 많으면 난이도를 낮춘다.

④ 진행방법
  (도입)
  ㉠ 진행자는 시작하는 노래를 부르며 어르신들과 인사를 나눈다.
  ㉡ 진행자는 어르신들이 날짜를 기억하여 말할 수 있도록 유도한다.
  (전개)
  ▶ 활동 1
  ㉠ 진행자는 [아리랑] 녹음음악을 켠다.
  ㉡ 진행자는 감상한 노래의 제목을 대답하도록 유도한다.
  ㉢ [아리랑] 가사를 보며 함께 반주에 맞춰 노래한다.
  ㉣ 진행자는 손뼉박수(3번)를 보여주고 따라하게 한다.
  ㉤ 진행자는 소고를 나눠드리고 악기 탐색시간을 갖는다.
  ㉥ 진행자는 3박자에 맞춰 소고연주와 함께 [아리랑]노래를 부른다.
  ▶ 활동 2
  ㉠ 진행자는 소고를 치면서 [날 좀 보소] 노래를 어르신들과 함께 부른다.

ⓒ 진행자는 「날 좀 보소」 노래에 나온 양 옆에 있는 어르신들을 쳐다보도록 한다.
- 한 분은 쳐다보면서 볼에 손가락을 대거나, 양손을 꽃받침 모양으로 하도록 하고,
- 한 분은 상대방이 하는 것을 따라하도록 한다.
- 소고를 칠 수 있는 분에게는 소고를 드려 리듬에 맞춰 두드리게 한다.

(마무리)

㉠ 진행자는 악기를 수거한다.
ⓒ 진행자는 어르신들이 날짜를 재회상할 수 있도록 다시 한 번 유도한다.
ⓒ 진행자는 마치는 노래를 부르며 어르신들과 인사를 나눈다.

⑤ **평가 및 기록**

㉠ 진행자의 동작을 모방할 수 있는가?
ⓒ 그룹 안에서 옆 사람과 인사할 수 있는가?
ⓒ 색깔악보와 악기의 색을 연결하여 인식하는가?
㉣ 색깔악보를 보며 본인의 순서에서 악기를 연주할 수 있는가?
㉤ 색깔악보를 보며 본인의 순서가 아닌 때에 연주를 멈출 수 있는가?

(10) 레크리에이션명 : 내 몸을 알자

① **목적**

○ 청각적 음악적 자극을 통해 인식기능 향상, 주의력 향상, 소근육 운동, 언어 능력 훈련, 기억력 증가
○ 기분 전환 및 우울증 감소, 불안감과 스트레스 해소

② **준비사항**

피아노(키보드) 또는 기타, 가사판, CD와 CD플레이어

③ **주의사항**

㉠ 진행자는 분명하고 정확한 언어지시를 통해 어르신들이 알아듣기 쉽게 진행한다.
ⓒ 진행자는 어르신들이 쉽게 따라할 수 있도록 신체부위의 정확한 명칭과 함께 큰 동작으로 시범을 보인다.
ⓒ 특정 부분의 가사를 어르신 스스로 생각하기 어려울 경우, 진행자는 2~3개의 적절한 단어를 선정하여 보여드리고 그 중에서 선택하도록 한다.

④ 진행방법

(도입)

㉠ 진행자는 시작하는 노래를 부르며 어르신들과 인사를 나눈다.

㉡ 진행자는 어르신들이 날짜를 기억하여 말할 수 있도록 유도한다.

(전개)

▶ 활동 1

㉠ 진행자는 [머리 어깨 무릎 발] 노래를 어르신들과 함께 부른다.

㉡ 진행자는 [머리 어깨 무릎 발] 노래에 나온 신체부위를 순서대로 어르신들에게 손으로 정확히 짚어보도록 한다.

㉢ 진행자는 [머리 어깨 무릎 발] 노래를 부르며 신체부위를 손으로 짚도록 한다.

▶ 활동 2

㉠ 진행자는 [싱글벙글] 노래를 어르신들과 함께 부른다.

㉡ 진행자는 [싱글벙글] 노래와 함께 율동을 보여준다.

㉢ 진행자는 [싱글벙글] 노래와 함께 어르신들이 율동을 따라하실 수 있도록 한다.

㉣ 노래가사에 맞춰 옆 사람과 인사하도록 한다.

(마무리)

㉠ 진행자는 어르신들이 날짜를 재회상할 수 있도록 다시 한 번 유도한다.

㉡ 진행자는 마치는 노래를 부르며 어르신들과 인사를 나눈다.

⑤ 평가 및 기록

㉠ 진행자의 동작을 모방할 수 있는가?

㉡ 그룹 안에서 옆 사람과 인사할 수 있는가?

㉢ 색깔악보와 악기의 색을 연결하여 인식가능한가?

㉣ 색깔악보를 보며 본인의 순서에서 악기를 연주할 수 있는가?

㉤ 색깔악보를 보며 본인의 순서가 아닌 때에 연주를 멈출 수 있는가?

(11) 레크리에이션명 : 고향 생각

① 목적

○ 청각적 음악적 자극을 통해 인식기능 향상, 주의력 향상, 소근육 운동, 언어 능력 훈련, 기억력 증가

○ 기분 전환 및 우울증 감소, 불안감과 스트레스 해소

② 준비사항

피아노(키보드) 또는 기타, 가사판, CD와 CD플레이어

③ 주의사항

㉠ 진행자는 분명하고 정확한 언어지시를 통해 어르신들이 알아듣기 쉽게 이끌어간다.

㉡ 어르신들이 스스로 꽃 이름을 말하기 어려운 경우, 진행자는 3~5개의 꽃 이름을 제시하여 그 중에서 선택하도록 한다.

④ 진행방법

(도입)

㉠ 진행자는 시작하는 노래를 부르며 어르신들과 인사를 나눈다.

㉡ 진행자는 어르신들이 날짜를 기억하여 말할 수 있도록 유도한다.

(전개)

▶ 활동 1

㉠ 진행자는 [고향의 봄] 녹음음악을 어르신들에게 들려드린다.

㉡ 진행자는 감상한 노래의 제목을 어르신들이 대답하도록 유도한다.

㉢ [고향의 봄]가사를 보며, 함께 반주에 맞춰 노래한다.

㉣ 진행자는 손뼉박수(4번)를 보여주고, 어르신들이 따라하도록 한다.

㉤ 진행자는 소고를 나눠드리고 악기탐색시간을 갖는다.

㉥ 진행자는 3박자에 맞춰 소고연주와 함께 [고향의 봄]노래를 부른다.

※ 응용: "복숭아꽃 살구꽃 아기진달래" 가사를 읽어보고, 다른 꽃 이름으로 가사를 채워 노래한다.

▶ 활동 2

㉠ 진행자는 [오빠생각] 녹음음악을 어르신들에게 들려드린다.

㉡ 진행자는 감상한 노래의 제목을 어르신들이 대답하도록 유도한다.

㉢ [오빠생각]가사를 보며 함께 반주에 맞춰 노래한다.

㉣ 진행자는 손뼉박수(3번)를 보여주고, 어르신들이 따라하도록 한다.

㉤ 진행자는 특정가사 "비단구두 사가지고 오신다더니"부분을 어르신들과 함께 읽어본다.

㉥ 진행자는 '비단구두' 대신 들어갈 단어를 어르신들이 말할 수 있도록 유도한다.

㉦ 진행자는 어르신들이 말한 가사를 넣어 함께 노래한다.

(마무리)

㉠ 진행자는 어르신들이 날짜를 재회상할 수 있도록 다시 한 번 유도한다.

㉡ 진행자는 마치는 노래를 부르며 어르신들과 인사를 나눈다.

⑤ 평가 및 기록
  ㉠ 진행자의 동작을 모방할 수 있는가?
  ㉡ 그룹 안에서 옆 사람과 인사할 수 있는가?
  ㉢ 색깔악보와 악기의 색을 연결하여 인식가능한가?
  ㉣ 색깔악보를 보며 본인의 순서에서 악기를 연주할 수 있는가?
  ㉤ 색깔악보를 보며 본인의 순서가 아닌 때에 연주를 멈출 수 있는가?

(12) 레크리에이션명 : 부모 사랑

① 목적
  ○ 청각적 음악적 자극을 통해 인식기능 향상, 주의력 향상, 소근육 운동, 언어 능력 훈련, 기억력 증가
  ○ 기분 전환 및 우울증 감소, 불안감과 스트레스 해소

② 준비사항
  피아노(키보드) 또는 기타, 가사판, CD와 CD플레이어

③ 주의사항
  ㉠ 진행자는 분명하고 정확한 언어지시를 통해 어르신들이 알아듣기 쉽게 이끌어간다.
  ㉡ 진행자는 어르신들이 쉽게 따라할 수 있도록 신체부위의 정확한 명칭과 함께 큰 동작으로 시범을 보인다.
  ㉢ 어르신들 중 자녀의 이름이 기억나는 분들에게는 이름을 불러 보도록 한다.

④ 진행방법

  (도입)
  ㉠ 진행자는 시작하는 노래를 부르며 어르신들과 인사를 나눈다.
  ㉡ 진행자는 어르신들이 날짜를 기억하여 말할 수 있도록 유도한다.

  (전개)
  ▶ 활동 1
  ㉠ 진행자는 [어버이 은혜] 노래를 어르신들과 함께 부른다.
  ㉡ 진행자는 [어버이 은혜] 노래와 함께 율동을 보여준다.
  ㉢ 진행자는 [어버이 은혜] 노래와 함께 어르신들이 율동을 따라하실 수 있도록 한다.
  ㉣ 노래가사에 맞춰 옆 사람과 인사하도록 한다.

▶ 활동 2
  ㉠ 진행자는 [아빠의 청춘] 녹음음악을 어르신들에게 들려드린다.
  ㉡ 진행자는 감상한 노래의 제목을 어르신들이 대답하도록 유도한다.
  ㉢ [아빠의 청춘] 가사를 보며 함께 반주에 맞춰 노래한다.
  ㉣ 진행자는 무릎-손뼉박수(무릎2번-손뼉2번)를 보여주고 어르신들이 따라하도록 한다.
  ㉤ 진행자는 무릎-손뼉박수와 함께 [아빠의 청춘] 노래를 부른다.
  ㉥ 진행자는 어르신들에게 몇 명의 자녀가 있는지 묻고 기억하여 대답하도록 한다.

(마무리)
  ㉠ 진행자는 어르신들이 날짜를 재회상할 수 있도록 다시 한 번 유도한다.
  ㉡ 진행자는 마치는 노래를 부르며 어르신들과 인사를 나눈다.

⑤ 평가 및 기록
  ㉠ 진행자의 동작을 모방할 수 있는가?
  ㉡ 그룹 안에서 옆 사람과 인사할 수 있는가?
  ㉢ 색깔악보와 악기의 색을 연결하여 인식가능한가?
  ㉣ 색깔악보를 보며 본인의 순서에서 악기를 연주할 수 있는가?
  ㉤ 색깔악보를 보며 본인의 순서가 아닐 때에 연주를 멈출 수 있는가?

(13) 레크리에이션명 : 기분 좋~다

① 목적
  ○ 청각적 음악적 자극을 통해 인식기능 향상, 주의력 향상, 소근육 운동, 언어 능력 훈련, 기억력 증가
  ○ 기분 전환 및 우울증 감소, 불안감과 스트레스 해소

② 준비사항
  피아노(키보드) 또는 기타, 리듬악기(북, 탬버린, 캐스터네츠, 마라카스)
  가사판, CD와 CD플레이어

③ 주의사항
  ㉠ 진행자는 분명하고 정확한 언어지시를 통해 알아듣기 쉽게 이끌어간다.
  ㉡ 진행자는 어르신들이 쉽게 따라할 수 있도록 신체부위의 정확한 명칭과 함께 큰 동작으로 시범을 보인다.
  ㉢ 악기 연주시 진행자는 올바른 연주방법을 보여준다.

④ 진행방법

(도입)

㉠ 진행자는 시작하는 노래를 부르며 어르신들과 인사를 나눈다.

㉡ 진행자는 어르신들이 날짜를 기억하여 말할 수 있도록 유도한다.

(전개)

▶ 활동 1

㉠ 진행자는 [싱글벙글] 노래를 어르신들과 함께 부른다.

㉡ 진행자는 [싱글벙글] 노래와 함께 율동을 시범 보인다.

㉢ 진행자는 [싱글벙글] 노래와 함께 어르신들이 율동을 따라하실 수 있도록 한다.

㉣ 노래가사에 맞춰 옆 사람과 인사하도록 한다.

▶ 활동 2

㉠ 진행자는 [해뜰날] 녹음음악을 어르신들에게 들려드린다.

㉡ 진행자는 감상한 노래의 제목을 어르신들이 대답하도록 유도한다.

㉢ [해뜰날] 가사를 보며 함께 반주에 맞춰 노래한다.

㉣ 진행자는 무릎-손뼉박수(무릎2번-손뼉2번)를 보여주고 어르신들이 따라하도록 한다.

㉤ 진행자는 무릎-손뼉박수와 함께 [해뜰날] 노래를 부른다.

㉥ 진행자는 악기(타악기)를 나눠주고 악기를 탐색하도록 한다.

㉦ 진행자는 악기연주방법(4박자)을 보여주고 어르신들이 따라하도록 한다.

㉧ 악기연주와 함께 [해뜰날] 노래를 부른다.

※ 응용 : "쨍" 부분에서 동시에 연주하도록 유도한다.

(마무리)

㉠ 진행자는 어르신들이 날짜를 재회상할 수 있도록 다시 한 번 유도한다.

㉡ 진행자는 마치는 노래를 부르며 어르신들과 인사를 나눈다.

⑤ 평가 및 기록

㉠ 진행자의 동작을 모방할 수 있는가?

㉡ 그룹 안에서 옆 사람과 인사할 수 있는가?

㉢ 색깔악보와 악기의 색을 연결하여 인식가능한가?

㉣ 색깔악보를 보며 본인의 순서에서 악기를 연주할 수 있는가?

㉤ 색깔악보를 보며 본인의 순서가 아닌 때에 연주를 멈출 수 있는가?

※ 어르신이 좋아하는 옛 가요(예시)

　고향의 봄 바다가 육지라면 세세년년(산홍아~)

　과수원길 반달 아리랑

　내 마음 별과 같이 뱃노래 울고넘는 박달재

　노들강변 번지없는 주막 찔레꽃

　돌아와요 부산항에 사랑은 나비인가봐 처녀 뱃사공

　목포의 눈물 섬마을 선생님 타향살이

　이상 가나다 순

(14) 레크리에이션명 : 색깔 공부

① 목적

　○ 청각적 음악적 자극을 통해 인식기능 향상, 주의력 향상, 소근육 운동, 언어 능력 훈련, 기억력 증가

　○ 기분 전환 및 우울증 감소, 불안감과 스트레스 해소

② 준비사항

　피아노(키보드) 또는 기타, 색깔 종(도, 레, 미, 파, 솔, 라), 가사판(색깔악보)

③ 주의사항

　㉠ 진행자는 분명하고 정확한 언어지시를 통해 어르신들이 알아듣기 쉽게 이끌어간다.

　㉡ 진행자는 색깔악보의 글씨를 어르신들 시력을 고려하여 크게 만든다.

　㉢ 진행자는 어르신들이 본인의 순서를 알 수 있도록 색깔악보를 짚어가며 힌트를 준다.

　㉣ 색깔악보와 컬러벨의 색깔이 같은 색이 되도록 악보를 제작한다.

　　도=빨강, 레=주황, 미=노랑, 파=초록, 솔=하늘 라=파랑

④ 진행방법

(도입)

　㉠ 진행자는 시작하는 노래를 부르며 어르신들과 인사를 나눈다.

　㉡ 진행자는 어르신들이 날짜를 기억하여 말할 수 있도록 유도한다.

(전개)

▶ 활동 1

　㉠ 진행자는 [싱글벙글] 노래를 어르신들과 함께 부른다.

　㉡ 진행자는 [싱글벙글] 노래와 함께 율동을 보여준다.

ⓒ 진행자는 [싱글벙글] 노래와 함께 어르신들이 율동을 따라하실 수 있도록 한다.

ⓔ 노래가사에 맞춰 옆 사람과 인사하도록 한다.

▶ 활동 2

㉠ 진행자는 [작은 별] 가사를 보며 어르신과 함께 노래한다.

ⓛ 진행자는 준비된 색깔악보의 색깔을 어르신들에게 알려드린다.(빨강, 노랑, 파랑 등)

ⓒ 진행자는 어르신들에게 컬러벨을 1개씩 나눠드린다.

ⓔ 진행자는 색깔악보와 같은 색의 컬러벨을 어르신들이 인식하도록 한다.

ⓜ 진행자는 색깔악보를 천천히 짚어가며 해당 색깔의 컬러벨을 가진 어르신들이 연주하도록 유도한다.

ⓗ 4번과 5번의 과정을 2회 정도 반복한다.

ⓢ 진행자는 반주에 맞추어 [작은 별]노래를 부르며 어르신들이 컬러벨을 연주하도록 한다.

(마무리)

㉠ 진행자는 어르신들이 날짜를 재회상할 수 있도록 다시 한 번 유도한다.

ⓛ 진행자는 마치는 노래를 부르며 어르신들과 인사를 나눈다.

⑤ 평가 및 기록

㉠ 진행자의 동작을 모방할 수 있는가?

ⓛ 그룹 안에서 옆 사람과 인사할 수 있는가?

ⓒ 색깔악보와 악기의 색을 연결하여 인식가능한가?

ⓔ 색깔악보를 보며 본인의 순서에서 악기를 연주할 수 있는가?

ⓜ 색깔악보를 보며 본인의 순서가 아닌 때에 연주를 멈출 수 있는가?

6) 미술활동 노인레크레이션

(1) 개념

○ 미술활동이란 '그림·조각·건축·공예·서예·종이접기·도예 등의 활동을 통해 신체적, 인지적, 정서적, 정신적 측면 등에서 긍정적 변화를 이끌어내는 과학적이고, 체계적인 방법'이다.

○ 어르신들은 집중하고, 무엇인가를 만들고, 감상하는 등의 과정을 통해 정서적 안정감과 자존감을 느끼며, 유쾌한 경험을 할 수 있을 것이다.

① 수행 인원

진행자 1명, 보조진행자(어르신의 상태와 특성을 잘 파악하고 있을 것)

② 대상 및 수행빈도

○ GDS(Global Deterioration Scale) 2~6(인지수준에 따라 난이도를 조정한다)
○ 주 2~3회 정도

▶ 원칙

○ 옛날 물건 등을 만들거나 옛날 생활활동 등을 하면서 회상활동을 실시할 수도 있다. 예를 들어, 부채 만들기, 서예 등
○ 작품에 어르신의 이름이나 자녀의 이름, 부모님 이름, 집 주소 등을 넣어 써넣도록 하여 지남력을 향상할 수 있도록 시도한다.
○ 작품을 만든 후, 작품의 의미를 발표하도록 격려하고 칭찬한다.
○ 기관에 여건에 따라 예시된 프로그램을 조정하거나, 그 외에도 다양한 프로그램을 운영할 수 있다.

▶ 주의 사항

○ 난이도가 있는 프로그램은 적절히 도와주면서 프로그램을 진행하여 좌절감을 가지지 않도록 배려한다.
○ 글루건 사용 시 화상의 위험이 있으므로 주의한다.
○ 서예를 할 때는 먹물 등으로 옷이 더러워지지 않도록 앞치마를 두른다.
○ 재료를 입에 넣거나 먹을 수 있으므로 주의 깊게 관찰한다.
○ 유리용기는 깨지기 쉽기 때문에 가급적 사용하지 않고, 사용 시에는 주의한다.
○ 철사나 가위, 필기구 등 뾰족한 물건을 주의해서 다루고, 안전하게 사용하는지 주의깊게 관찰한다.

③ 평가

○ 프로그램에 대한 평가 시에는 일반적으로 다음과 같은 내용을 관찰하여 기록한다.
  - 어르신이 프로그램에 흥미를 보이고 집중하며, 능동적으로 참여하는가?
  - 진행자가 지시하는 방법 및 순서를 기억하여 참여할 수 있는가?
  - 어르신이 도구를 사용할 수 있는가? 사용방법을 모방할 수 있는가?
  - 프로그램을 수행하는 중에 어떤 의사표현을 하였는가?
○ 어느 정도 인지능력이 있는 어르신이라면, 당일 프로그램을 얼마나 만족하는가를 시각적 만족도 측정도구를 활용하여 평가할 수 있다.

(2) 레크리에이션명 : 동그라미 만다라 만들기

① 목적

㉠ 자신의 신변정보를 기억하고,

㉡ 진행자가 제시하는 작업과정에 집중하여 지시과제를 수행하며,

㉢ 과제지시를 적절히 판단하여 집행하는 능력을 증가시킨다.

② 준비사항

달력(스티커), 8절 도화지, 원 그리는 도구, 지우개,

그리기 재료(연필, 색연필, 크레파스 오일파스텔, 사인펜), A4 종이, 완성 작품전시대(이젤)

③ 주의사항

㉠ 조용한 분위기에서 진행하는 것이 좋다

㉡ 진행자는 어르신들이 쉽게 따라할 수 있도록 간결하게 지시한다.

④ 진행방법

(도입)

㉠ 그룹원 인사 후 오늘의 기분, 날씨에 대해 묻고 계절을 확인하다(서로 본인 이름을 소개하는 시간 갖기).

㉡ 날짜가 몇 년, 몇 월, 며칠인지 묻고 달력에 직접 스티커를 붙여 표시하며 인식할 수 있도록 한다.

(전개)

㉠ 오늘 할 작업과정에 대해 소개한다.

㉡ 큰 동그라미가 그려진 원을 나누어 주고 오른손으로 원 안에 원 그리기 연습한다.

㉢ 큰 동그라미가 그려진 원을 나누어 주고 왼손으로 원안에 원 그리기 연습한다.

㉣ 큰 동그라미가 그려진 원에 원 만다라를 그리게 지시한다. 도움이 필요하면 손을 잡고 가끔 도와주도록 한다.

㉤ 어르신의 수준에 따라 다양한 재료를 활용하여 표현하도록 한다.

㉥ 어르신의 수준에 따라 단순한 바탕, 섬세한(복잡한) 바탕으로 할 수 있다.

※ 만다라 대신 고향집과 동네 그리기, 풍경(산, 집, 길, 나무, 꽃 등) 만들기 등을 할 수 있다.

(마무리)

㉠ 작업과정에 대해 순서대로 기억해본다.

㉡ 서로의 작품을 비교하며 같은 점과 다른 점을 찾아보고 서로 얘기해본다.

㉢ 마무리 인사를 한다.

⑤ 평가 및 기록

　㉠ 진행자의 지시를 이해하고 과제를 수행할 수 있는가?

　㉡ 작업 순서를 기억하는가?

　㉢ 프로그램에 집중하고, 능동적으로 참여하는가?

(3) 레크리에이션명 : 똑같은 모양 찾아 만들기

① 목적

　㉠ 제시되는 모양과 색과 크기를 인식하여 구분할 수 있도록 하고,

　㉡ 진행자가 제시하는 작업과정에 집중하여 지시과제를 수행하며,

　㉢ 과제지시를 적절히 판단하여 집행하는 능력을 증가시킨다.

② 준비사항

달력(스티커), 완성 작품전시대(이젤), 전 시간 작품, 진행자 모델용 자료
도형색종이(ㅁ, ○, △), 8절 도화지, 풀, 그리기 재료, 오일파스텔, 색연필, 고정용 스프레이

③ 주의사항

　㉠ 도형 크기의 크고 작음을 구분하지 못 하는 경우 진행자가 제시하는 것과 같은 것을 고르게 하거나 다른 방법을 제시하여 참여할 수 있도록 한다.

　㉡ 손동작의 어려움으로 도구(풀) 사용이 어려운 어르신은 미리 임시고정용 스프레이를 뿌려서 스스로 작업에 참여할 수 있도록 한다.

④ 진행방법

(도입)

　㉠ 서로 인사 후 오늘의 기분, 날씨에 대해 묻고 계절을 확인하다.

　㉡ 날짜가 몇 년, 몇 월, 몇 일 인지 묻고 달력에 직접 스티커를 붙여 표시하며 인식할 수 있도록 한다.

　㉢ 전 시간 작업 활동에 대해 기억하는지 묻고 작품을 보여주며 재인식할 수 있도록 한다.

(전개)

　㉠ 도화지와 도형색종이를 제시 후 오늘의 작업에 대해 설명을 해 준다.

　　* 오늘은 제시된 도형을 크기가 큰 순서대로 골라서 도화지에 붙일 거예요. 2가지 규칙이 있습니다. 잘 기억하세요. 우선 도형색종이가 도화지 밖으로 붙여지지 않도록 하시고, 두 번째는 도형 색종이가 서로 겹쳐서 붙여지지 않도록 공간을 잘 생각하시면서 붙여보세요.

　㉡ 제시된 도형색종이 ㅁ, ○, △을 색과 모양을 인식하고 구분할 수 있도록 한다.

ⓒ 도형색종이 ㅁ, ○, △ 중 크기가 큰 순서대로 배열해 보며 크기와 색, 모양을 구분하고 인식할 수 있도록 한다.
ⓔ 제시된 도화지에 도형 색종이를 이용하여 서로 겹치지 않게 공간을 적절하게 구성하여 본다.
ⓜ 도형을 적절히 구성한 다음 같은 크기와 색의 8절 도화지에 방금 한 작업을 보고 같은 색을 골라 같은 위치와 모양을 찾아 그림으로 다시 한 번 그려본다.

(마무리)

㉠ 작업 후 진행자가 제시하는 것과 같은 모양을 찾은 후 반복적으로 같은 모양과 색을 찾아본다.
㉡ 각각의 똑같은 모양과 색의 개수도 세어본다.
㉢ 전체 붙인 도형의 수를 세면서 작업에 대해 인지하도록 한다.
㉣ 작업과정에 대해 순서대로 기억해보며 오늘 작업에 과정에 대해 어르신이 어느 정도 기억하는지 확인한다.
㉤ 서로의 작품을 비교하며 같은 점과 다른 점을 찾아보고 서로 얘기해본다.
㉥ 마무리 인사를 한다.

⑤ 평가 및 기록

㉠ 진행자의 동작을 지시를 이해하고 과제를 수행할 수 있는가?
㉡ 작업 순서를 기억하는가?
㉢ 프로그램에 집중하고, 능동적으로 참여하는가?

(4) 레크리에이션명 : 시계 만들기

① 목적

㉠ 시간에 대한 지남력을 향상시키고,
㉡ 손의 운동기능을 향상시킨다.
㉢ 진행자가 제시하는 작업과정에 집중하여 지시과제를 수행하며,
㉣ 과제지시를 적절히 판단하여 집행하는 능력을 증가시킨다.

② 준비사항

달력(스티커), 8절 도화지, 원 그리는 도구, 지우개, 원 모양 도화지, 그리기 재료(오일파스텔, 색연필, 사인펜, 크레파스), 1~12까지 숫자 인쇄물, 풀, 가위, △모양 색종이, 할핀5)

③ 주의사항

앞서 제시한 일반적 주의사항에 따른다.

④ 진행방법

(도입)

㉠ 그룹원 인사 후 오늘의 기분, 날씨에 대해 묻고 계절을 확인하다.
㉡ 날짜가 몇 년, 몇 월, 며칠인지 묻고 달력에 직접 스티커를 붙여 표시하며 인식할 수 있도록 한다.
㉢ 전 시간 작업활동을 기억하는지 묻고 작품을 보여주며 재인식할 수 있도록 한다.

(전개)

㉠ 도화지와 도형색종이를 제시 후 오늘의 작업에 대해 설명을 해 준다.
 * 오늘은 시간을 기억할 수 있도록 시계를 만들어 볼 것 입니다. 제시된 도화지의 모양이 어떻게 되나요? 무슨 모양들이 있는지 알아볼게요.
㉡ 제시된 △모양을 인식하고 모양에 맞게 색종이를 붙인 후 모양, 색을 인지한다.
㉢ 12, 6의 숫자를 고정시킨 후 1부터 숫자를 순서대로 인식 하며 붙여 나가도록 한다.
㉣ 2가지 크레파스 색을 선택하여 시침, 분침의 모양에 색을 칠하도록 한다.
㉤ 시침과 분침을 겹쳐 놓고, 할핀을 꽂아 시침과 분침이 움직일 수 있도록 고정한다.
㉥ 끝이 두 쪽으로 갈라진 모양의 핀. 시계침처럼 고정된 상태에서 움직일 필요가 있을 때 사용함

(마무리)

㉠ 지금이 하루 중 어느 때인지 물어 보고, 시계를 보며 시침, 분침을 맞추어 보도록 한다.
㉡ 미술치료 시간을 기억하게 하고 시간을 인지할 수 있도록 한다.
㉢ 작업과정에 대해 순서대로 기억해보며 오늘 작업에 과정에 대해 어르신이 어느 정도 기억하는지 확인한다.
㉣ 마무리 인사를 한다.

⑤ 평가 및 기록

㉠ 진행자의 지시를 이해하고 과제를 수행할 수 있는가?
㉡ 작업 순서를 기억하는가?
㉢ 프로그램에 집중하고, 능동적으로 참여하는가?

(5) 레크리에이션명 : 추석과 설날 상차림

① 목적

㉠ 명절에 대해 인식하며 회상을 유도하고,
㉡ 진행자가 제시하는 작업과정에 집중하여 지시과제를 수행하며,

ⓒ 과제 지시를 적절히 판단하여 집행하는 능력을 증가시킨다.

② 준비사항

달력(스티커), 완성 작품전시대(이젤), 2절 도화지, 그리기 재료(오일파스텔, 파스텔, 색연필, 사인펜), 음식 사진. 그림, 잡지, 풀, 가위

③ 주의사항

㉠ 가위를 사용할 때는 항상 안전사고에 유의해야 한다.
㉡ 원하는 것을 선택 시 스스로 선택할 수 있도록 하고, 규칙이 필요할 시 가위, 바위, 보를 통해 순서를 합리적으로 정해서 할 수 있도록 한다.

④ 진행방법

(도입)

㉠ 그룹원 인사 후 오늘의 기분, 날씨에 대해 묻고 계절을 확인한다.
㉡ 날짜가 몇 년, 몇 월, 몇 일 인지 묻고 달력에 직접 스티커를 붙여 표시하며 인식할 수 있도록 한다.
ⓒ 전 시간 작업 활동에 대해 기억하는지 묻고 작품을 보여주며 재인식할 수 있도록 한다.

(전개)

㉠ 추석과 설의 명절에 대해 어르신들과 이야기 나누어 본다.
㉡ 추석에 특징적인 음식과 설날에 특징적인 음식을 구분해 본다.
ⓒ 작업 전 4그룹으로 나누어 조별작업이 이루어지도록 한다.
㉣ 제시된 상 모습이 그려진 도화지에 음식과 관련된 사진, 잡지, 그림을 이용해 상차림을 하여 본다.
㉤ 그 후 상차림 모습을 구체적으로 표현하여 본다.

(마무리)

㉠ 추석과 설에 대해 비교하며 이야기해 보고, 특징적인 음식, 상차림의 다른 부분을 비교해가며 대화한다.
㉡ 작업과정에 대해 순서대로 기억해보며 어르신이 어느 정도 기억하는지 확인한다.
ⓒ 서로의 작품을 비교하며 같은 점과 다른 점을 찾아보고 서로 얘기해 본다.
㉣ 마무리 인사를 한다.

⑤ 평가 및 기록

㉠ 진행자의 지시를 이해하고 과제를 수행할 수 있는가?
㉡ 작업 순서를 기억하는가?

ⓒ 프로그램에 집중하고, 능동적으로 참여하는가?

(6) 레크리에이션명 : 먹물 난화 그리기

① 목적

　㉠ 자유로운 표현으로 표현력을 향상시키고 공간을 구분할 수 있도록 하고,
　㉡ 진행자가 제시하는 작업과정에 집중하여 지시과제를 수행하며,
　㉢ 과제지시를 적절히 판단하여 집행하는 능력을 증가시킨다.
　㉣ 연상 작업을 통해 이미지를 찾고 심상을 파악한다.

② 준비사항

　달력(스티커), 완성 작품전시대(이젤), 전 시간 작품, 화선지, A4용지, 먹물, 붓, 그리기 재료(오일파스텔, 색연필, 사인펜), 풀, 가위, 한지, 색종이, 고무장갑, 젓가락, 앞치마, 신문지

③ 주의사항

　㉠ 손에 먹물이 묻는 것을 싫어하시는 경우에 고무장갑을 끼고 하거나 젓가락 또는 다른 재료를 활용하여 표현할 수 있도록 한다.
　㉡ 경쾌한 음악을 틀어주어 놀이를 하는 기분으로 긴장감을 해소해 주고 표현할 수 있도록 한다.

④ 진행방법

(도입)

　㉠ 그룹원 인사 후 오늘의 기분, 날씨에 대해 묻고 계절을 확인한다.
　㉡ 날짜가 몇 년, 몇 월, 며칠인지 묻고 달력에 직접 스티커를 붙여 표시하며 인식할 수 있도록 한다.
　㉢ 전 시간 작업 활동에 대해 기억하는지 묻고 작품을 보여주며 재인식할 수 있도록 한다.

(전개)

　　* 먹물이 튈 경우에 대비하여 신문지를 바닥에 깔고 앞치마를 한 후 작업을 시작한다.
　㉠ 준비된 먹물재료에 대해 설명하고 오늘 작업과정을 설명한다.
　　* 오늘은 먹물을 이용하여 작업을 해 볼 겁니다. 옆에 어르신에게 먹물이 묻지 않도록 조심하세요. 제가 지금 드린 종이가 무슨 종이인지 아시나요? 화선지입니다. 다른 회기에 사용했던 재료와는 다른 종이인데요. 옛날 선비들이 이 종이에 글과 그림을 많이 그렸었죠. 오늘은 이곳에 자유롭게 그림을 그리고 표현해 볼 겁니다.
　㉡ 화선지에 직선, 곡선, 자유선 등 자유롭게 선을 그어보며 먹물 사용방법을 익힌다.
　㉢ 화선지에 다양한 표현을 유도할 수 있도록 붓 이외에 스펀지, 붓, 신문지 등을 이용하여 그

리기 도구를 제시하여 다양하게 표현할 수 있도록 해 본다.

　ⓔ 표현 후 공간을 찾아 한지를 찢어 붙이거나, 그리기 재료를 이용하여 색을 칠하여 공간을 인식해 본다.

(마무리)

　㉠ 작업 후 그림에서 보이는 공간을 찾아 수를 세어보고, 모양을 연상하고 이미지 제목을 말해본다.

　ⓒ 작업과정에 대해 순서대로 기억해보며, 오늘 작업 과정에 대해 어르신이 어느 정도 기억하는지 확인한다.

　ⓒ 서로의 작품을 비교하며 같은 점과 다른 점을 찾아보고 서로 얘기해본다.

　ⓔ 마무리 인사를 한다.

⑤ 평가 및 기록

　㉠ 진행자의 동작을 지시를 이해하고 과제를 수행할 수 있는가?

　ⓒ 작업 순서를 기억하는가?

　ⓒ 프로그램에 집중하고, 능동적으로 참여하는가?

(7) 레크리에이션명 : 보물 상자 만들기

① 목적

　㉠ 상자의 색과 크기를 인식하여 구분할 수 있도록 하고 공간을 지각하게 한다.

　ⓒ 소근육 운동능력을 증진한다.

　ⓒ 진행자가 제시하는 작업과정에 집중하여 지시과제를 수행하며,

　ⓔ 지시를 이해하고, 수행하는 능력을 증진한다.

② 준비사항

달력(스티커), 완성 작품전시대(이젤), 전 시간 작품, 다양한 상자, 잡지, 사진, 풀, 가위, 숫자, 다양한 모양의 스티커, 다양한 색상-한지

③ 주의사항

　㉠ 참가자의 수준에 따라 만들어진 종이 박스에 미리 준비해 둔 사진, 스티커를 붙이는 작업으로 진행할 수도 있다.

　ⓒ 경쾌한 음악을 틀어주어 놀이를 하는 기분으로 긴장감을 해소해 주고 표현할 수 있도록 한다.

④ 진행방법

(도입)

　㉠ 오늘의 기분, 날씨에 대해 묻고 계절을 확인한다.

ⓛ 날짜가 몇 년, 몇 월, 며칠인지 묻고 달력에 직접 스티커를 붙여 표시하며 인식할 수 있도록 한다.
ⓒ 전 시간 작업 활동에 대해 기억하는지 묻고 작품을 보여주며 재인식할 수 있도록 한다.

(전개)

㉠ 마음에 드는 상자를 선택하게 한다.
ⓛ 마음에 드는 색상의 한지를 이용해서 나의 소중한 보물 상자에 무엇을 넣을까 생각해 보며 정성껏 자신의 보물 상자를 만들어본다.
ⓒ 잡지나 사진을 탐색하여 소중하게 생각하는 것의 이미지를 찾아서 골라낸다.
㉢ 이미지가 잡지 속에 있을 때와 선택이 되면 자신의 분신이 된다.
㉣ 가장 소중했던 기억들을 회상해서 이미지를 찾아오려내어 상자를 꾸민다.
㉥ 소품들을 이용해서 상징매체로 사용한다.

(마무리)

㉠ 작업 후 상자를 보여주며 설명하고 나눈다.
ⓛ 작업과정에 대해 순서대로 기억해보며 오늘 작업에 과정에 대해 어르신이 어느 정도 기억하는지 확인한다.
ⓒ 마무리 인사를 한다.

⑤ **평가 및 기록**

㉠ 진행자의 동작을 지시를 이해하고 과제를 수행할 수 있는가?
ⓛ 작업 순서를 기억하는가?
ⓒ 프로그램에 집중하고, 능동적으로 참여하는가?

(7) 레크리에이션명 : 달력 만들기

① **목적**

㉠ 수를 순서대로 구분할 수 있도록 하고,
ⓛ 계절에 따른 특징과 변화를 잘 인식하여 표현할 수 있도록 하고,
ⓒ 진행자가 제시하는 작업과정에 집중하여 지시과제를 수행하며,
㉢ 과제지시를 적절히 판단하여 집행하는 능력을 증가시킨다.

② **준비사항**

달력(스티커), 완성 작품 전시대(이젤), 전 시간 작품, 1~31이 적힌 인쇄물, 월~일 적힌 인쇄물, 풀, 다양한 색 8절지, 가위, 그리기 재료(오일파스텔, 색연필, 사인펜), 계절 사진, 예쁜 그림, 데

커레이션용 꽃과 나뭇잎, 색깔 공, 색종이, 한지, 다양한 재료

※ 계절사진이나 그림 대신 본인이나 가족의 사진을 활용하면 지남력 향상에 좋다.

③ 주의사항

- ㉠ 참여자의 수준에 따른 다양한 재료를 준비하여 표현할 수 있도록 한다.
- ㉡ 계절별 기억을 유도하여도 참여가 어려울 경우, 구체적 연상과 사물을 제시하여 기억을 유도하고 지시적인 방법으로 참여할 수 있도록 한다.
- ㉢ 경쾌한 음악을 틀어주어 놀이를 하는 기분으로 긴장감을 해소하고, 표현할 수 있도록 한다.

④ 진행방법

(도입)

- ㉠ 그룹원 인사 후 오늘의 기분, 날씨에 대해 묻고 계절을 확인하다.
- ㉡ 날짜가 몇 년, 몇 월, 며칠인지 묻고 달력에 직접 스티커를 붙여 표시하며 인식할 수 있도록 한다. 행사가 있는 날짜, 본인 및 가족 생일 등을 기억하고 표시해보게 한다.
- ㉢ 전 시간 작업 활동에 대해 기억하는지 묻고 작품을 보여주며 재인식할 수 있도록 한다.

(전개)

- ㉠ 도화지와 도형색종이를 제시 후 오늘의 작업에 대해 설명해 준다.
  * 오늘은 날짜와 요일을 잘 기억할 수 있도록 달력을 만들어 볼 것입니다. 봄, 여름의 계절에 대해 얘기해볼까요? 봄, 여름하면 생각나는 게 어떤 게 있을까요? 세부적으로 봄에 피는 꽃, 과일, 음식에 대해 이야기 나누어본다.
- ㉡ 계절(봄, 여름)에 대해 자유연상을 해보고 이야기 할 수 있도록 하고, 구체적으로 계절에 맞는 꽃, 과일, 음식 등에 대해 세부적으로 연상하며 이야기 나누어본다.
- ㉢ 계절적 주제에 맞는 다양한 재료를 이용하여 제시된 공간을 붙이고 꾸며본다.
- ㉣ 계절에서 떠오르는 기억들에 대해 이야기 나눈다.
- ㉤ 현재 몇 월이고 무슨 계절인지 인지하게 한다.
- ㉥ 제시된 공간(5×6)의 칸을 인식하도록 하고 (월~일)요일을 붙여나간다.
- ㉦ 숫자(1~31)를 순서대로 인지하며 붙여나가게 한다.
- ㉧ 1일이 O요일임을 가르쳐주고 그 칸에 붙인다. 2~31까지 한 칸에 하나씩 순서대로 붙이도록 한다.
- ㉨ 완성한 달력의 맨 위쪽에 몇 월인지 표시한다.

(마무리)

- ㉠ 작업 후 월, 요일, 날짜 확인하고 진행자와 만나는 요일과 오늘의 요일에 표시하고 인지할 수 있도록 한다.

ⓒ 작업과정에 대해 순서대로 기억해보며 오늘 작업에 과정에 대해 어르신이 어느 정도 기억하는지 확인한다.
　　　ⓒ 마무리 인사를 한다.
　⑤ 평가 및 기록
　　　㉠ 진행자의 동작을 지시를 이해하고 과제를 수행할 수 있는가?
　　　ⓒ 작업 순서를 기억하는가?
　　　ⓒ 프로그램에 집중하고, 능동적으로 참여하는가?

(9) 레크리에이션명 : 점토로 가족 얼굴 만들기

　① 목적
　　　㉠ 대상관계회복, 신체 개념 형성될 수 있도록 하고,
　　　ⓒ 진행자가 제시하는 작업과정에 집중하여 지시과제를 수행하며,
　　　ⓒ 과제지시를 적절히 판단하여 집행하는 능력을 증가시킨다.
　② 준비사항
　　　달력(스티커), 완성 작품전시대(이젤), 전 시간 작품, 점토/지점토, 4절 도화지, 그리기재료 (오일 파스텔, 연필, 사인펜), 거울, 가족사진, 지우개, 점토 도구, 보드판
　③ 주의사항
　　　㉠ 점토를 싫어하면 색이 담긴 점토, 손에 묻지 않는 점토, 지점토 등을 활용하거나 비닐장갑을 사용할 수도 있다(점점 적응하여 비닐장갑을 벗게 한다).
　　　ⓒ 반죽활동은 스트레스 해소와 팔과 손 운동에도 유용하며 감각작업으로 자유롭고 편하게 활동할 수 있도록 한다.
　④ 진행방법
　　(도입)
　　　㉠ 그룹원 인사 후 오늘의 기분, 날씨에 대해 묻고 계절을 확인한다.
　　　ⓒ 날짜가 몇 년, 몇 월, 며칠인지 묻고 달력에 직접 스티커를 붙여 표시하며 인식할 수 있도록 한다.
　　　ⓒ 전 시간 작업 활동에 대해 기억하는지 묻고 작품을 보여주며 재인식할 수 있도록 한다.
　　(전개)
　　　㉠ 도화지와 점토를 제시 후 오늘의 작업에 대해 설명을 해 준다.
　　　　* 오늘은 자신의 얼굴과 사진을 보고 가족들의 모습을 만들어 볼 거예요. 우선 거울을 보며

자신의 얼굴부터 관찰해 볼게요.
ⓒ 자신의 얼굴을 점토로 만들어 보자고 이야기 한 후, 먼 저 자신의 눈, 코 , 입, 귀, 눈썹, 머리카락 등이 어디 있는지 가리켜 보는 게임을 한다.
ⓒ 4절 도화지에 사인펜이나 오일파스텔, 연필 등을 사용하여 자기의 얼굴모습을 개략적으로 그리게 한다. 미리 얼굴 모양의 밑그림을 그려줄 수도 있다. 이때 거울을 보며 자신의 얼굴을 표현할 수도 있고, 가족들의 모습은 미리 준비한 사진을 보며 표현하도록 한다.
ⓒ 점토를 비벼서 엿가락 같이 사용할 수 있게 반죽한다.
ⓒ 밑그림 위에 점토를 붙이는데 먼저 얼굴 윤곽을 표현 하고 머리카락, 눈, 코, 입 귀, 목 등의 신체부위를 차례로 붙이도록 한다.
ⓒ 물감으로 색칠을 한다. 사진처럼 보드판에 붙인다.
※ 자기 얼굴 대신 그릇, 절구, 문패 등을 만들어 볼 수 있다.

(마무리)
㉠ 작업 후 만든 얼굴들을 보여주며 자신의 가족에 대해 소개하는 시간을 갖는다.
ⓒ 가족에 대해 고마운 점과 힘든 점 등을 이야기해본다.
ⓒ 작업과정에 대해 순서대로 기억해보며 오늘 작업에 과정에 대해 참여자가 어느 정도 기억하는지 확인한다.
ⓒ 서로의 작품을 비교하며 같은 점과 다른 점을 찾아보고 서로 얘기해본다.
ⓒ 마무리 인사를 한다.

⑤ 평가 및 기록
㉠ 진행자의 동작을 지시를 이해하고 과제를 수행할 수 있는가?
ⓒ 작업 순서를 기억하는가?
ⓒ 프로그램에 집중하고, 능동적으로 참여하는가?

(10) 레크리에이션명 : 석고 본뜨기

① 목적
㉠ 긍정적 신체개념이 형성될 수 있도록 하고,
ⓒ 진행자가 제시하는 작업과정에 집중하여 지시과제를 수행하며,
ⓒ 과제지시를 적절히 판단하여 집행하는 능력을 증가시킨다.

② 준비사항
달력(스티커), 완성 작품전시대(이젤), 전 시간 작품, 석고붕대, 그릇, 물티슈, 휴지, 점토, 신문지, 물, 채색도구(아크릴물감, 붓, 팔레트), 반짝이 가루, 반짝이 풀, 글루건, 스팽글 등

③ 주의사항
　㉠ 활동이 미약한 참가자는 함께 손을 잡고 그리도록 도와준다.
　㉡ 표현의 다양성을 존중해주고 어르신들끼리 '잘 됨'과 '잘 되지 않음'으로 평가내리지 않도록 주의한다.

④ 진행방법

(도입)
　㉠ 그룹원 인사 후 오늘의 기분, 날씨에 대해 묻고 계절을 확인하다.
　㉡ 날짜가 몇 년, 몇 월, 며칠인지 묻고 달력에 직접 스티커를 붙여 표시하며 인식할 수 있도록 한다.
　㉢ 전 시간 작업 활동에 대해 기억하는지 묻고 작품을 보여주며 재인식할 수 있도록 한다.

(전개)
　㉠ 오늘 치료할 작업의 재료를 보여주고 소개 후, 작업 과정을 설명한다.
　㉡ 개별 혹은 2인 1조로 조를 만들어본다.
　㉢ 왼쪽과 오른쪽을 구분하고 인식하는지 확인 후, 꾸며보고 싶은 손을 스스로 선택하도록 한다.
　㉣ 석고붕대 사용방법을 알려주고, 물에 적셔서 손에 붙여 보도록 한다.
　　(이때 손의 움직임이 힘든 어르신은 그룹원이나 진행자의 도움을 받을 수 있도록 한다)
　㉤ 붙은 석고붕대가 마르면 손에서 분리를 시킨 후 다양한 재료를 이용하여 표현할 수 있도록 한다.
　㉥ 표현이 다 끝나면 모두가 볼 수 있도록 판 위에 올려서 모아놓는다.

(마무리)
　㉠ 자신의 작품을 스스로 소개하고 설명할 수 있도록 한다.
　㉡ 토론활동이 어려우면 진행자가 질문을 주도해 나가도록 한다. 구체적으로 긍정적인 내용을 칭찬 또는 격려해 준다.
　㉢ 작업과정에 대해 순서대로 기억해보며 오늘 작업에 과정에 대해 어르신이 어느 정도 기억하는지 확인한다.
　㉣ 서로의 작품을 비교하며 같은 점과 다른 점을 찾아보고 서로 얘기해본다.
　㉤ 마무리 인사를 한다.

⑤ 평가 및 기록
　㉠ 진행자의 동작을 지시를 이해하고 과제를 수행할 수 있는가?
　㉡ 작업 순서를 기억하는가?
　㉢ 프로그램에 집중하고, 능동적으로 참여하는가?

6) 원예활동 노인레크리에이션

(1) 개념

- 원예활동은 식물을 매개로 한 다양한 활동의 즐거움을 통해 사회적, 교육적, 심리적, 신체적 적응력을 기르고, 이를 통하여 신체적, 정신적 회복을 추구하는 전반적인 활동을 의미한다.
- 원예활동은 신체 재활, 고통 경감, 인지자극 등을 목표로 치료 및 예방을 위해 수행된다.

(2) 수행 인원

진행자 1명, 보조진행자(어르신의 상태와 특성을 잘 파악하고 있을 것)

(3) 원칙

- 원예활동은 식물, 즉 살아있는 생명을 매개로 한다.
- 오랫동안 가족이나 주위사람의 보호를 받아왔기 때문에 자신을 보호받는 존재로 인식하기 쉬운 어르신들이 자신도 다른 무엇인가를 돌보고 키울 수 있다는 경험을 통해 자신감을 가질 수 있도록 돕는다.
- 주제식물을 통해 회상활동을 운영할 수도 있다. 예를 들어, 봉숭아 물 들이기 등
- 활동 중에도 어르신의 기억력과 집중력, 시간공간지각능력 등을 향상시키는 질문과 활동내용을 포함한다.
- 자연스러운 눈 맞춤과 신체접촉을 통해 지지적이고, 참여적인 분위기를 조성한다.
- 특정인에게만 프로그램이 집중되어 소외되는 사람이 없도록 조정한다.
- 기관에 여건에 따라 예시된 프로그램을 조정하거나, 그 외에도 다양한 프로그램을 운영할 수 있다.

(4) 주의 사항

- 글루건 사용 시 화상의 위험이 있으므로 주의한다.
- 흙이나 물 등으로 옷이 더러워지지 않도록 앞치마를 두른다.
- 가시나 독성이 있는 식물은 재료로 사용하지 않는다.
- 나뭇잎이나 흙, 재료 등을 입에 넣거나 먹을 수 있으므로 주의 깊게 관찰한다.
- 유리용기는 깨지기 쉽기 때문에 가급적 사용하지 않고, 사용 시에는 주의한다.
- 철사나 가위, 필기구, 등 뾰족한 물건을 주의해서 다루고, 안전하게 사용하는지 주의깊게 관찰한다.

○ 흙이나 선인장을 접하는 것에 거부감이 있는 어르신에게는 장갑을 이용하도록 한다.

(5) 평가

○ 프로그램에 대한 평가 시에는 일반적으로 다음과 같은 내용을 관찰하여 기록한다.
○ 어르신이 프로그램에 흥미를 보이고 집중하며, 능동적으로 참여하는가?
○ 진행자가 지시하는 방법 및 순서를 기억하여 참여할 수 있는가?
○ 어르신이 도구를 사용할 수 있는가? 사용방법을 모방할 수 있는가?
○ 프로그램을 수행하는 중에 어떤 의사표현을 하였는가?
○ 어느 정도 인지능력이 있는 어르신이라면, 당일 프로그램을 얼마나 만족하는가를 시각적 만족도 측정도구를 활용하여 평가할 수 있다.

(6) 레크리에이션명 : 새싹채소 키우기

① 목적

○ 씨앗을 뿌리는 작업을 통해 집중력과 주의력을 향상시킨다.
○ 씨앗에서 싹이 나는 과정을 관찰하도록 함으로써 생기와 활력을 제공한다.

② 대상 및 수행빈도

○ GDS(Global Deterioration Scale) 2 ~ 6(인지수준에 따라 난이도를 조정한다)
○ 손가락으로 작은 물건을 집을 수 있는 어르신

③ 준비사항

○ 새싹채소 씨앗(무순, 브로콜리, 케일, 유채 중 1가지), 접시, 종이타월이나 화장솜, 분무기

④ 주의사항

○ 어르신에게 익숙한 도구를 사용한다.
○ 수행 방법을 시범을 보이면서 천천히 큰소리로 쉽게 설명한다.
 - (GDS : Global Deterioration Scale 5 이상) 어르신들이 씨앗을 드시지 못하도록 주의한다.
 - (GDS : Global Deterioration Scale 4 이상) 분무기를 사용하는 법을 직접 시범을 보인 후 어르신이 사용할 수 있도록 한다.

⑤ 진행방법

(도입)

○ 진행자는 어르신들과 인사를 나눈다.

○ 진행자는 어르신들이 날짜를 기억하여 말할 수 있도록 유도한다.
○ 가벼운 스트레칭을 통해 간단히 긴장을 풀어준다.

(전개)

○ 싹으로 키워 먹을 수 있는 채소가 있는지 채소이름을 이야기한다.
○ 접시 위에 종이타월이나 화장솜을 두 겹으로 깔아준다.
○ 분무기로 종이타월이나 화장솜을 적신다.
○ 씨앗을 나누어주고, 색깔과 모양을 관찰한다.
○ 씨앗의 이름을 알려주고, 2-3차례 진행자를 따라 말하며 이름을 익힌다.
○ 씨앗을 손가락으로 집어 접시 위에 뿌린 후 분무기로 물을 준다.
  - (GDS : Global Deterioration Scale 2~5) 새싹채소 씨앗을 2종류 이상 키울 수 있다.

(마무리)

○ 진행자는 어르신들이 씨앗이름과 날짜를 재회상할 수 있도록 유도한다.
○ 진행자는 치료가 종료되었음을 이야기하며 어르신들과 인사를 나눈다.

⑥ 평가

○ 어르신이 진행자가 말하는 날짜와 씨앗이름을 따라서 말할 수 있는가?
○ 어르신이 초반에 알려드린 날짜와 씨앗이름을 몇 분 정도 기억하는가?
○ 진행자가 지시하는 진행순서를 기억하여 작업을 진행할 수 있는가?
○ 어르신이 도구를 사용할 수 있는가? 사용방법을 모방할 수 있는가?

(7) 레크리에이션명 : 씨앗 심기

① 목적

○ 흙을 컵으로 덜어내는 작업을 통해 일상생활에서 흔히 사용하는 도구의 사용방법을 훈련한다.
○ 흙과 물을 섞어 반죽하면서 촉각자극과 함께 어린 시절의 흙장난 등을 기억하며 기쁨을 느낄 수 있도록 한다.
○ 씨앗을 심으면서 주의력과 집중력을 향상시킨다.

② 대상

○ GDS(Global Deterioration Scale) 2 ~ 6
  (인지기능이 약한 분에게는 흙 만져보기 위주로 수행)
○ 도구(가위, 숟가락, 분무기)를 사용할 수 있는 어르신

③ 준비물
- ○ 배양토(흙), 씨앗, 플라스틱 화분, 배수판, 가위, 숟가락, 상토배합용기(대야), 분무기, 라벨, 유성펜

④ 주의사항
- ○ 어르신에게 익숙한 도구를 사용한다.
- ○ 수행 방법을 시범을 보이면서 천천히 큰소리로 쉽게 설명한다.
- ○ 시력이 좋지 않은 경우, 크기가 큰 씨앗을 사용한다.
   - (GDS : Global Deterioration Scale 6 이상) 어르신들이 흙이나 씨앗을 드시지 못하도록 주의한다.
   - (GDS : Global Deterioration Scale 5 이상) 도구(컵, 숟가락, 분무기)를 사용하는 법을 직접 시범을 보인 후 어르신이 사용할 수 있도록 한다.

⑤ 진행방법

(도입)
- ○ 진행자는 어르신들과 인사를 나눈다.
- ○ 진행자는 어르신들이 날짜를 기억하여 말할 수 있도록 유도한다.
- ○ 가벼운 스트레칭을 통해 간단히 긴장을 풀어준다.

(전개)
- ○ 가위로 배수판을 잘라 화분 안 구멍(배수구)을 막는다.
   - (GDS : Global Deterioration Scale 6 이상) 잘라진 배수판을 화분 안에 넣는다.
- ○ 대야에 담긴 배양토(흙)에 물을 넣고 숟가락으로 섞는다.
- ○ 숟가락으로 배양토를 덜어 화분에 가득 넣는다.
- ○ 씨앗을 나누어주고, 색깔과 모양을 관찰한다.
- ○ 씨앗의 이름을 알려주고, 2~3차례 진행자를 따라 말하며 이름을 익힌다.
- ○ 화분 안 흙을 손가락으로 살짝 누른 후 씨앗을 심고, 흙으로 덮는다.
- ○ 분무기로 물을 준다.

(마무리)
- ○ 진행자는 어르신들이 씨앗 이름과 날짜를 재회상할 수 있도록 유도한다.
- ○ 진행자는 치료가 종료되었음을 이야기하며 어르신들과 인사를 나눈다.

⑥ 평가
- ○ 어르신이 진행자가 말하는 날짜와 씨앗이름을 따라서 말할 수 있는가?

○ 어르신이 초반에 알려드린 날짜와 씨앗이름을 몇 분 정도 기억하는가?
○ 진행자가 지시하는 진행순서를 기억하여 작업을 진행할 수 있는가?
○ 어르신이 지정하는 횟수만큼 작업을 수행할 수 있는가?
○ 어르신이 도구를 사용할 수 있는가? 사용방법을 모방할 수 있는가?

● 계절에 따라 파종 가능한 종자

	월	1	2	3	4	5	6	7	8	9	10	11	12
채소	콩				파종				수확				
	수세미					파종				개화	수확		
	오이				파종		수확						
	옥수수				파종			수확					
	토마토				파종		수확						
	배추/무							파종			수확		
꽃	분꽃					파종			개화 및 채종				
	나팔꽃					파종			개화	채종			
	해바라기					파종			개화		채종		
	봉선화					파종	정식		개화		채종		
	코스모스							파종		개화 및 채종			

(8) 레크리에이션명 : 허브 번식시키기

① 목적

　○ 허브 잎을 손으로 만져 향기를 맡음으로써 촉각과 후각을 자극한다.
　○ 적극적인 참여를 통해 의욕을 향상하며, 어르신의 상호작용을 증진하고, 긍정적인 경험을 공유한다.

② 대상 및 수행빈도

　○ GDS(Global Deterioration Scale) 2 ~ 6
　　(인지기능이 약한 분에게는 허브 냄새 맡기, 만져보기 위주로 수행)
　○ 도구(가위, 숟가락, 분무기)를 사용할 수 있는 어르신

③ 준비사항

　○ 배양토(흙), 허브, 플라스틱 화분, 배수판, 가위, 숟가락, 상토배합용기(대야), 분무기, 라벨, 유성펜

④ 주의사항
- 어르신에게 익숙한 도구를 사용한다.
- 수행 방법을 시범을 보이면서 천천히 큰소리로 쉽게 설명한다.
- 잘라놓은 허브 줄기의 잎 모양을 살펴 줄기의 위-아래(줄기에서 뿌리에 가까운 부분)를 구분하여, 줄기 아랫부분을 화분에 심는다.
  - (GDS : Global Deterioration Scale 6 이상) 어르신들이 흙을 드시지 못하도록 주의한다.
  - (GDS : Global Deterioration Scale 5 이상) 도구(컵, 숟가락, 분무기)를 사용하는 법을 직접 시범을 보인 후 어르신이 사용할 수 있도록 한다.

⑤ 진행방법

(도입)
- 진행자는 어르신들과 인사를 나눈다.
- 진행자는 어르신들이 날짜를 기억하여 말할 수 있도록 유도한다.
- 가벼운 스트레칭을 통해 간단히 긴장을 풀어준다.

(전개)
- 허브를 나누어주고, 손으로 잎을 문질러 향기를 맡는다.
- 허브 이름을 알려주고, 2~3차례 진행자를 따라 말하며 이름을 익힌다.
- 허브 줄기를 약 3cm(손가락 두 마디)길이로 자른다.
- 가위로 배수판을 잘라 화분 안 구멍(배수구)을 막는다.
  - (GDS : Global Deterioration Scale 5 이상) 잘라진 배수판을 화분 안에 넣는다.
- 대야에 담긴 배양토(흙)에 물을 넣고 숟가락으로 섞는다.
- 숟가락으로 배양토를 덜어 화분에 가득 넣는다.
- 3cm 길이로 자른 허브줄기를 배양토에 꽂는다.
- 분무기로 물을 준다.

(마무리)
- 진행자는 어르신들이 식물이름과 날짜를 재회상할 수 있도록 유도한다.
- 진행자는 치료가 종료되었음을 이야기하며 어르신들과 인사를 나눈다.

⑥ 평가
- 어르신이 진행자가 말하는 날짜와 식물이름을 따라서 말할 수 있는가?
- 어르신이 초반에 알려드린 날짜와 식물이름을 몇 분 정도 기억하는가?
- 진행자가 지시하는 진행순서를 기억하여 작업을 진행할 수 있는가?
- 어르신이 지정하는 횟수만큼 작업을 수행할 수 있는가?

○ 어르신이 도구를 사용할 수 있는가? 사용방법을 모방할 수 있는가?

(9) 레크리에이션명 : 모종 옮겨심기

① 목적
○ 씨앗 또는 번식 후 모종으로 자라기까지의 과정을 기억하고, 발표한다.
○ 도구를 이용하여 식물체를 옮겨 심는 단순한 일상생활동작을 스스로 수행하고 훈련한다.

② 대상 및 수행빈도
○ GDS(Global Deterioration Scale) 2~6
 (인지기능이 약한 분에게는 단순한 동작 위주로 진행)
○ 도구(숟가락, 분무기)를 사용할 수 있는 어르신

③ 준비사항
○ 모종, 플라스틱 화분, 숟가락, 배양토(흙), 상토배합용기(대야), 분무기, 라벨, 유성펜

④ 주의사항
○ 어르신에게 익숙한 도구를 사용한다.
○ 수행 방법을 시범을 보이면서 천천히 큰소리로 쉽게 설명한다.
○ (GDS : Global Deterioration Scale 6 이상) 어르신들이 흙을 드시지 못하도록 주의한다.
○ (GDS : Global Deterioration Scale 4 이상) 도구(컵, 숟가락, 분무기)를 사용하는 법을 직접 시범을 보인 후 어르신이 사용할 수 있도록 한다.

⑤ 진행방법

(도입)
○ 진행자는 어르신들과 인사를 나눈다.
○ 진행자는 어르신들이 날짜를 기억하여 말할 수 있도록 유도한다.
○ 가벼운 스트레칭을 통해 간단히 긴장을 풀어준다.

(전개)
○ 식물을 옮겨 심는 이유를 생각해본다.
○ 식물 이름을 알려주고, 2~3차례 진행자를 따라 말하며 이름을 익힌다.
○ 가위로 배수판을 잘라 화분 안 구멍(배수구)을 막는다.
 - (GDS : Global Deterioration Scale 5 이상) 잘라진 배수판을 화분 안에 넣는다.
○ 대야에 담긴 배양토(흙)에 물을 넣고 숟가락으로 섞는다.
○ 숟가락으로 배양토를 덜어 화분에 가득 넣는다.

○ 기존의 화분을 양손으로 잡고 화분 아랫부분을 주무르듯 누른다.
- (GDS : Global Deterioration Scale 3~6) 화분 아랫부분을 주무르며 숫자를 세거나, 어르신들이 아는 노래(예. 고향의 봄)를 함께 부른다.
○ 기존의 화분에서 식물을 꺼내어 화분에 옮겨 심는다.
○ 숟가락으로 모자란 흙을 넣어 보충한다.
○ 라벨에 식물이름, 날짜, 본인이름을 쓰고, 화분에 라벨을 꽂는다.
- (GDS : Global Deterioration Scale 6 이상) 스스로 글씨쓰기가 어려운 어르신은 보조진행자가 라벨을 써드리고, 어르신이 화분에 라벨을 꽂는 작업에 참여하도록 한다.
○ 분무기로 물을 준다.

(마무리)

○ 진행자는 어르신들이 식물이름과 날짜를 재회상할 수 있도록 유도한다.
○ 진행자는 치료가 종료되었음을 이야기하며 어르신들과 인사를 나눈다.

⑥ **평가**

○ 어르신이 진행자가 말하는 날짜와 식물이름을 따라서 말할 수 있는가?
○ 어르신이 초반에 알려드린 날짜와 식물이름을 몇 분 정도 기억하는가?
○ 진행자가 지시하는 진행순서를 기억하여 작업을 진행할 수 있는가?
○ 어르신이 지정하는 횟수만큼 작업을 수행할 수 있는가?
○ 어르신이 도구를 사용할 수 있는가? 사용방법을 모방할 수 있는가?

(10) 레크리에이션명 : 봉선화 물들이기

① **목적**

○ 어린 시절에 무엇을 하고 놀았는지에 대한 기억(계절별, 성별)을 말해보도록 유도한다.
○ 봉선화 꽃과 잎 빻기, 비닐로 싸서 묶기 등의 작업을 수행하며 주의집중력과 사회성을 향상시킨다.
○ 어르신들끼리 서로 손가락에 봉선화 물을 들이는 작업을 통해 사회성을 향상시키고, 긍정적인 경험을 공유한다.

② **대상 및 수행빈도**

○ GDS(Global Deterioration Scale) 2~6
(인지기능이 약한 분에게는 봉선화 물을 들여 드리는 위주로 진행)

③ 준비사항

- 봉선화(화분), 막자(또는 방망이), 막자사발(또는 움푹한 그릇), 숟가락, 가위, 비닐봉지, 명주실, 백반

④ 주의사항

- 어르신에게 익숙한 도구를 사용한다.
- 수행 방법을 시범을 보이면서 천천히 큰소리로 쉽게 설명한다.
- 비닐을 실로 고정할 때 너무 꽉 묶지 않도록 주의한다.

⑤ 진행방법

(도입)

- 진행자는 어르신들과 인사를 나눈다.
- 진행자는 어르신들이 날짜를 기억하여 말할 수 있도록 유도한다.
- 가벼운 스트레칭을 통해 간단히 긴장을 풀어준다.

(전개)

- 봉선화를 관찰한다(꽃이 얼마나 피었는지 꽃은 각기 어떤 색이 있는지).
- 봉선화 꽃잎과 잎을 딴다.
- 봉선화 꽃잎과 잎을 그릇에 넣고, 방망이로 빻는다.
  - (GDS : Global Deterioration Scale 6 이상) 잘라진 배수판을 화분 안에 넣는다.
- 명반 혹은 백반을 넣어 함께 빻는다.
- 비닐과 끈을 나누어 갖는다.
- 숟가락을 이용하여 손톱 위에 빻은 봉선화를 넣고, 비닐로 감싸고 실로 감아 고정시킨다.
  - (GDS : Global Deterioration Scale 2~5) 옆 사람과 짝을 이루어 서로의 손에 봉선화 물을 들여 준다.

(마무리)

- 진행자는 어르신들이 식물이름과 날짜를 재회상할 수 있도록 유도한다.
- 진행자는 치료가 종료되었음을 이야기하며 어르신들과 인사를 나눈다.

⑥ 평가

- 어르신이 진행자가 말하는 날짜와 식물이름을 따라서 말할 수 있는가?
- 어르신이 초반에 알려드린 날짜와 식물이름을 몇 분 정도 기억하는가?
- 진행자가 지시하는 진행순서를 기억하여 작업을 진행할 수 있는가?
- 어르신이 도구를 사용할 수 있는가? 사용방법을 모방할 수 있는가?

○ 어르신이 다른 어르신과 함께 2인 1조로 작업이 가능한가?

(11) 레크리에이션명 : 컵 꽃꽂이

① 목적

○ 화려한 색의 꽃을 사용하여 시각 및 촉각을 자극한다.
○ 꽃을 조화롭게 배치하여 꽂는 작업을 통해 집중력과 균형감을 향상시킨다.

② 대상 및 수행빈도

○ GDS(Global Deterioration Scale) 2~6
 (인지기능이 약한 분에게는 꽃향기 맡기, 만져보기 위주로 수행)
○ 도구(가위)를 사용할 수 있는 어르신

③ 준비사항

○ 생화 및 소재, 가위, 플로랄 폼, 플라스틱 컵, 카드, 카드꽂이, 유성펜

④ 주의사항

○ 어르신에게 익숙한 도구를 사용한다.
○ 수행 방법을 시범을 보이면서 천천히 큰소리로 쉽게 설명한다.
○ 준비한 컵 크기에 맞게 플로랄 폼을 미리 잘라 놓는다.
○ 어르신 중에 꽃가루 혹은 특정 꽃에 알레르기가 있는 분이 있는 경우, 꽃가루가 많이 날리는 식물(예 백합, 장미)은 피한다.

⑤ 진행방법

(도입)

○ 진행자는 어르신들과 인사를 나눈다.
○ 진행자는 어르신들이 날짜를 기억하여 말할 수 있도록 유도한다.
○ 가벼운 스트레칭을 통해 간단히 긴장을 풀어준다.

(전개)

○ 플로랄 폼을 물이 담긴 대야에 넣는다.
○ 2~3분 후, 플로랄 폼이 어떻게 달라졌는지 살펴본다.
○ 물을 먹은 플로랄 폼을 컵에 넣는다.
○ 꽃을 관찰한다.
○ 꽃 이름을 알려주고, 2~3차례 진행자를 따라 말하며 이름을 익힌다.
○ 꽃을 손바닥 길이로 자른다.
○ 자른 꽃을 플로랄 폼을 넣은 컵에 꽂는다.

- GDS : Global Deterioration Scale 2~5) 꽃의 종류를 2가지 이상으로 선정하여 꽃 얼굴이 큰 것을 꽂은 후 작은 것을 꽂는다.
○ 소재를 손바닥 길이로 잘라 꽃 사이에 꽂는다.
○ 카드에 식물이름, 날짜, 본인 이름을 쓰고, 카드꽂이에 카드를 끼워 플로랄 폼에 꽂는다.
- (GDS : Global Deterioration Scale 5 이상) 스스로 글씨쓰기가 어려운 어르신은 진행자가 라벨을 써드리고, 어르신이 화분에 라벨을 꽂는 작업에 참여하도록 한다.

(마무리)

○ 진행자는 어르신들이 식물이름과 날짜를 재회상할 수 있도록 유도한다.
○ 진행자는 치료가 종료되었음을 이야기하며 어르신들과 인사를 나눈다.

⑥ 평가

○ 어르신이 진행자가 말하는 날짜와 식물이름을 따라서 말할 수 있는가?
○ 어르신이 초반에 알려드린 날짜와 식물이름을 몇 분 정도 기억하는가?
○ 진행자가 지시하는 진행순서를 기억하여 작업을 진행할 수 있는가?
○ 어르신이 도구를 사용할 수 있는가? 사용방법을 모방할 수 있는가?
○ 진행자가 지시하는 길이에 맞춰 식물 줄기를 자를 수 있는가?

(12) 레크리에이션명 : 물병 꽃싸기

① 목적

○ 화려한 색의 꽃을 사용하여 시각 및 촉각을 자극하며, 주의력을 향상시킨다.
○ 다른 어르신들과 도움을 주고받으며 사회성을 증진시킨다.
○ 물병을 만들고 꽃을 꽂는 작업방법을 기억하고 모방하는 능력을 향상시킨다.

② 대상 및 수행빈도

○ GDS(Global Deterioration Scale) 2~6
 (인지기능이 약한 분에게는 꽃향기 맡기 위주로 진행)
○ 도구(가위)를 사용할 수 있는 어르신

③ 준비사항

○ 생화(한 송이), 아세테이트지, 색깔 끈, 리본, 가위, 컵, 물

④ 주의사항

○ 어르신에게 익숙한 도구를 사용한다.
○ 수행 방법을 시범을 보이면서 천천히 큰소리로 쉽게 설명한다.

○ 물병에 꽃을 넣은 후 물이 새지 않도록 입구를 꽉 묶는다.

○ 물병이 쓰러지지 않도록 주의한다.

⑤ **진행방법**

(도입)

○ 진행자는 어르신들과 인사를 나눈다.

○ 진행자는 어르신들이 날짜를 기억하여 말할 수 있도록 유도한다.

○ 가벼운 스트레칭을 통해 간단히 긴장을 풀어준다.

(전개)

○ 꽃을 관찰한다.

○ 꽃 이름을 알려주고, 2~3차례 진행자를 따라 말하며 이름을 익힌다.

○ 꽃을 한 뼘 길이가 되도록 자른다.

○ 책상 위에 아세테이트지를 펼쳐놓고, 아세테이트지의 정중앙에 주먹을 올려놓는다.

○ (옆 사람과 짝을 지어) 아세테이트지의 한가운데 주먹을 넣고, 둥글게 감싼다.

- (GDS : Global Deterioration Scale 5 이상) 어르신은 주먹만 아세테이트지 안에 넣고, 보조 진행자가 아세테이트지를 감싼다.

○ 아세테이트지에서 주먹만 살짝 뺀 후, 물을 한 컵 넣는다.

○ 한 뼘 길이가 되도록 자른 꽃을 물병에 꽂는다.

○ 컬러타이(끈)로 입구를 묶는다.

- (GDS : Global Deterioration Scale 5 이상) 컬러타이는 철사가 들어있는 끈으로, 끈을 돌려서 고정하도록 한다.

○ 컬러타이로 묶는 곳에 리본을 묶는다.

○ 아세테이트지의 한가운데 주먹을 넣고 둥글게 감싸 컬러타이로 묶는 곳에 리본을 묶는 과정을 반복한다.

(마무리)

○ 진행자는 어르신들이 씨앗이름과 날짜를 재회상할 수 있도록 유도한다.

○ 진행자는 치료가 종료되었음을 이야기하며 어르신들과 인사를 나눈다.

⑥ **평가**

○ 어르신이 진행자가 말하는 날짜와 식물이름을 따라서 말할 수 있는가?

○ 어르신이 초반에 알려드린 날짜와 식물이름을 몇 분 정도 기억하는가?

○ 진행자가 지시하는 진행순서를 기억하여 작업을 진행할 수 있는가?

○ 어르신이 도구를 사용할 수 있는가? 사용방법을 모방할 수 있는가?

○ 진행자가 지시하는 길이에 맞춰 식물 줄기를 자를 수 있는가?
○ 어르신이 다른 어르신과 함께 2인 1조로 작업이 가능한가?

(13) 레크리에이션명 : 엽란 말이 꽃꽂이

① 목적

○ 손가락을 움직여 엽란을 둥글게 마는 작업을 통해 촉각자극 및 손의 기민성을 향상시킨다.
○ 어르신들과 즐거운 경험을 공유한다.

② 대상 및 수행빈도

○ GDS(Global Deterioration Scale) 2~5
  (인지기능이 약한 분에게는 복잡한 동작은 옆에서 도와줌)
○ 도구(가위)를 사용할 수 있는 어르신

③ 준비사항

○ 엽란, 꽃, 가위, 스카치테이프, 투명 플라스틱 컵, 카드, 카드꽂이, 유성펜

④ 주의사항

○ 어르신에게 익숙한 도구를 사용한다.
○ 수행 방법을 시범을 보이면서 천천히 큰소리로 쉽게 설명한다.
○ 컵에 물을 넣은 후에는 컵이 쓰러지지 않도록 주의한다.

⑤ 진행방법

(도입)

○ 진행자는 어르신들과 인사를 나눈다.
○ 진행자는 어르신들이 날짜를 기억하여 말할 수 있도록 유도한다.
○ 가벼운 스트레칭을 통해 간단히 긴장을 풀어준다.

(전개)

○ 엽란을 한 장씩 나누어준다.
○ 엽란 이름을 알려주고, 2~3차례 진행자를 따라 말하며 이름을 익힌다.
○ 가위로 엽란을 세로 방향으로 이등분한다.
○ 엽란을 말아 끝을 테이프로 고정한다.
○ 말아놓은 엽란을 투명한 플라스틱 컵 안에 넣는다.
○ 컵 높이의 중간까지 물을 넣는다.
○ 꽃을 한 뼘 길이로 자른다.

○ 자른 꽃을 말아놓은 엽란 안에 꽂는다.
 - (GDS : Global Deterioration Scale 5 이상) 엽란 안에 꽃줄기가 정확히 들어가는지 확인한다.
○ 카드에 식물이름, 날짜, 본인이름을 쓰고, 카드꽂이에 카드를 끼워 컵에 꽂는다.
 - (GDS : Global Deterioration Scale 5 이상) 스스로 글씨쓰기가 어려운 어르신은 보조진행자가 라벨을 써드리고, 어르신이 화분에 라벨을 꽂는 작업에 참여하도록 한다.

(마무리)
○ 진행자는 어르신들이 씨앗이름과 날짜를 재회상할 수 있도록 유도한다.
○ 진행자는 치료가 종료되었음을 이야기하며 어르신들과 인사를 나눈다.

⑥ 평가
○ 어르신이 진행자가 말하는 날짜와 식물이름을 따라서 말할 수 있는가?
○ 어르신이 초반에 알려드린 날짜와 식물이름을 몇 분 정도 기억하는가?
○ 진행자가 지시하는 진행순서를 기억하여 작업을 진행할 수 있는가?
○ 어르신이 도구를 사용할 수 있는가? 사용방법을 모방할 수 있는가?
○ 진행자가 지시하는 길이에 맞춰 식물 줄기를 자를 수 있는가?
○ 어르신이 지정한 장소에 정확히 식물을 꽂을 수 있는가?

(14) 레크리에이션명 : 포푸리 밀짚모자

① 목적
○ 포푸리를 통해 후각을 자극한다.
○ 정해진 위치에 조화를 붙이는 작업을 통해 주의집중력을 향상시킨다.

② 대상 및 수행빈도
○ GDS(Global Deterioration Scale) 2~5
 (인지기능이 약한 분에게는 복잡한 동작은 옆에서 도와줌)

③ 준비사항
○ 밀짚모자(소형), 리본, 봉장미, 포푸리, 부직포, 가위, 글루건, 테이프, 사인펜, 볼펜, 송곳

④ 주의사항
○ 어르신에게 익숙한 도구를 사용한다.
○ 수행 방법을 시범을 보이면서 천천히 큰소리로 쉽게 설명한다.
○ 시력이 좋지 않은 어르신의 경우, 밀짚모자에 미리 볼펜이나 송곳 등으로 구멍을 뚫어놓고 사인펜 등으로 표시하여 구멍이 눈에 잘 띄도록 한다.

○ 밀짚모자 안쪽에 고리를 만들어 벽 등에 걸어둘 수 있게 한다.

○ 글루건 사용 시 손을 데일 수 있으므로, 보조진행자가 작업을 보조한다.

⑤ 진행방법

(도입)

○ 진행자는 어르신들과 인사를 나눈다.

○ 진행자는 어르신들이 날짜를 기억하여 말할 수 있도록 유도한다.

○ 가벼운 스트레칭을 통해 간단히 긴장을 풀어준다.

(전개)

○ 밀짚모자를 관찰하고, 2~3차례 진행자를 따라 말하며 이름을 익힌다.

○ 리본에서 양면테이프를 떼어 밀짚모자 위에 붙인다.

○ 사인펜으로 밀짚모자 옆면에 점을 찍는다.

○ 점을 찍어둔 곳에 봉장미 줄기(철사)를 자수를 놓듯이 꽂는다.

- (GDS : Global Deterioration Scale 5 이상) 어려운 작업이므로, 보조진행자의 도움이 필요하다.

○ 밀짚모자 안쪽에서 철사를 정리하여 테이프로 붙인다.

○ 포푸리를 나누어주고, 색깔과 향기가 어떤지 이야기한다.

○ 2~3차례 진행자를 따라 말하며 포푸리 이름을 익힌다.

○ 밀짚모자 안에 포푸리를 넣는다.

○ 밀짚모자 입구를 부직포로 막는다.

(마무리)

○ 진행자는 어르신들이 소재이름과 날짜를 재회상할 수 있도록 유도한다.

○ 진행자는 치료가 종료되었음을 이야기하며 어르신들과 인사를 나눈다.

⑥ 평가

○ 어르신이 진행자가 말하는 날짜와 소재이름을 따라서 말할 수 있는가?

○ 어르신이 초반에 알려드린 날짜와 소재이름을 몇 분 정도 기억하는가?

○ 진행자가 지시하는 진행순서를 기억하여 작업을 진행할 수 있는가?

○ 어르신이 도구를 사용할 수 있는가? 사용방법을 모방할 수 있는가?

○ 어르신이 지정한 장소에 정확히 소재를 꽂을 수 있는가?

(15) 레크리에이션명 : 누름꽃 부채

① 목적

　○ 누름꽃을 배열하고 고정시키는 작업을 통해 주의집중력과 수행능력을 향상시킨다.
　○ 정해진 위치에 누름꽃을 배열하고 붙이는 작업을 통해 협응력 훈련을 한다.
　○ 과거에 단풍잎 등을 책 사이에 끼워 말리던 기억을 회상한다.

② 대상 및 수행빈도

　○ GDS(Global Deterioration Scale) 2~5
　　(인지기능이 약한 분에게는 허브 냄새 맡기, 만져보기 위주로 수행)
　○ 민첩한 손동작을 할 수 있는 어르신

③ 준비사항

부챗살, 한지, 누름꽃, 면봉, 목공용 풀, 시트지, 가위, 사인펜

④ 주의사항

　○ 어르신에게 익숙한 도구를 사용한다.
　○ 수행 방법을 시범을 보이면서 천천히 큰소리로 쉽게 설명한다.
　○ 누름꽃이 쉽게 부서질 수 있으므로 주의한다.

⑤ 진행방법

(도입)

　○ 진행자는 어르신들과 인사를 나눈다.
　○ 진행자는 어르신들이 날짜를 기억하여 말할 수 있도록 유도한다.
　○ 가벼운 스트레칭을 통해 간단히 긴장을 풀어준다.

(전개)

　○ 부챗살을 보고 사용처를 추측해본다.
　○ 부챗살을 중심으로 양면에 한지를 붙인 후, 손으로 문질러 고정한다.
　○ 부챗살 밖으로 나온 한지는 가위로 자른다.
　○ 누름꽃을 관찰하고, 2~3차례 진행자를 따라 말하며 이름을 익힌다.
　○ 한지를 붙인 부챗살 위에 누름꽃을 붙인다.
　　- (GDS : Global Deterioration Scale 5 이상) 어려운 작업이므로, 보조진행자의 도움이 필요하다.
　○ 사인펜으로 누름꽃과 연결되도록 줄기 및 잎을 그리고, 본인 이름을 쓴다.
　○ 시트지를 부채 위에 붙이고, 부채 크기에 맞게 여유분을 자른다.
　○ 부채질을 해본다.

(마무리)
- 진행자는 어르신들이 소재와 날짜를 재회상할 수 있도록 유도한다.
- 진행자는 치료가 종료되었음을 이야기하며 어르신들과 인사를 나눈다.

⑥ 평가
- 어르신이 진행자가 말하는 날짜와 소재이름을 따라서 말할 수 있는가?
- 어르신이 초반에 알려드린 날짜와 소재이름을 몇 분 정도 기억하는가?
- 진행자가 지시하는 진행순서를 기억하여 작업을 진행할 수 있는가?
- 어르신이 도구를 사용할 수 있는가? 사용방법을 모방할 수 있는가?
- 어르신이 지정한 장소에 정확히 소재를 배치할 수 있는가?

● 그림그리기, 오려붙이기, 데칼코마니, 모양 찍기

프로그램	진행내용	준비물
그림그리기 (자유화)	1) 진행자가 내용을 담은 제목을 선정하여 제시한 후 그림을 그리게 한다(어린 시절 즐거웠던 일, 봄 하면 생각나는 것 등). 2) 그림을 완성 한 후, 작품에 대한 자신의 설명과 다른 구성원의 느낌들을 이야기 나눈다.	도화지, 크레파스, 색연필
콜라주 (오려붙이기)	1) 진행자가 제목을 선정하여 제시한 후(인물, 계절, 음식, 사건 콜라주), 주제와 맞는 그림을 선택하여 도화지에 오려붙여 가며 작품을 완성한다. 2) 완성 후, 작품내용에 대한 설명을 돌아가며 이야기한다.	도화지, 풀, 가위, 잡지, 사진, 신문 등
데칼코마니	1) 진행자가 먼저 활동 방법을 직접 시범보이며 방법을 설명한다. 2) 도화지를 반으로 접어 펼친 후, 한쪽 면에만 물감을 짠다. 3) 용지를 반으로 덮어 물감이 찍히게 한 후 펼친다. 4) 나타난 모양에 대해 각자의 생각을 이야기한다.	도화지, 수채화 물감
모양 찍기	1) 여러 색의 물감을 물에 풀어 적당하게 준비한다. 2) 야채, 손바닥, 물건 등에 물감을 발라 여러 가지 방법으로 종이 위에 찍게 한다. 3) 찍혀진 모양에 대해 각자의 생각을 이야기한다.	도화지, 붓, 수채화 물감, 야채, 물건 등

7) 요리활동 노인레크리에이션

(1) 개념

- 요리활동은 음식을 매개로 한 다양한 활동의 즐거움을 통해 신체적, 인지적, 심리적, 정서적 적응력을 기르고, 이를 통하여 신체적, 정신적 회복을 추구하는 활동을 의미한다.
- 인지기능이 중등도로 손상된 어르신도 쉽게 따라 할 수 있으며, 여성 어르신은 특히 잘 따라하고 먹는 즐거움도 있어 좋아한다.

(2) 대상

- 요리에 관심이 있고, 짧은 시간이라도 집중이 가능한 어르신
- 어르신의 상태에 따라 침상이나 휠체어에서도 수행 가능

(3) 원칙

- 오랫동안 가족이나 주위사람의 보호를 받아왔기 때문에 자신을 보호받는 존재로 인식하기 쉬운 어르신들이 자신도 다른 무엇인가를 만들 수 있다는 경험을 통해 자신감을 가질 수 있도록 돕는다.
- 음식을 통해 회상활동을 운영할 수도 있다. 예를 들어, 수수부꾸미, 송편, 떡국, 화전 등
- 활동 중에도 어르신의 기억력과 집중력, 시간공간지각능력 등을 향상시키는 질문과 활동내용을 포함한다.
- 자연스러운 눈 맞춤과 신체접촉을 통해 지지적이고, 참여적인 분위기를 조성한다.
- 기관에 여건에 따라 본 지침에 제시된 메뉴 외에도 다양한 메뉴를 프로그램으로 운영할 수 있다. 예를 들어, 호떡, 토스트, 김밥, 캘리포니아 롤, 구절판, 쌈밥(호박잎, 상추, 양배추, 기타 쌈 야채), 화전, 야채고기 꼬지, 팬케이크, 유자차 만들기, 삶은 콩 까기 등

(4) 주의 사항

- 화기 사용 시 화상의 위험이 있으므로 주의한다.
- 옷이 더러워지지 않도록 앞치마를 두른다.
- 유리용기는 깨지기 쉽기 때문에 가급적 사용하지 않고, 사용 시에는 주의한다.
- 칼, 이쑤시개 등 뾰족한 물건은 안전하게 사용하는지 주의 깊게 관찰한다.
- 인지기능이 저하되어 요리프로그램을 진행하기도 전에 식재료를 모두 잡수시는 어르신의 경우 바로 드실 수 없는 식재료(송편 반죽, 밀가루 반죽 등)를 드려 활동하게 할 수 있다.

(5) 평가

- 프로그램에 대한 평가 시에는 일반적으로 다음과 같은 내용을 관찰하여 기록한다.
- 어르신이 프로그램에 흥미를 보이고 집중하며, 능동적으로 참여하는가?
- 진행자가 지시하는 방법 및 순서를 기억하여 참여할 수 있는가?
- 어르신이 도구를 사용할 수 있는가? 사용방법을 모방할 수 있는가?
- 프로그램을 수행하는 중에 어떤 의사표현을 하였는가?

○ 어느 정도 인지능력이 있는 어르신이라면, 당일 프로그램을 얼마나 만족하는가를 시각적 만족도 측정도구를 활용하여 평가할 수 있다.

(6) 레크리에이션명 : 송편

① 목적

○ 운동능력, 학습 및 기억능력, 전두엽 관리기능, 정서기능 향상

② 준비물

○ 쌀가루, 팥, 찜통, 가스레인지

③ 효과

○ 동기부여, 정서적 순화, 자신감 향상

④ 방법

㉠ 송편을 만들어 보자고 이야기한다.
㉡ 오늘 날짜를 이야기한다.
㉢ 음력 8월15일이 무슨 날인지 이야기한다.
㉣ 추석에 하는 풍습에 대하여 이야기한다.
㉤ 쌀가루를 나누어 주고 물로 반죽을 한다.
㉥ 나누어 준 속을 쌀가루 반죽 안에 집어넣는다.
㉦ 송편을 예쁘게 만든 다음 자기만의 독특한 표식을 해놓는다.
㉧ 송편을 다 찐 후에, 자신이 만든 송편을 찾아본다.
㉨ 맛있게 먹는다.

⑤ 주의사항

○ 불을 사용하므로 화상사고 조심해야 한다.

⑥ 평가

○ 어르신이 프로그램에 흥미를 보이고 집중하며, 능동적으로 참여하는가?
○ 진행자가 지시하는 방법 및 순서를 기억하여 참여할 수 있는가?
○ 어르신이 도구를 사용할 수 있는가? 사용방법을 모방할 수 있는가?
○ 프로그램을 수행하는 중에 어떤 의사표현을 하였는가?

(7) 레크리에이션명 : 유부초밥

  ① 목적

    ○ 주의 집중력, 운동능력, 학습 및 기억능력, 전두엽 관리기능 향상

  ② 준비물

    ○ 유부초밥 피, 양념된 밥, 비닐장갑, 접시

  ③ 효과

    ○ 동기부여, 손의 감각을 기르고, 성취감, 정서적 순화, 자신감 향상

  ④ 방법

    ㉠ 유부초밥을 만들어 보자고 이야기를 한다.
    ㉡ 서로 인사하고 오늘이 며칠인지 날짜를 말해 보도록 한다.
    ㉢ 초밥 만드는 과정을 설명해 드린다.
    ㉣ 양념한 밥과 유부를 나누어 드린다.
    ㉤ 양념한 밥을 손으로 동그랗게 만든다.
    ㉥ 유부 속에 동그랗게 만든 밥을 넣는다.
    ㉦ 유부초밥을 만들어 접시에 예쁘게 담는다.
    ㉧ 자신이 만든 초밥을 먹어 보고 주위 사람들에게 선물하여 서로 나누어 먹는다.

  ⑤ 평가

    ○ 어르신이 프로그램에 흥미를 보이고 집중하며, 능동적으로 참여하는가?
    ○ 진행자가 지시하는 방법 및 순서를 기억하여 참여할 수 있는가?
    ○ 어르신이 도구를 사용할 수 있는가? 사용방법을 모방할 수 있는가?
    ○ 프로그램을 수행하는 중에 어떤 의사표현을 하였는가?

(8) 레크리에이션명 : 샌드위치

  ① 목적

    ○ 운동능력, 전두엽 관리기능 향상

  ② 준비물

    ○ 사각식빵, 포도잼, 버터, 치즈, 칼

③ 효과

  ○ 동기부여, 일상생활 능력 향상, 정서적 순화, 자신감 향상

④ 방법

  ㉠ 인사를 하고 샌드위치를 만들어 보자고 한다.
  ㉡ 재료의 이름을 맞춘다.
  ㉢ 각 재료를 나누어 준다.
  ㉣ 식빵의 한쪽에는 포도잼을 바르고 다른 쪽 식빵에는 버터를 바른다.
  ㉤ 두 빵 사이에 치즈를 넣고 합친다.
  ㉥ 완성한 것을 4조각으로 자른다.
  ㉦ 자신이 만든 샌드위치를 먹어 보고, 주위 사람들에게 선물하여 나누어 먹는다.

⑤ 평가

  ㉠ 어르신이 프로그램에 흥미를 보이고 집중하며, 능동적으로 참여하는가?
  ㉡ 진행자가 지시하는 방법 및 순서를 기억하여 참여할 수 있는가?
  ㉢ 어르신이 도구를 사용할 수 있는가? 사용방법을 모방할 수 있는가?
  ㉣ 프로그램을 수행하는 중에 어떤 의사표현을 하였는가?

(9) 레크리에이션명 : 팥빙수

  ① 목적

    ○ 운동능력, 학습 및 기억능력, 전두엽 관리기능 향상

  ② 준비물

    ○ 얼음, 팥, 젤리, 떡, 초코시럽, 딸기시럽, 우유, 팥빙수 기계, 그릇, 숟가락

  ③ 효과

    ○ 동기부여, 정서적 순화, 계절감각, 자신감 향상

  ④ 방법

    ㉠ 팥빙수는 어느 계절에 먹는지 이야기한다.
    ㉡ 팥빙수 재료가 되는 것을 돌아가면서 말해본다.
    ㉢ 준비해 온 팥빙수 재료를 보여주고 이름을 맞추어본다.
    ㉣ 각자의 그릇에 얼음을 팥빙수 기계로 갈아서 나누어 준다.
    ㉤ 그릇의 얼음 위에 각자 준비한 재료(팥, 젤리, 떡, 초코시럽, 딸기시럽, 우유)를 얹는다.

ⓑ 완성된 팥빙수를 맛있게 먹는다.

⑤ 평가

○ 어르신이 프로그램에 흥미를 보이고 집중하며, 능동적으로 참여하는가?
○ 진행자가 지시하는 방법 및 순서를 기억하여 참여할 수 있는가?
○ 어르신이 도구를 사용할 수 있는가? 사용방법을 모방할 수 있는가?
○ 프로그램을 수행하는 중에 어떤 의사표현을 하였는가?

(10) 레크리에이션명 : 과일샐러드

① 목적

○ 언어 및 언어 관련 능력, 전두엽 관리기능

② 준비물

BC ¼ ○ 딸기, 방울토마토, 바나나, 밀감통조림, 플레인 요구르트, 마요네즈, 설탕, 땅콩, 건포도, 사과, 도마, 칼, 접시

③ 효과

○ 동기부여, 자신감 향상, 성취감

④ 방법

㉠ 시작음악(전래동요)을 틀어 놓은 상태에서 어르신들을 모신다.
㉡ 각자의 소개를 한다. 오늘의 날짜를 말한다.
㉢ 과일 샐러드에 들어가는 재료를 이야기한다.
㉣ 준비해 온 재료의 이름을 맞춘다.
㉤ 도마와 칼을 나누어 드리고, 분담을 하여, 과일을 깎고, 자르도록 한다.
ⓑ 자른 과일을 마요네즈와 플레인 요구르트를 섞어서 버무린 다음 작은 접시에 나누어 드린다.
㉦ 다함께 맛있게 먹는다.

⑤ 주의사항

○ 칼과 접시를 사용하므로 사고조심

⑥ 평가

○ 어르신이 프로그램에 흥미를 보이고 집중하며, 능동적으로 참여하는가?
○ 진행자가 지시하는 방법 및 순서를 기억하여 참여할 수 있는가?
○ 어르신이 도구를 사용할 수 있는가? 사용방법을 모방할 수 있는가?

○ 프로그램을 수행하는 중에 어떤 의사표현을 하였는가?

(11) 레크리에이션명 : 수박화채

① 목적
○ 학습 및 기억능력, 전두엽 관리기능, 정서기능 향상

② 준비물
○ 수박, 방울토마토, 오렌지, 사과, 바나나, 탄산음료, 그릇, 도마, 칼

③ 효과
○ 동기부여, 상호교류를 통해서 사회성 향상

④ 방법
㉠ 인사를 한다.
㉡ 오늘의 날짜를 물어본다.
㉢ 각각의 과일의 이름을 물어본다.
㉣ 테이블의 중앙에 모든 재료를 둔다.
㉤ 도마와 칼을 나누어 준다.
㉥ 각자 분담하여(참가자들의 기능을 고려하여 나누어 준다) 과일을 여러 가지 모양으로 썬다. 수박은 숟가락으로 동그랗게 판다.
㉦ 수각의 재료가 섞일 때마다 다시 한 번 이름을 가르쳐준다.
㉧ 각종 과일을 섞은 후 탄산음료를 붓는다.
㉨ 완성하여 나누어 먹는다.

⑤ 주의사항
○ 칼과 접시를 사용하므로 사고조심

⑥ 평가
○ 어르신이 프로그램에 흥미를 보이고 집중하며, 능동적으로 참여하는가?
○ 진행자가 지시하는 방법 및 순서를 기억하여 참여할 수 있는가?
○ 어르신이 도구를 사용할 수 있는가? 사용방법을 모방할 수 있는가?
○ 프로그램을 수행하는 중에 어떤 의사표현을 하였는가?

8) 안위증진 노인레크리에이션

(1) 레크리에이션명 : 발 마사지

① 목적

발바닥을 주기적으로 자극하여 신체적 긴장과 스트레스를 해소하고, 혈액순환 개선 및 질병의 예방과 건강회복에 도움을 준다.

② 대상 및 수행빈도

○ GDS(Global Deterioration Scale) 2~7
○ 주 2~3회 정도(어르신의 반응에 따라 조정한다)

③ 주의사항

㉠ 발마사지 시행시간은 30~40분 정도가 좋다.
㉡ 어르신의 건강상태에 따라 누르는 힘과 시간을 조절한다.
㉢ 한 반사구 부분만 너무 오랫동안 자극하지 않도록 한다.
㉣ 발 마사지 시 어르신의 뼈를 상하게 하지 않도록 주의한다.
㉤ 준비사항
○ 심신을 편안하게 해줄 수 있는 조용한 음악
○ 준비물품 : 지압봉, 발전용 소독제, 발마사지 크림, 수건, 따뜻한 물

④ 진행방법

㉠ 발마사지 순서는 왼쪽→오른쪽 순으로 실시한다.
㉡ 발 소독제를 뿌린다.
㉢ 발전용크림을 바르고 위 아래로 주물러 올라간다.
㉣ 지압봉으로 발의 각 반사구를 마사지 한다.
㉤ 발가락 사이를 골고루 마사지 한다.
㉥ 혈액순환을 위해 용천 부위를 누르며 마사지한다.
㉦ 무릎 위 10cm까지 마사지를 하여 준다.
㉧ 마사지 후 따뜻한 물을 마시며 휴식을 취한다.

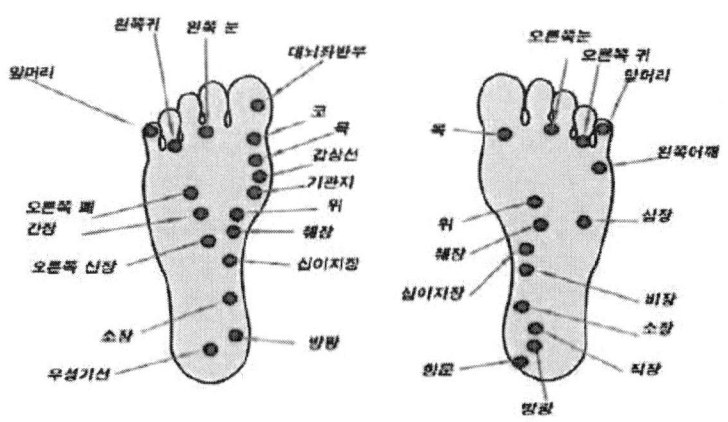

【발 반사구】

(2) 레크리에이션명 : 아로마 활동

① 목적

- ○ 방향성 약용식물에서 추출한 식물성오일로 심신의 균형을 회복시키는 아로마활동을 이용하여 어르신들의 스트레스를 해소하고 정서적 안정감을 향상시킨다.
- ○ 소외감, 고독감, 불면증, 우울감 등의 제 증상을 완화시켜 심신의 건강을 증진시킨다.

② 대상

- ○ GDS(Global Deterioration Scale) 2~7
  인지기능 손상이 많은 분은 아로마 향기를 맡는 것을 중심으로 유도한다.
- ○ 어르신의 상태에 따라 침상이나 휠체어에서도 상시 수행 가능

③ 수행 인원

진행자 1명, 보조진행자(아로마 조작법, 어르신의 상태와 특성을 잘 파악하고 있을 것)

④ 주의사항

- ○ 아로마 오일이 효과를 발휘하는 것이므로 아로마 마사지나 다른 활동 시에 무리하게 힘을 주지 않는다.
- ○ 어르신의 심신의 건강상태에 따라 아로마 오일과 프로그램을 선택한다.
- ○ 아로마 오일 사용 시, 아주 적은 양을 사용한다(성인기준 1㎖일 경우, 어르신은 0.5㎖).
- ○ 알레르기 반응이 있거나, 고혈압, 천식 등의 질환이 있는 어르신의 경우 위험할 수 있으므로 어르신을 면밀히 관찰한다.

○ 프로그램에 사용되는 오일을 피부 부위에 직접 사용하지 않도록 한다.

⑤ 준비사항

- ○ 참가인원 : 10~15명
- ○ 아로마 오일(에센셜오일, 베이스오일, 시너지오일) 및 도구, 따뜻한 차, 컵이나 대야, 수건, 음악 CD 등

⑥ 진행방법

- ○ 도입 : 아로마 활동과 오일에 대한 간단한 설명과 함께 향긋한 오일의 향을 맡아 심신을 편안하게 만든다.
- ○ 진행 : 아로마 오일로 다양한 프로그램을 실시한다(마사지를 실시하거나 아로마 만들기).
- ○ 마무리 : 아로마 활동 이후의 느낌을 나누며 마무리한다.

【어르신에게 도움이 되는 향과 오일】

오일의 종류	적응 증상
갈릭(garlic)	저혈압, 동맥경화
로즈(rose)	혈액순환 촉진, 긴장완화, 스트레스
로즈마리(rosemary)	기억력, 집중력 강화, 신경증
라벤더(lavender)	불면증, 우울증 및 불안, 정서안정, 긴장해소
레몬(lemon)	집중력강화, 기분전환, 자신감부여, 면역력, 고혈압
버가못(bergamot)	긴장완화와 이완, 불안해소, 우울증
사이프러스(cypress)	분노완화, 불면 및 비애감 완화, 집중력 강화
클라이세이지(clary sage)	정서안정, 과거집착에서의 탈피
카모마일(chamomile)	불안 진정, 긴장 완화, 근심 및 분노해소, 우울증
제라늄(geranium)	불면증, 분노감, 우울증, 부정적 기분 완화
페퍼민트(peppermint)	정신피로, 집중력 강화, 안정과 이완

【프로그램 예시】

방법	진행 내용	준비물
아로마 미술활동	1) 가벼운 손 마사지를 한다. 2) 자신의 느낌을 자연스럽게 이야기하면서 반죽그릇에 황토물을 만들어 서서히 반죽한다. 3) 변화하는 황토반죽의 느낌을 함께 나눈다. 4) 어르신이 원하는 황토그림을 2절지에 그리면서 표현을 통하여 스트레스를 해소한다. → 미술활동의 표현력과 아로마의 진정 이완작용이 어우러져 다양한 효과를 볼 수 있고, 다양한 재료를 사용할 수 있다.	황토, 아로마 에센셜 오일, 물, 반죽그릇, 앞치마, 2절지
아로마 관절통증 완화연고 만들기	1) 대부분의 어르신이 고통 받는 관절염의 원인과 불편함에 대해 경험을 나누며 관절염에 좋은 오일 향을 맡아본다. 2) 관절염의 자기관리법과 아로마활동의 효과에 대해 설명한다. 3) 도구와 유리 용기들을 소독용 에탄올로 깨끗이 소독한다. 4) 비즈왁스를 녹인 후 캐리어오일과 에센셜오일 순서로 넣는다. 5) 소독한 연고 용기에 나누어 담고, 라벨을 붙인다. → 아로마 관절연고를 만드는 동안 관절염 고통을 완화시키는 스트레칭을 함께 배운다.	에센셜오일, 캐리어오일, 비즈왁스, 비커, 유리막대, 가열도구, 소독용 알코올, 키친타월, 연고용기
아로마 수면향 만들기	1) 수면장애나 두통이 있는 어르신이 각자의 증상과 불편함에 대해 경험을 나누며 수면과 두통에 좋은 오일의 향을 맡아본다. 2) 수면장애나 두통의 원인 및 대처법과 아로마활동의 효과를 설명한다. 3) 도구와 유리 용기들을 소독용 에탄올로 깨끗이 소독한다. 4) 유리비커에 캐리어오일을 넣은 후 에센셜 오일을 첨가한다. 5) 소독된 용기에 나누어 담고, 라벨을 붙인다. → 아로마활동과 건강관리방법까지 함께 나누고, 수면장애, 우울감, 정신집중, 가려움 등 다양한 만들기가 가능하다.	에센셜오일 캐리어오일 유리비커, 유리막대, 저울 소독용 에탄올 소독된 용기, 라벨지

9) 연중행사 노인레크리에이션

(1) 목적

- ㅇ 생신잔치, 나들이, 산책, 명절 등 특별활동 프로그램을 통해 어르신의 고독감 해소와 일상생활에 활력을 주고, 어르신 간 유대강화와 심리적 안정을 취한다.
- ㅇ 특별활동 진행으로 자신들에 대한 관심과 사랑의 표현을 통해 자긍심과 자존감이 향상될 수 있다.

(2) 주의사항

- ㅇ 특별활동을 실시하기 전 직원별로 업무를 역할분담을 하여 어르신의 수발 및 보호, 행사 진행에 차질이 없도록 한다.
- ㅇ 지역사회와 연계하여 1·2·3세대, 동년배와의 교류의 기회로 활용한다.

(3) 레크리에이션명 : 생신 잔치

- 이용 어르신들이 가정에서 지내는 생일을 파악하여 가능한 생일당일 생일잔치를 실시한다. 어르신이 많은 경우 월 1회로 잔치할 수 있다.
- 생신잔치를 위해 풍선장식, 현수막 등 데커레이션을 하고, 평소와는 다른 즐겁고 흥겨운 분위기를 고취시킨다.
- 생신을 맞은 주인공을 자리에 앉게 한 후, 파티용 왕관을 쓰고, 동료 어르신, 직원, 봉사자 등의 축하인사를 받는다.
- 생신 상차림을 준비한 후, 축하식을 진행한다(생일축가, 케이크 절단, 생일선물 전달).
- 특별간식을 마련하여, 함께 나누어 먹는다.

(4) 레크리에이션명 : 야외 나들이

- 나들이를 계획하여 시설거주 어르신에게 야외체험의 기회를 제공한다.
- 나들이 활동 시 역할을 분담하여 어르신의 수발과 보호에 차질이 없도록 하며, 이탈사고에 대비하여 연락체계를 마련한다.
- 나들이에 필요한 물품들을 준비한다.
- 목적지에 도착하여 야외활동을 즐긴다.
  예 장기요양기관 인근 근린공원, 민속촌, 통일전망대, 남산타워, 박물관, 바닷가 등

(5) 레크리에이션명 : 명절 행사

- 주간보호 시설 전 직원이 한복을 입고, 어르신들도 단장해드린다.
- 전 직원이 "까치 까치 설날은~" 노래를 합창하고, 어르신들에게 세배를 드린다.
- 미술활동과 연계하여 상호 덕담을 나누며 소망을 적은 열매를 다는 "새해 소망나무"를 만드는 것도 좋다.
- 명절놀이인 윷놀이를 하며 명절의 정취를 극대화한다.
- 프로그램 중간 어르신의 모습을 사진 촬영하여 각 가정에 보내드려 기억을 되새길 수 있도록 한다.

(6) 레크리에이션명 : 어버이날 행사

- 행사 전 감사 편지, 간식, 선물 등을 준비한다.
- 지역사회 어린이집 및 유치원과 연계하여 "1·3세대 통합프로그램"으로 진행한다.

- 전 직원, 어린이들과 함께 "어버이 은혜"를 합창한다.
- 어린이집 아동들이 이용어르신들의 가슴에 카네이션을 달아드리며 감사의 마음을 전한다.
○ 어버이날을 맞아 특별식을 준비하고 음식을 먹는다.

(7) 레크리에이션명 : 노인의 날 행사

○ 10월 2일 노인의 날의 의미를 알리고 행사를 주최한다.
○ 어버이날을 맞아 특별식을 준비하고 음식을 먹는다.
○ 가족들을 초청하여 바자회 등을 운영할 수 있다.

10. 노인웃음치료 레크리에이션

1) 웃음의 효과와 원칙

(1) 웃음의 정의

웃음이란? "기쁨의 표현으로 즐거움을 수반한 신체적 자극·기쁨·우스꽝스런 현상이며 웃음 유발요인에 대한 신체적 감정의 자발적인 감정표현으로써 자신의 심리상태를 신체적으로 나타내는 유쾌한 정신활동의 작용으로 나타나는 감정적 산물"이라고 정의할 수 있다. 웃음치료는 웃음으로 인간의 신체와 정신을 건강하게 하고 삶의 질을 높여주며, 궁극적으로 참된 행복을 찾도록 하는 것이다. 병원에서 고칠 수 있는 병은 전체 질병의 20% 정도라고 한다. 그렇다면 병원 외에 다른 방법도 분명히 있을 것인데 병원에서 행해지는 의료 기술 외에 다른 방법을 보통 대체의학이라고 한다. 웃음치료는 단어에서 치료라는 말이 들어가지만 실제로 진료나 직접적인 치료는 결코 아니다. 인간의 내면적인 자가 치유 능력과 자생 능력을 키우도록 유도하며 그것도 방법을 제시하면 스스로가 노력해서 행동과 자기암시로 치료하는 방법이다.

(2) 웃음의 필요성

웃음은 현대사회의 만병의 원흉으로 알려진 스트레스를 완화 또는 억제하거나 제거하는데 도움을 주고 있다. 또한 웃음을 만든다는 것은 유머감각에 의존함이 매우 효과적이다.

웃음을 웃기 위해서 필요한 조건은 스스로가 어린아이처럼 순수한 마음으로 즐거운 태도를 가지게 한다. 따라서 유머감각은 태어날 때부터 가지고 있다고 하기 보다는 연습과 훈련으로 더 많이 얻어질 수 있는 감각적 기술이라고 강조하고 싶다. 그러나 태어날 때 우리 인간은 출생의 축복으로 웃음이 생득된 하나님의 귀한 선물임을 강조하고 싶다.

대부분의 웃음치료에서 이유 없이 웃는 것이 무척 어려운데, 이것은 웃음을 막는 가장 큰 장애물 때문인데 이것이 바로 억압과 부끄러움이고 이것들을 없애기 위해 웃음건강세미나에서 많은 회원들을 소집하여 그냥 웃기 시작하여 자연스럽게 웃을 수 잇도록 훈련 하는 데 있다. 웃음그룹이 크면 클수록 웃기가 쉬워진다는 사실을 기억하면서 혼자보다, 2~3명이 모여 웃기 시작하자. 그리고 더불어 함께 살아가면서 웃음치료활동의 일환으로 서로에게 칭찬하기를 생활화하면 그 효과가 더욱 향상될 것이다.

(3) 억지웃음과 진짜웃음의 효과성

자극받은 웃음을 자연스런 웃음으로 바꾸는 것은 다음과 같다.
① 좋은 눈 맞춤이 우리를 웃긴다.
② 우둔한 이론이 우리를 웃긴다.
③ 놀이와 기쁨이 우리를 웃긴다.
④ 어린애 같은 행동이 우리를 웃긴다.
⑤ 횡설수설하는 설명이 우리를 웃긴다.
⑥ 웃기고자 하는 그 자체가 웃긴다.
⑦ 이유 없이 그냥 웃는 것이 우리를 웃긴다.

사람들은 너무 수줍어서 자신감의 결핍으로 좋은 눈 맞춤을 잘 하지 못한다. 그러므로 웃음치료에서 좋은 눈 맞춤을 배운다는 것은 우리의 자신감을 향상시켜 주는 것이다.

놀이는 그룹 안에서 특별히 막대한 즐거움을 준다. 어린이들은 게임을 하면서 많이 웃는다. 웃음건강세미나에서는 여러 가지 놀이로 다른 형태의 자극된 웃음을 고안해 내며 즐거움을 위하여 게임을 발달시키고 있다. 가장 중요한 것은 사람들을 적극적으로 참여하도록 하고 웃게 만드는 일이다.

(4) 현명한 생활과 칭찬의 웃음

웃음치료에서는 남을 비난하지 않고 그들의 의견을 존중하며 경청하는 일이 매우 중요하다. 남의 감정을 읽고 남의 소리를 귀담아 듣는다.

웃음의 전신은 자신의 행복을 만드는 것뿐만 아니라 다른 사람들의 행복도 만들어 낸다. 우리의 삶속에 날마다 불평불만을 터뜨리고 변화가 없는 삶 속에서 사람들에게 웃음은 무언가 좋은 방법이 될 것이다.

전인건강 향상을 위한 실용적인 방법들이 많이 있는데 그 중에서도 웃음과 놀이로 치유와 함께 건강을 유지하는 칭찬과 웃음에 대하여 살펴보고자 한다.

(5) 웃음치료 레크리에이션의 실천 원칙

① 인간의 존엄성과 개별화의 원칙 (사랑으로)

웃음임상치료에 포함되는 모든 대상자는 존엄한 인간으로서 개인의 감정, 사고(思考), 행동, 생활양식, 경험, 가치관, 의식 등은 각기 존중되어야 할 권리가 있음을 의미한다. 웃음임상치료사는 특히 의료기관이나 사회복지현장의 근무자, 보호자나 혹은 치매환자, 정신질환, 장애인 등에 대한 선입견이나, 편견을 탈피하여야 한다.

② 자기결정의 원칙 (욕심이 아닌 열정으로)

웃음임상치료사는 웃기는 코미디언이나, 개그맨이 아니라 웃음이라는 감정의 도구와 신체도구를 활용하여 운동적인 효과를 나타내도록 돕는, 즉 웃을 수 있도록 돕는 협력자이다. 이에 웃음임상치료사는 대상자를 획일적으로 다루거나, 억압적으로 의도해서는 안 되며, 존중과 진심으로 대해야 한다.

③ 전체성의 원칙 (지속적으로)

웃음임상치료를 함에 있어 치료대상자를 전체성(holistic)을 지닌 인간으로 이해해야 하고 받아들여야 한다. 즉 개개인의 신체적, 사회적, 심리적, 영적인 측면에서 전반적인 이해가 이루어져야 웃음임상치료와 그것에 동반되는 여러 가지 치료를 지속적으로 받아들여질 것이다.

웃음치료도 대학과정 이상에서 전문교과서를 체계적으로 학습하고, 일정시간 이상의 교육실습을 이수한 자가 자격시험을 거쳐 전문 자격증을 획득하여야 하나 아직 우리나라에서는 그런 전문기관이 있는 것은 아니다. 다만 명지대학교에 유머웃음치료학 석사과정이 2006년도에 개설되어 운영되고 있다

(6) 웃음의 효과

① 신경계

우리가 알고 있는 몸속의 유쾌물질이라고 부르는 엔도르핀은 스트레스에 가장 좋은 치료제이자 중독이 되지 않는 천연진통제이다. 이 엔도르핀은 체내에서 자동적으로 생성되는 것이 아니라 마음과 감정과 깊은 관계가 있다. 우리의 마음이 기쁘고 즐거우면 자동으로 엔도르핀이 많이 생성되지만, 반대로 우울하고 속상하면 엔도르핀과 정반대의 효과를 나타내는 아드레날린이 생성 된다. 따라서 웃음은 이 엔도르핀을 생성시키는 가장 효과적인 촉진제이며 특히 스트레스 해소에 가장 좋은 치료제로 알려지고 있다

- 엔도르핀, 엔케팔린의 분비로 긴장을 완화하고, 통증을 억제하는 효과
- 알파파의 증가로 기억력과 집중력을 높여준다.

- 웃으면 산소공급이 2배로 증가하여 머리가 좋아진다는 임상 결과가 나옴

② 호흡기계

- 폐활량이 좋아 진다. 심장 박동수가 2배로 증가하고, 폐 속에 남아있는 나쁜 공기를 신선한 산소로 빠르게 바꾸어 준다.

③ 심혈관계

현대사회에서는 수많은 스트레스가 만병의 근원이다. 웃음은 혈액순환의 개선작용은 물론 면역체계와 소화기관을 안정시키는 치료 작용을 하는데, 혈압을 떨어뜨리고 스트레스를 진정시키는 효과가 있음이 증명되고 있다.

웃음은 자신의 건강을 도와 줄 뿐만 아니라 다른 사람에게도 전이되며 치유의 기능을 가지고 있는 우리에게 가장 아름다운 정서적 표현이다.

- 스트레스와 분노, 긴장을 완화시켜 심장마비를 예방할 수 있다.
- 동맥이 이완되기 때문에 혈액의 순환을 좋아지게 하고 혈압을 낮추어 준다.
- 혈당도 낮추어 준다.

④ 소화기계

웃음이 우리에게 주는 선물은 다양하다. 웃음은 해로운 감정이 스며드는 것을 예방하며 막아주는 방탄조끼라고 노먼 커즌스박사는 강조하고 있다. 이러한 웃음은 억지로 웃는 웃음조차도 확실한 효과가 있다.

- 웃음은 천연 소화제다(기분이 좋을 때 소화호르몬이 촉진되어 음식물의 소화를 돕는다).

⑤ 비뇨기계

- 요실금 예방

⑥ 근육계

- 쾌활하게 웃으면 우리 몸의 650개 근육 중 231개가 움직이고, 얼굴 근육은 15개가 움직인다. (입고리 당김근이 올라가 동안의 비법)
- 다이어트 효과(한 번 크게 웃는 것은 5분 에어로빅 한 효과, 윗몸 일으키기 25번 한 효과, 15초 박장대소는 100m 전력 질주한 효과)

⑦ 내분비계

- 웃음은 혈액 내 아드레날린과 스트레스 호르몬인 코티졸의 양을 줄여준다.
- 침 속에 IgA의 농도가 증가하여 저항력을 키워주고 감기 예방 효과가 있다.

⑧ 면역계

웃음은 감기는 물론 각종 질병과 신체적인 불건강 요소를 건강하게 만들며, 특히 알레르기 예방

에도 효과가 있다.

뿐만 아니라 혈액내의 코티졸의 양을 감소시키고 피를 맑게 해주는 청혈효과도 있다. 우리는 웃는 순간부터 인체근육의 650개 중에서 231개를 움직여 안면 운동효과를 증대시킨다.

⑨ **웃음은 내적 조깅 운동**

아무도 웃기지 않았는데 서로 바라보며 손뼉을 치며 마음껏 웃는다. 웃음은 좋은 유산소운동이다. 정신적 스트레스를 해소하는데 큰 효과가 있으며 긴장감을 풀어주고 우울한 마음을 기쁘게 하며 행복감에 빠지게 한다. 웃을 때 얼굴 근육을 통해서 뇌세포에 전달되면서 도파민, 엔돌핀, 다이돌핀 등 여러 행복호르몬이 흘러 전신에 퍼지고 건강케 하며 면역력을 뛰어나게 한다.

(7) 웃음에 대한 종류와 구분

- 웃음의 종류
  ① 미소(微笑) : 소리 없이 입가에 웃음 짓는 알 듯 모를 듯한 웃음
  ② 고소(苦笑) : 기분을 표현하지 아니하며 감추는 듯한 쓴웃음
  ③ 홍소(哄笑) : 입을 크게 벌리고 떠들썩하게 웃는 웃음
  ④ 냉소(冷笑) : 상대방을 무시하고 경멸하는 비웃는 웃음
  ⑤ 조소(嘲笑) : 상대를 불신하면서 가벼운 비판과 비웃음
  ⑥ 실소(失笑) : 어처구니없음의 상태에서 자신의 무의식적 웃음
  ⑦ 박장대소(拍掌大笑) : 손뼉을 치며 한바탕 크게 웃는 웃음

웃음 성공학에서는 3가지가 필요하다. 그 일을 성공시키기 위하여 준비할 것이 무엇이며, 내가 가지고 있는 것이 무엇이며 내가 할 수 있는 일이 무엇인가를 생각하면서 실천하는 것이 매우 중요하다. 그리고 자신이 맡은 일에 최선을 다하는 것 역시 중요하다. 유아나 어린이의 웃음은 신체적 감정의 웃음인 간지러울 때나 배설물이 나올 경우에 흔히 웃는다. 아동기 이후는 정신적·사회적인 웃음을 여유로운 미소로 표현하는 자연스러움의 스마일을 한다. 청년기 이후가 되면 체면과 가식적인 웃음과 계면쩍은 웃음을 한다. 장년기에는 수많은 사회적인 경험으로 여러 번의 좌절과 성공을 반복 경험하면서 실패하면 쓴 웃음을, 성공하게 되면 성취감으로 박장대소하는 웃음을 하게 된다. 노년기 접어들면 정신적 완숙기의 삶속에서 주름을 디딤돌 삼아 노련미와 함께 완성적인 소리 없는 미소와 고독의 웃음을 하게 된다.

(8) 실전 각종 웃음법

- 거울을 보면서 스스로의 표정을 보면서 하거나 서로 마주보고 웃어보자.

- 웃음도 운동이라고 생각 근육을 만들 듯이 웃음표정도 만들어보자.
- 처음에는 어색하지만 어느덧 멋지게 웃는 나의 모습이 될 것이다.
- 웃으면 대박이다. 꾸준히 연습하면 대박의 꿈을 이룰 것이다.

① 도레미 웃음운동

다양한 얼굴 근육을 자극하고 유연하게 풀어주는 운동. 낮은 도에서 높은 도까지 8음계를 각각 10초 동안 크고 분명한 소리로 발성 한 후 음악멜로디에 맞추어 웃음을 도입한다. 뽀뽀뽀, 송아지 노래를 '하하하'로 개사하여 불러본다.

② 순발력 웃음운동

지식경영으로 유명한 이랜드에서 훈련시키는 미소훈련법, '하나'하는 구령에 엄지와 검지를 V자로 형태로 만들어 입 주변에 대면서 웃음형태를 만든다. '둘'하면 원래의 표정으로 돌아온다. 10번 반복하여 나만의 웃음표정이 자리 잡도록 한다. 마주 보고 먼저 웃은 사람이 이기는 게임으로 응용한다.

③ 하마 웃음운동

굳어진 근육을 조금은 과격하게 움직여주는 웃음법. 하마가 크게 하품을 하고 있는 장면을 연상하면 쉽다. 입을 크게 쩍 벌린 후 10초 이상 유지한 뒤 자연스럽게 입을 벌리다. 가능하면 날숨으로 쉼을 쉬면 좋다. 아침에 눈을 뜨자마자 하마 운동으로 얼굴근육을 자극해주면 좋다.

④ 하 히 후 헤 호 웃음운동

'하 히 후 헤 호' 연습을 통해 '아하하하하하', '이히히히히', '우후후후후후', '에헤헤헤헤헤', '오호호호호호' 같은 멋지고 자연스런 웃음소리를 만들어보자. 한 번 웃을 때 최소한 10초 정도는 웃음소리를 이어간다.

⑤ 행복 웃음운동

언어 중추신경은 전체 신경에 매우 강한 영향을 미치기 때문에 행복하고 기쁜 언어를 사용하면 자신도 모르는 사이에 행복에 빠져 들게 된다. '행복하게~' '신나게~' '기쁘게~' '즐겁게~'와 같은 행복과 관련된 단어들을 활용해보자. 이런 단어를 말할 때는 마음속으로도 행복한 생각을 하며 입을 최대한 옆으로 크게 벌리는 것이 중요한다. '행복하게'라는 말을 할 때는 실제로 행복했던 기억을 떠올리고, '신나게'라는 말을 할 때는 정말로 신나게 놀았던 추억을 떠올리면 웃음운동을 배가할 수 있다.

⑥ 장군 웃음운동

웃음은 병균을 막는 항체인 인터페론 감마의 분비를 증가시켜 바이러스와 각종 질병의 면역력을 높인다. 웃음은 모르핀보다 300배 이상 강력한 효과를 갖고 있는 엔케팔린이라는 호르몬의 분비를 촉진시킨다. 또한 암을 잡는 자연 살상 세포인 NK세포의 힘을 증강시켜준다. 웃음은 우리 몸을 해로운 병마로부터 막아주는 장군의 갑옷 같은 것이다. 사극드라마의 장군들의 모습을 연상하면서 "애들아!" 하면 손을 구부리고 허리를 구부리면서 "네! 장군" 하고 외친다. 이어서 "병마가 몰려온다! 웃음으로 물리쳐라!!" 외치면 다함께 장군처럼 "으하하하하!!!! 가소롭다!!!" 하고 웃는다. 진짜 장군처럼 동작을 취하고 웃음소리를 호탕하게 하면 기운이 생긴다.

⑦ 조개 웃음운동

조개웃음은 조개가 입을 벌렸다가 닫는 모양을 흉내 내는 웃음법이다. 먼저 두 손바닥을 포갠 뒤 손을 앞으로 내민다. 그리고 '하하하하'라고 웃을 때 조개가 입을 벌리듯이 두 손을 벌린다. 이 웃음법은 마치 문을 열어 복을 끌어당기는 듯한 기분으로 연습하면 더욱 좋다. 입을 크게 벌리고 호흡이 뱃속에서부터 나오도록 하면 효과적이다.

2) 웃음치료와 레크리에이션의 실제

(1) 레크리에이션명 : 시장 보기

① 진행방법

㉠ 팀별로 팀장을 선출한다.
㉡ 리더가 요구하는 물건을 팀원 전원이 협력하여 빨리 구해 리더에게 갖다 주는 게임이다. 선착순! (노래 끝날 때까지)
㉢ 물건이 도착하는 순위대로 점수를 준다(100점, 80점, 60점, …)
㉣ 여러 회를 반복하여 팀 성적을 매긴다.

② 준비물

물건은 쉽게 구할 수 없는 것이 좋다.
예 구멍난 양말, 손톱깎이, 흰 머리카락, 씹다버린 껌 등.

(2) 레크리에이션명 : 시계게임

① 진행방법

㉠ 진행자가 운을 띄우는 것으로 게임을 시작한다.
㉡ 손에 차는 시계는? (손목시계),
㉢ 벽에 다는 건? (벽시계),
㉣ 책상 위의? (탁상시계)

ⓜ 세종대왕의? (해시계),

ⓗ 자명종이 울리는? (알람시계)

ⓢ 큰 추가 달린 건? 괘종시계죠. 우린 모두 그 괘종시계가 됩니다.

ⓩ 똑~딱 똑~딱 두 팔이 추가 되는 겁니다. 아래로 움직이니까 바보 같죠?

ⓒ 그래서 우리는 위로 움직입니다. "똑~딱 똑~딱…"

ⓚ 참여자는 진행자와 함께 시계소리를 내면서 두 팔을 움직입니다.

ⓣ 그리고 진행자가 말하는 숫자(시간)만큼 박수를 치게 합니다.

ⓟ 처음엔 쉬운 것부터… 1시 '짝', 3시 '짝짝', 10시 '짝~~~~짝'

1시반 '?' (시간 반엔 한 번 울립니다.), 13시 '짝~~~~짝짝'(13시는 1시니까 한 번!)

② 주의사항

시계게임은 박자를 맞추면서 천천히 진행하는 것이 중요하다 진행자도 박자를 맞추면서 시간을 말하고, 참여자들도 박자에 맞게 박수를 친다.

③ 마무리

분위기 고조를 위해 맞춘 팀은 함성을 지르거나 "화이팅!"을 하게 한다. 맞추고도 기뻐하는 기색이 없는 팀은 감점처리를 해도 좋다.

(3) 레크리에이션명 : 주먹보

이 게임도 옛날 게임이지만, 사용을 해도 무난하다. 옹고지신 이라는 말이 있다. 오래된 게임도 약간 변화를 주어거나 다듬으면 새롭게 느껴지고 재밌는 법이다. 노래도 옛날의 노래를 리메이크 해서 불러도 난리인데 말씀이야, 새로운 게임을 만드는 것도 좋지만 응용하는 것부터 배우자.

① 진행방법

㉠ 둘이서 '가위 바위 보'를 합니다. 이긴 사람은 "이겼다!"라고 외치며 손을 높이 들고 만약 비긴 경우에는 비기는 순간 손바닥으로 앞사람 이마를 가볍게 먼저 터치하는 사람이 이기는 겁니다.(사실 말이 가볍게 이지하다 보면 그렇게 되나 급한데~) 다같이 "가위 바위 보!" --- 왁짝지껄-- "첫판은 항상 연습입니다." (다시 진행한다.)

㉡ 승부가 나면 진 사람이 이긴 사람의 귀를 잡게 한다. 그리고 눈도 감게 한다. 그리고 재빨리 이렇게 외친다. "이긴 사람은 진 사람 겨드랑이 간지럼 태워주기~"라고. 방금은 몸을 풀었고 이번엔 진짜 본 게임입니다. 다같이 가위 바위 보! 진 사람은 보자기를 만들되 산에서 야호 하듯이 손을 모아(리더의 동작 시범) 앞으로 내밀고 대기, 이긴 사람은 취권의 뱀처럼 손을 만들어 진 사람의 양손에 손목까지 집어넣도록 유도한다. 동요나 간단한 노래를 부르다가 리더가 중간에 "뺑이야"라고 외치면 보자기 한 사람은 상대의 손이 빠져 나가기 전에 잡는

데. 잡은 사람은 한 입 꽉 비어 먹어도 좋다고 말해주고, 이긴 사람은 손을 얼른 빼서 앞사람 배꼽을 꼭 찌르는 순발력 게임.

② 주의사항

마지막 동작 중에서 "뼁이야"라는 말을 쉽게 해서는 안 된다. 뼁이야 라고 외칠 듯한 표정과 노래의 강약으로 긴장감을 조성한 후에 어느 순간 "뼁이야"라고 외쳐보자. 여기서 그칠게 아니라 이긴 사람과 진 사람이 역할을 바꿔서 해본다. 이번에는 "뼁이야"라는 소리가 들리면 배꼽을 찌르는 게 아니고 주먹을 쥐고 앞사람 코를 향해서 그냥 쭉 뻗는 거라고 말해주고 진행한다. (물론 코피 나는 사람 하나도 없다)

(4) 레크리에이션명 : 코, 귀 잡기

① 진행방법

㉠ 오른손으로는 코를 잡고, 왼손으로는 오른쪽 귀(×자로 엇갈려)를 잡는다.
㉡ 리더의 "바꿔!" 구령에 왼손은 코, 오른손은 왼쪽 귀를 잡는다.
㉢ 또 한번 "바꿔!" 구령에는 원위치.
㉣ 양손을 교차하면서 동시에 코, 귀를 잡기란 쉽지 않다.

② 요령 : 숙달이 되면 "바꿔!" 구령에 3번 연달아 하게 한다.

③ 도움말 : 산만한 분위기를 조정하거나 도입부에 사용하면 좋다.

(5) 레크리에이션명 : 가라사대

① 진행방법

㉠ 사회자가 앞에 "***가라사대~"라고 시작하는 말에만 사람들이 움직여야 한다. (***에는 과이름, 동아리이름 등을 넣는다.)
㉡ 가라사대라고 했는데 움직이지 않거나, 가라사대라고 말을 했는데 움직이는 사람이 걸리게 된다.
㉢ 사회자가 재치 있게 유도를 해 나간다.
  "우스라 가라사대, 오른팔 드세요~"
  "우스라 가라사대, 오른팔을 흔드세요"
  "더빨리~" (이땐, 가라사대라는 말이 없다)
  "우스라 가라사대 옆 사람을 간지럽힙니다~!!"

"네. 수고하셨습니다. 이제 손을 내리시고." (역시 가라사대가 없다)

② 요령 : 리더는 최대한 대상들이 헷갈리게 해야 한다.

> "가라사대 오른손 올려", "왼손도 마저 올려", "가라사대 박수 3번 시작", "박수 2번 시작", "지금까지 걸린 사람을 위해 박수!" 이때 박수를 쳐도 걸린다.

(6) 레크리에이션명 : 도레미파솔라시도

① 먼저 인원을 4팀으로 나눈다.
② 그 다음에 각 팀별로 돌아가면서 음정 높이기를 한다.
③ 처음에는 잘되는데 한 옥타브씩 올릴 때마다 돼지 멱따는 소리가 나온다. 그때마다 웃음 "폭발"한다.
④ 그 다음에는 음정 내리기를 한다. 참여한 모든 사람들이 겸손하게 된다.
⑤ 음정 올리기와 내리기를 한바탕 한 다음 이번엔 몸으로 건반을 만든다.
발목 → 도, 무릎 → 레, 배꼽 → 미, 가슴 → 파, 어깨 → 솔, 머리 → 라, 두손하늘 → 시, 두손 흔든다 → 도
⑥ 그 부위를 손으로 집어 가면서 '도레미파솔라시도 도시라솔파미레도'를 한다.
⑦ 어느 정도 숙달되면 "학교종"이나 "고향의 봄" 노래를 계명창으로 한다.

(7) 레크리에이션명 : 노래맞추기

① 팀의 대표를 한명 뽑는다.
② 그 대표에게 노래제목을 알려주면, 자기 팀에게 단어 하나로 그 노래를 불러준다.
예를 들어, 산토끼 노래를 "콩"으로 부른다.
(콩~~콩콩 콩콩콩 콩~콩콩 콩콩콩 ······)
③ 팀은 그 노래의 제목을 맞춰야 한다.
④ 제한 시간 내에 많은 노래를 맞추는 팀이 이긴다.

(8) 레크리에이션명 : 다함께 차차차

이번 라운드는 팀 별로 돌아가면서 노래와 춤을 보여 주는 시간이다. 미리 준비한 노래곡목을 적은 카드를 여러 장 준비 해 두었다가 팀장이 나와서 카드를 한 장 뽑게 하고 그 카드에 적혀 있는 노래를 아는 사람이 마이크를 잡고 노래를 하되, 노래는 한 사람 또는 두 사람 정도로 하고 나머지 팀원은 춤을 추는 것이다. 노래를 소화시키며 잘 부를 경우 500~1000점, 팀원이 잘 놀아주는 보너스

점수는 200~500점으로 점수를 준다.

(9) 레크리에이션명 : ○ × 퀴즈 게임

① 준비 : 퀴즈 문제

② 진행

　㉠ 리더가 먼저 아리송한 퀴즈 문제를 낸다.
　㉡ 퀴즈 문제가 맞는다고 생각하는 사람들은 ○표가 있는 곳에 모이고, 틀리다고 생각하는 사람들은 ×표가 있는 곳에 모인다.
　㉢ 정답을 발표하고, 맞추지 못한 사람들은 탈락시킨다.
　㉣ 같은 방법으로 2회전, 3회전, …을 진행한다.
　㉤ 계속 반복하면 퀴즈 챔피언이 탄생!

③ 요령 : 퀴즈 문제는 일반적이고 흥미로운 것으로 선택한다.

　　예) 돼지 저금통은 우리나라에서 먼저 만들었다 ·············· ×
　　○ 얼룩말의 줄무늬는 하얀색이다 ······················· ○
　　○ 고래도 생선이다 ································ ×
　　○ 원숭이도 지문이 있다 ····························· ○
　　○ 뱀은 뒷걸음을 칠 수 있다 ·························· ×
　　○ 바나나의 씨는 없다 ······························· ○
　　○ 물고기 혀는 있다 ································ ×
　　○ 오징어의 피는 푸르다
　　○ 뱀의 혀는 두 개다 ······························· ×
　　○ 고양이도 잠을 잘 때 꿈을 꾼다 ····················· ○

④ 도움말 : ○,× 표지판을 만들면 좋다.

　진행 Point: 퀴즈는 흥미롭고, 문항 수는 넉넉하게 알쏭달쏭한 문제로 준비한다. 문제를 냈을 때는 대상이 충분히 O, X 여부를 선택하도록 여러 번 반복하여 불러주고, 도우미(보조진행)를 두어 틀린 사람은 즉시 자리로 돌아 갈 수 있도록 유도한다. 최종적으로 남은 한 사람에게는 큰 상품을 준비해 두었다가 바로 시상한다.

(10) 레크리에이션명 : 퀴즈를 위한 넌센스 문제

　○ 병균들 중에서 가장 계급이 높은 병균은? → 대장균

○ 흑인들은 검정색을 무슨 색이라고 하나? → 살색

○ 대머리의 머리와 얼굴의 한계는? → 세수할 때 비누칠 하는 곳까지

○ 위에서 아래로 자라는 것은 고드름이다. 제멋대로 자라는 것은? → 여드름

11. 노인장기요양기관의 상담기술

1) 상담의 내용기술

(1) 의사소통의 기술

다른 사람의 감정, 사고, 사상, 욕구, 기대를 알 수 있고 어르신에 대한 존중과 관심을 전달한다. 노인이 무엇을 전달하려고 하는지 파악한다. 조언은 어르신의 의존심을 길러주고 결과가 나쁠 경우 신뢰도가 떨어진다. 연민은 문제를 집착하게 만들 수 있다. 예를 들면 우울증 있는 어르신에게 동정한다면 계속 슬픈 이야기만 할 것이다.

① 즉각적 반응

"그래요" "그랬군요" "아~" "으흠" "응" "참" "어이구" "세상에" "아하~" "네~" "맞아요" "계속하세요" "그래서요" "정말 그렇겠네요" "알겠어요"

② 반응

다른 사람이 방금 말한 것을 반복한다. 의미를 분명하게 하고 이슈나 상황을 좀 더 자세히 설명하도록 하기 위함이다.

> 노   인 : 우리 가족은 장례식에서 소리 내어 운 것을 부끄러워하지.
> 사회복지사 : 부끄러워하신다고요? (강조반응)
> 노   인 : 응. 가족들은 나를 부끄러워하지.
> 　　　　　 왜냐하면 우리 가족들은 남들 앞에서 감정을 들어내지 않거든요.

③ 적절한 고개의 끄덕임

상대방이 중요한 이야기를 방금 마쳤을 때, 어르신가 말을 이해하고 있는지 궁금할 때, 적절하게 끄덕임, 적절하지 않으면 경망스럽고, 잘 듣지 않는다는 느낌을 준다.

④ 긍정적 피드백

- 게으름 ➡ 침착하다, 여유 있다, 부드럽다, 늦추다.
- 분노 ➡ 사랑의 증거
- 성급하다 ➡ 활동적, 분명하다.

- 반대 ➡ 자기 자신의 방법으로 할 수 있는 것을 찾는 것
- 심한 욕 ➡ 자신이 괴롭고 힘들다고 하는 표현
- 잔소리 심한 ➡ 관심을 보이다, 최선을 다하려 하다, 돌보고 싶은 마음이 많다는 표현이다.
- 남편의 과음과 주사 ➡ 남편은 자신의 고민과 스트레스를 해소하는 방법으로 술을 마시고 있다. 남편은 부인과 같이 스트레스를 해소할 방법을 찾지 못하고 있으며 방법을 안다고 해도 실행할 요기가 부족하여 주변사람의 도움을 요청하고 있다

⑤ 상담의 구조화

가. 상담여건의 구조화

상담시간이 45~50분, 정신역동적인 첫 상담일 경우 2시간 정도 소요될 수 있음을 사전에 고지한다. 상담횟수는 내담자의 문제수준, 자아강도, 해결의지 등으로 결정한다. 상담시간을 지키지 못한 경우 연락방법을 알 수 있도록 사전에 안내한다.

> ○○ 어르신이 저와 상담하게 되면 특별한 경우를 제외하고는 일주일에 한 번이며 45분 정도 상담을 하게 되는데 만약 약속을 지키지 못하면 미리 상담실로 연락 주시기 바랍니다. 연락처는 02-3399-0000입니다. 제가 연락할 경우 연락할 수 있는 전화번호를 알려주셨으면 합니다.

나. 상담관계의 구조화

상담과정은 어떻게 진행 되는가? 노인심리상담사와 내담자의 역할은 무엇인가? 등을 구조화한다.

> ○○○ 어르신은 상담실에 오셨을 때 어떤 도움을 받을 수 있을 거라고 생각하셨어요? …… 네, 저는 ○○○ 어르신의 …… 문제를 어떻게 하면 해결할 수 있는지 ○○○ 어르신과 함께 생각해 보게 될 겁니다. ○○○ 어르신께서도 상담하실 때 솔직하게 마음을 털어놓고 어르신의 문제를 해결하기 위해 적극적으로 노력을 해 주셨으면 합니다.

다. 비밀보장의 구조화

내담자의 비밀보장은 의무 한다. 비밀보장은 특수한 상황에서는 한계가 있을 고지한다.

> ○○○ 어르신과 상담한 내용은 비밀이기 때문에 ○○○ 어르신의 허락 없이는 아무에게도 얘기하지 않습니다. 하지만 부득이하게 제가 비밀을 지켜주지 못할 경우가 있는데 이런 경우는 제가 보기에 자신을 해칠 위험이 있거나, 다른 사람을 해칠 위험이 있는 경우입니다.

⑥ 심층적 공감

초기단계의 공감은 노인의 불편감을 초래할 우려가 있다. 즉 노인의 내면을 너무 알고 있는 경우에도 부담이 될 수 있다. 따라서 표현하지 않는 부분을 파악할 필요가 있으며 노인의 이야기 속

에 분명하게 표현되지 않는 것을 사회복지사가 파악해야 한다. 자각하기 두려워 표현하지 않는 감정을 사회복지사가 찾아내어 전달할 필요가 있다

2) 노인장기요양기관의 상담기술

명료화, 재진술, 반영, 요약, 질문, 주제, 연관성 파악, 재구조화, 직감, 제안, 정보제공, 자기표현 등이 이에 해당된다. 상담은 소통이다. 소통에서 시작하여 소통으로 끝난다.

(1) 명료화

노인의 모호한 진술 다음에 사용되는 질문 형태의 반응기술이다.

> 노   인 : 나는 그런 말을 들으면 반드시 그런 상황이 떠올라
> 사회복지사 : 그런 말이 어떤 말씀인지, 그런 상황이 어떤 상황인지 말씀해주실 수 있으셔요?

① 명료화 요령

- "....은 ~라는 뜻입니까?"
- "......은 ~라는 말씀이십니까?"
- "예를 들어서 다시 설명 말해 주시겠습니까?"
- "이해가 잘 안 됩니다. 노인이 말씀하고자 하는 바를 좀 더 분명하게 말씀해 주실래요?"

② 명료화 시기

진정한 사고, 감정, 행동, 경험을 명확하게 파악하는데 유용하다.
- 노인이 구체적으로 말하도록 돕고자 할 때
- 노인의 진술내용을 정확하게 들었는지 확인하고자 할 때
- 모호, 혼돈되는 진술내용을 명확하게 할 때
   또한 명료화는 자기이해를 심화시킬 때 적절하다.
- 노인은 자신의 고민과 문제를 몰입하여 자신의 일부를 누락, 왜곡, 일반화시킴
- 추상적인 어휘들을 사용하는 경향
- 불안으로부터 자존감을 보호, 방어할 때

사회복지사는 모호한 메시지를 이해하지 못한 상태에서 마치 이해하는 태도는 금지해야 한다. 상담 중 모호한 점, 모순된 점을 노인이 확실하게 알기 위해 사회복지사가 질문을 하고 노인의 문제를 거울에 비쳐 보듯이 분명하게 하는 것이다. 상담 중간, 중간에 주기적으로 노인이 말한 의미를 분명히 하는 것이다. 따라서 문제가 무엇인지 분명하지 않는데도 빨리 듣고 지나가는 것은 도움 되지 않다. 분명히 하고자 할 경우 그 부분을 질문한다.

> 사회복지사 : 여기서 약간 혼란스럽습니다. 병원에 누워 있는 손녀딸을 면회하지 못하도록 막는 사람이 누구세요?

> 할아버지 : 할머니가 나를 옴짝달싹 못하게 만들거든. 계속 잔소리만 하고 그럴 때마다 옛날의 기억이 되살아나 불같이 화가 나서 할멈에게 막 큰소리를 지르게 되지. 그러고 나면 할멈이 날 위해서 그러는데 괜히 화를 냈구나 싶어서 미안해져요. 그러다가 또 화를 내고 내가 미친것 같아.
> 사회복지사 : 할머니에게 화가 나면서 미안하기도 하시고. 두 가지 감정을 가지고 있네요.(반영) 그러면서 어르신의 모습이 바람직하지 못하다고 느끼시고 있으시네요.(명확화)

② 재진술(restatement = 바꾸어 말하기)

어떤 상황, 사건, 사람, 생각을 진술하는 내용을 사회복지사가 다른 동일한 말로 바꾸어 기술이다. 노인의 경험, 사고, 행동에 관한 내용 중 중요한 부분을 함축적으로 되돌려주는 기술이며, 노인이 말한 내용에 초점을 맞추게 하거나, 자신이 말한 핵심을 깨닫도록 돕고자 사용한다.

가. 재진술 요령

노인이 말한 핵심내용중 상담자가 편견 없이 파악한 상황, 사건, 사람, 생각에 초점을 맞추어 상담자의 말로 바꾸어 기술하는 것이다.

- "~ 상황이시군요?" : 상황초점
  - 예 "배우자의 건강이 악화되고 있으나 어르신의 체력이 떨어져 수발이 어려운 상황이시네요?"
  - 예 "자식들에게 재산을 나누어 준 후 현재 경제상태가 썩 좋지 않은 상황이시네요?"
- "~(일, 사건)이 있으셨군요" : 사건초점
  - 예 "자녀 문제로 시작된 갈등이 결국 부부싸움으로 번지게 되셨네요."
- "(사람을) ~하게 여기는군요?" : 사람초점
  - 예 "며느리가 너무 자기 자식만 챙기는 사람으로 여기시는군요."
  - 예 "어르신은 어르신의 아들이 너무 자기 자식만 챙긴다는 거죠?"
- "(……에 대해) ~생각하는 군요" : 생각초점
  - 예 "어르신은 며느리가 늦게 퇴근한 것은 어르신이 싫어서 그런 거라고 생각하시는 거네요?"
  - 예 "어르신께서 할머니에게 화를 내는 것 때문에 할머니가 어르신을 싫어한다고 생각하시네요?"

나. 재진술 시기

자신이 한말의 내용에 주의를 기울이도록 돕는 역할을 할 경우 재진술을 사용한다.

- 노인이 지나치게 자기 파괴적인 말을 할 때
- 노인이 어떤 이야기를 하고 있는가를 되돌려 주고자 할 때
- 노인이 느낌에 대한 반응이 다소 이르다고 판단될 때

- 심각성을 강조하거나 깨닫게 하고자 할 때
- 노인의 과열된 상호작용을 진정시키고자 할 때

다. 주의사항

똑같은 말로 반복하는 것이 아니라 다른 참신한 말로 바꿔주는 것이다. 어느 부분에 초점을 맞춰 돌려줄지에 내용 선택 중요, 후속되는 탐색의 방향이 달라진다. 반영은 함께 쓸 수 있다. 반영: 어르신이 말한 내용 속에 담긴 감정을 말해주는 것이다.

- 상투적인 표현과 동어반복을 피함
    → 방해받는 느낌과 상담자가 앵무새 같다는 느낌을 받게 됨
- 핵심적인 부분에 초점을 맞춤
    → 후속 대화가 엉뚱한 방향으로 흐를 수 있음
- 노인의 스타일에 따라서 재진술의 기회를 적당히 조절함.
    → 노인이 바꿔 말하기를 좋아하지 않으면 자제할 필요가 있음.

③ 반영

노인의 느낌, 정서 부분을 상담자가 그 느낌의 원인이 되는 사건, 상황, 사람, 생각과 함께 다른 동일한 말로 바꾸어 말해 주는 기술이다.

가. 반영 요령

어르신의 감정상태와 그 감정의 원인에 대한 공감과 이해가 선행되어야 한다.

- "어르신의 감정은 ……한 것 같군요."
- "어르신에게는 아직도 ……한 감정이 남아 있군요."
- "그래서 어르신이 느낀 감정은 일종의 ……이군요."
- "어르신은 마치 ……처럼 보입니다."
- "……라고 말하는 것 같아요."
- "제가 느끼기에는 …… 제가 듣기에는 ……."
- "그래서 어르신의 입장에서는 ……."
   적절한 바영기술은 다음과 같다
- 마음이 아프셨겠네요.   슬프셨겠네요.   화가 나셨겠네요.   힘드셨겠습니다.
   기분이 좋으셨겠네요.   위로가 되시겠어요.   힘이 솟았겠어요.   속상하셨겠어요.

> (부정적 감정의 반영)
> 노   인 : 은퇴 후에도 활발한 활동을 하는 친구들을 보면 괜히 속상하고 화가 나네요.
> 사회복지사 : 그런 친구들에게 열등감을 느끼시는가 봐요.

다른 사람의 감정이나 비언어적 소통을 다시 한 번 재음미해주는 것이다.

(감정 반영)

노　　　인 : 난 너무나 아들에 대해 화가 나서 그냥 일어나서 집을 나와 버렸지, 뭐.
사회복지사 : 어르신, 아드님에게 정말 화가 나셨군요.
노　　　인 : 그럼, 정말 화가 났지. 지금까지 아들 생각하면 화가 나거든.

감정에 초점을 맞추어 공감적 이해를 언어로 나타내는 기술로 사용된다.

(양가감정의 반영)

할 머 니 : 명예퇴직 후 지금까지 집에서 할 일 없이 지내는 할아버지를 보면 불쌍하기도 하구 밉기도 하구.
사회복지사 : 할아버지의 어쩔 수 없는 처지가 안타깝지만 그런 처지를 개선하지 못하는 남 할아버지가 원망스럽다는 말씀이시네요.

말속에 내포된 감정과 태도를 표면으로 이끌어 내서 거울처럼 당사자에게 보여주는 것이다. 즉 자세, 몸짓, 억양, 눈빛 등도 반영의 대상이다. 따라서 거울에 자신이 비춰지듯이 나를 거울처럼 비추어 주는 반응이다.

(행동의 반영)

노　　　인 : 나는 더 이상 가족들이 말할 때 뒤에서 가만히 지켜만 보지 않고 할 얘기를 해야겠어. 앞으로 나를 무시하지 않도록…….
사회복지사 : 자식들에게 직접 나서서 자신의 위치와 의사결정권을 찾겠다고 마음먹으니 흥분되시는 것처럼 보이시네요.

나를 알아주고 확인해주고, 격려하는 반응이다. "사랑과 감탄으로 빛나는 어머니의 눈길", 누구 사랑의 반영을 받고자 한다.

- 정적감정 : 자기 개성을 발휘하는 성격,
- 부적감정 : 자기 개성을 구속하거나 자기 파괴적인 감정
- 양가감정 : 같은 시간, 같은 대상에게 둘 이상의 상반된 감정이 공존

노　　　인 : 노인분들이 동사무소에서 기초연금 신청을 거부당하는 것을 말씀하실 때 어르신은 매우 화가 나 있고 흥분된 모습으로 말씀하셨어요.
사회복지사 : 어르신은 아무렇지 않다고 말씀하시면서도 입술을 계속 떨고 있었어요.

언어의 메시지는 전달하고자 하는 내용과 말하고자 하는 사람의 감정이 담겨 있다.

예 "재혼을 생각했던 여자 분이 갑자기 헤어지자고 하네."
→ 감정 : 실망스럽다, 충격, 좌절감, 화난다

나. 반영 시기

표현되지 않는 감정은 지속적으로 남아있어 그 사람의 행동, 사고에 영향을 미친다.

- 어르신의 감정을 보다 더 표현하도록 독려하고자 할 때
- 어르신이 자신의 감정을 인정하고 수용하고 효과적으로 관리하도록 돕고자 할 때
- 자신의 내면에 관심을 가지고 자신을 압도하고 있는 감정을 깨달도록 돕고자 할 때
- 자신의 여러 감정들을 잘 변별할 수 있도록 돕고자 할 때

다. 주의사항

말과 행동 중 어떤 것을 반영할지 신중해야 한다. 즉 말과 행동 중에 담긴 감정과 생각 중에 중요하고 강한 것을 반영해야 한다. 말로 표현하는 수준 이상으로 언급하지 않는다.

【 칼커프 반영적 경청의 5단계 】

수준	예문	설명
1	"너무 걱정하지 마세요. 시간이 가면 잊게 될 겁니다." (위로) "어르신 배우자의 입장에서도 생각해 봐야죠." (충고) "두 분의 사이가 좋지 않은 이유가 무엇이죠? (질문)	위로, 부인, 충고, 질문
2	"부부갈등으로 결혼 생활에 어려움이 많으신가 보군요." (재진술)	재진술 - 느낌 무시, 인지 반영
3	"부부관계를 회복시켜 보려는 노력에 성과가 없는 것 같아서 많이 실망스러우신가 봐요." (공감)	공감 - 상황반영, 감정반영
4	"부부관계를 회복시켜보려는 노력에 성과가 없는 것 같아서 많이 실망스러우신가 봐요. 남편과 갈등이 조속히 해결되기를 원하실 텐데…." (공감)(바람)	공감+욕구 -이해와 방향제시. 어르신에게 필요한 점 언급, 개별화시켜 어르신 책임 암시
5	"부부관계를 회복시켜보려는 노력에 성과가 없는 것 같아서 많이 실망스러우신가 봐요. 남편과 갈등이 조속히 해결되기를 원하실 텐데. 한 가지 방법은 이점에 대한 당신의 감정을 남편에게 표현해 보는 겁니다." (공감)(바람)(실행)(반영)	4+어르신에게 요구된 점을 실천+목표달성 위한 어르신의 실행 방안

④ 요약(Summarizing)

상담 중간 중간에 이야기된 내용을 요약하고 강조할 필요가 있다. 중요한 요점을 다시 한 번 생각할 기회를 가질 수 있다. 답변은 "YES" 반응하면 바람직하다. 둘 이상의 언어적 표현을 서로 묶어서 다른 동일한 말로 바꾸어 말하는 재진술과 반영이 포함된다.

> 사회복지사 : 지금까지의 이야기를 요약해보면 어르신이 술을 마시는 이유는 부인과 갈등으로 스트레스를 풀고 불면증을 해결하기 위해서라고 말씀하셨습니다. 그 밖에 술을 마시는 다른 이유가 있으시면 말씀해 주시겠어요?

요약의 목적은 상담에 참여하도록 하는 준비작업의 경우(Warm-up)이다. 즉 산발적으로 드러난 생각과 감정에 초점을 맞추게 한다. 여러 상담을 걸친 어르신의 이야기를 종합적으로 요약하여 정리해 준다. 특정한 주제를 탐색하도록 도와주고, 특정한 주제를 종결하도록 돕는다.

> 사회복지사 : 어르신께서 작년에 경험했던 일련의 일들에 대해 들어보니 안타까운 마음을 금할 길이 없어요 어르신은 매우 소중한 네 사람의 죽음을 경험 했어요. 또한 은퇴했고, 재산도 처분했고, 친구와 가족으로부터 떨어져 알지 못하는 곳으로 이사했고요. 어르신께서 정신집중이 힘들고 잠을 잘 수 없는 것은 놀랄 만한 일이 아니에요. 어르신은 많은 것을 잃었고 슬픔에 잠겨 있음이 틀림없어요.
> 노　　　인 : 사회복지사 말이 맞아요. 난 그렇게 생각하지 못했지만. 결국 잘 해낼 것이라고 생각이 드네….

가. 요약 요령

- …… 같군요. ……이야기했습니다.
- …… 하고 싶다고 말하셨습니다. ……을 생각해 보았으면 합니다.
- 답변은 "YES"

나. 요약 시기

- 한 회기를 마무리 할 때
- 지나치게 두서없는 이야기를 차단할 때
- 노인의 초점을 다른 주제로 이동하고자 할 때
- 노인의 주제에 대한 논의가 산만하다고 판단될 때
- 한 노인이 말을 끊지 않고 이야기를 계속할 때
- 중복되는 이야기가 거론될 때

⑤ 자기노출

사회복지사가 자신의 개인적인 이야기를 해 주는 것이다. 사회복지사 자신의 자기노출은 내담자에게 도움이 줄 수도, 안 줄 수도 있다.

가. 자기노출의 위험

사회복지사의 자기문제를 해결하기 위해 노인과의 관계를 이용하는 것처럼 보일 수 있다. 또한 문제가 많은 사회복지사처럼 보여질 수 있다.

> 예 내담자 생각…(자기의 문제도 해결 못하면서)
> 예 "나는 다른 사회복지사를 원해요. 이 사람은 형편이 없어요!"

나. 적절한 자기노출

내담자는 혼자가 아니라는 느낌을 줄 수 있다. 다른 사람도 비슷한 상황을 거쳤고, 비슷한 감정,

반응을 가지고 있다는 생각을 하게 된다. 이는 "보편성" 치료 요소 중의 하나이며 관계 돈독, 감정 이입적 의사소통 원활하게 한다.

다. 자기노출의 가이드라인

첫째, 짧게 한다. 즉 사회복지사의 경험을 짧게 얘기하고 노인에게 초점을 맞춘다.

둘째, 사회복지사의 사생활을 지킬 권리가 있다. 즉 원치 않다면 꼬치꼬치 다 얘기할 필요 없다.

셋째, 반영한다. 자기노출에 관한 질문에 반영을 해준다. 사회복지사가 자기노출에 관한 왜 그런 질문을 했는지 그 의도를 알아야 한다. 사회복지사의 질문의 의도 및 복선을 알아야 하며 그 질문에 관심을 반영해 준다. 즉 사회복지사가 신뢰감이 있는지? 실제적으로 내담자의 문제를 이해하고 있는지? 왜 이런 일을 하는지? 반영해 드린다.

넷째, 필요하다면 사과한다.

사회복지사가 실수, 자신의 얘기만 했거나, 노인에 대한 초점을 흐린 경우는 즉시 잘못은 사과하고 즉시 노인에게 초점에 맞춘다.

다섯째, 거짓말을 하지 않는다.

특별한 상황이나, 문제를 경험한 것처럼 거짓말을 해서는 안 된다.

여섯째, 어려운 상황을 회피하기 위해 자기노출은 금지한다.

자신의 노여움, 불쾌감을 해소하기 위해 자기경험을 노출한 것은 절대 금지하는 것이 바람직하다.

⑥ 질문

질문은 이용자의 문제를 이해하고 원조하고 싶다는 사회복지사의 감정 표출이다. 따라서 질문은 짧을수록 좋다. 질문은 정보를 수집하고 사고, 감정, 행동, 경험 등을 탐색하는 기술이다. 질문은 이유와 목적이 분명해야 한다. 질문은 생각을 자극하고 스스로 답을 찾도록 촉구한다.

가. 질문 요령

- "…수 있습니까?" "…해 보시겠습니까?"
- "…에 대해 어떻게 생각하세요?"
- "그것이 일어난 이유를 무엇이라고 생각하세요?"

나. 질문의 유형

【문제】 3+5 = □ ? (폐쇄질문)   2+□ = 8 (개방질문)

❶ 개방질문

누가, 언제, 어디서, 무엇을 어떻게, 왜로 시작된 질문이 이에 해당된다. 개방질문의 목적은 자기개방과 상호작용의 촉진함에 있다.

> 사회복지사 : 어르신의 손자에 대해 이야기해 주시겠어요?
> 이 문제를 해결하기 위해서 어르신은 무엇을 할 수 있으셔요?

자신의 질문에 대해 넓은 안목으로 조망할 수 있고 자신의 사고, 감정, 신념을 이끌어 낼 수 있다.

수렴적 개방질문	• "어르신은 누구와 대화가 가장 잘 통하십니까?" ⇨ 대상 • "결혼하신지는 얼마나 되셨습니까?" ⇨ 기간 • "배우자와 마지막으로 헤어진 곳은 어디세요?" ⇨ 장소
확산적 개방질문	• "'아들' 하면 어떤 생각이 떠오르세요?" • "이 문제를 해결하기 위해 어떤 노력을 해보셨나요?" • "이 문제가 해결된다면, 어르신의 삶이 어떻게 변할 것 같습니까?"

- 수렴적 개방질문 : 육하원칙에 기초하여 단답형 대답이 요구
- 확산적 개방질문 : 육하원칙에 기초하여 사고를 촉진, 자기탐색의 폭을 확대

❷ 폐쇄질문

'예', '아니요'로 대답하는 질문이다. 예를 들면 "어르신 가고 싶지 않으셔요?"라는 형태의 질문이 이에 해당된다. 그러므로 대화를 닫을 수 있다.

> 사회복지사 : 어르신의 손자 이름은 무엇입니까? 지금 우울하십니까?

폐쇄질문이 유용할 경우
- 구체적인 정보를 얻고자 할 때
- 대화를 짧은 시간 내에 종료시키고자 할 때
- 논의 주제의 범위를 좁히고 한정시키자 할 때
- 지나치게 말이 많은 어르신을 가로막고자 할 때
- 문제유형이나 경향성을 찾고자 할 때

(폐쇄질문 vs 대체질문의 예)

> • "딸을 떠오르시면 화가 나시나요?"
>   ⇨ "따님을 떠오르시면 어떤 느낌이 드시나요?"
> • "부부관계를 해결하기 위해 상담을 받아 보신 적이 있으세요?"
>   ⇨ "부부관계를 해결하기 위해 어떤 노력을 해 오셨나요?"
> • "이 문제가 해결된다면, 당신의 삶이 긍정적으로 변할까요?"
>   ⇨ "이 문제가 해결된다면, 당신의 삶이 어떻게 변할 것으로 기대하시나요?"

❸ 직접질문

직접적으로 묻는 형태의 질문이다. 직접질문은 단도직입적인 느낌을 줄 수 있다.

- 직접질문 시기 : 대화를 본론으로 들어갈 때 사용
- 직접질문 요령 : ……습니까? ……싶으세요?

❹ 간접질문

완곡한 질문을 할 경우 사용된다.

- 간접질문 시기 : 부드럽게 질문할 때
- 간접질문 요령 : ……겠군요. ……이 궁금하네요.
- …… 같은데.

예 직접질문을 간접질문으로 변경하는 경우

직접질문	간접질문	답 변
건강검진 검사 결과가 어떻게 나왔습니까?	건강검진 검사 결과가 나왔겠군요.	→ 혹시 종양이라도 있을까 은근히 걱정했는데요. 아무런 이상이 없다는 결과가 나와서 기뻤어요.
이번 상담을 통해서 무엇을 얻고 싶습니까?	이번 상담을 통해서 무엇을 얻고 싶은지 궁금하네요.	글쎄요. 이성교제를 할 수 있는 방법을 알고 싶어요.

다. 질문의 일반화

이용자의 말이 정확하게 밝혀지지 않은 경우에 해당된다.

- "나는 무서워." ⋯→ 무엇이 무서우세요? 누구, 특히 누가 무서운데요?
- "아들이 무섭게 해?" ⋯→ 아들이 어떤 식으로 어르신을 무섭게 해요?

라. 빈약한 모델 다루기

- "(나는) 사람들을 믿을 수가 없어."

    어르신께서 사람들을 믿지 못하게 하는 그것이 무엇일까요?

    → 어르신께서 만약 누구를 믿는다면 어떤 일이 생길까요?

    → 어르신께서… 못하게 하는…

마. 왜곡

사람들은 자기의 모델을 왜곡하여 고통을 외부에게 전가하려는 경향이 있다.

- 자기 감정의 책임을 남(외부)의 탓으로 전가시키는 경우

    예 "할멈이 나를 화나게 만들어?

    → 부인이 구체적으로 어떤 식으로 어르신을 화나게 하나요?

→ 어르신께서 화나지 않은 경우에는 어떤 점이 차이가 있다고 생각하십니까?

바. 생략

이용자가 표현한 언어의 겉구조는 생략된 속구조를 표출하거나 알아차려야 한다.

- "나는 무서워." → 무엇이 무서우세요?

사. 상황별 의사소통

- 화를 개인적인 것으로 받아들이지 않는다.
- 화를 내는 말에 반응하지 않는다.
- 상담자가 듣고 있다는 것을 반복적으로 보여줌으로써 보살핌을 표현한다.
- 목소리를 높이지 않는다.
- 문제를 해결하기 전에 이해하고 있다는 것을 보여주고, 화난 사람이 자기를 다시 통제할 수 있도록 존중이나 애정과 같은 감정을 사용한다.
- 분노는 약함과 절망감의 표시라는 것을 인식한다.
- 분노와 공격을 분리한다.

⑦ 환언

다른 사람이 말한 것을 경청자가 자신의 언어로 바꾸어 다시 한 번 말해 준다. 들었던 내용을 다시 반복해 주는 기술이며 이는 노인이 말한 것을 분명하게 해 준다.

```
노    인 : 그 의사는 형편없어요. 치료능력도 떨어지는 것 같고 환자들한테도 인기 없어.
사회복지사 : 그 의사선생님이 무능하다고 느끼시는군요.
```

```
(손자의 술주정으로 한숨도 못 잔 할머니 상담)
노    인 : 복지사 어젯밤 한숨도 못 잤어.
사회복지사 : 무슨 고민이 있다는 말씀이시네요.
```

```
(분노조절이 어려운 할머니와 사회복지사의 대화)
노    인 : 나는 더 이상 참을 수가 없어요, 손자들이 개망나니처럼 집에서 뛰어다니고, 서
          로 치고 박고, 소리 지르고.
사회복지사 : 힘드셨겠네요.
노    인 : 나는 아침에 일어나서부터 하루 종일 머리가 아파. 그리고 지들도 아는 것 같아.
사회복지사 : 손자들은 소리 지르고, 어르신은 머리가 아프고…
노    인 : 나는 더 이상 참을 수가 없어. 나는 이성을 잃고 소리를 질렀지 뭐.
사회복지사 : 그때 통제력을 잃어버리신 것 같으시네요.
노    인 : 그래 맞아. 하지만 나는 손자들을 때리지는 않았지 나는 손자들을 때리고 싶었지
```

> 만 그렇게 하지는 않았어. 나는 고함을 지르고 손자들을 자기 방에 들여보냈지.
> 사회복지사 : 와우 이성을 잃었음에 불구하고 손자들을 때리지 않으셨네요.
> 노   인 : 그럼. 그 정도면 괜찮은 것 아닌가?
> 사회복지사 : 예. 어르신 참 잘 하셨어요.

⑧ 직면

노인의 보고 느낀 점 중에서 모순점, 의혹을 되물어 주는 기술이다. 노인의 문제를 인식하도록 돕는 기법이며 충분한 신뢰관계가 형성되어야 사용해야 한다. 특성과 상태에 맞게 사용, 위험도 수반되며 사회복지사의 욕구를 충족하기 위해 사용은 금지해야 한다.

가. 직면의 시기
- 노인이 상담자를 신뢰할 때
- 노인이 수용적이고 개방적일 때
- 자신의 성장과 변화에 관심이 높을 때

나. 직면의 대상
- 말과 말의 불일치, 행동과 행동사이의 불일치
- 이상적 자기와 현실적 자기의 불일치
- 생각과 말사이의 불일치
- 현재의 모습과 되고 싶은 모습 간의 불일치
- 노인의 목표와 행동 간의 불일치
- 노인의 지각과 노인의 지각사이 불일치

> 노   인 : 김 영감하고 아주 친하게 지내고 있는데 박 영감이 그 사이에 끼어들려고 해서 싫거든. 하지만 모든 사람들하고 친하게 지내고는 싶고.
> 사회복지사 : 어르신하고 김 영감님 사이에 박 영감님이 끼어들면 싫어하면서 모든 사람들하고는 친하게 지내고 싶다는 말은 이상하게 들리네요.

다. 직면의 방법
- 노인의 구체적 행동패턴을 말하고(준비)
- 일어날 부정적 결과를 지적한 다음
- 나의 느낌을 말한다(안타깝고, 걱정스럽고, 염려스럽다).
- 그러고는 생각해 보기를 권한다.

⑧ 해석

해석은 직면하기 꺼려하는 내면의 진실을 찾아 화해, 통합시키는 기술이다. 명확하게 인식하지 못하는 것에 대한 여러 가지 형태의 교육적인 설명이며, 서로 분리된 말, 사건을 관련 지어주는 기법이다. 말과 사건에 대해 방어, 감정, 저항, 전이 등을 설명해 주는 기법에 해당한다. 주제, 흐름, 사고방식, 행동, 성격속의 인과관계를 지적해 주는 형태로 나타난다.

- 해석의 시기
- 받아들일 수 있는 준비가 되었을 때
- 중기단계, 종결단계

> 노　　인 : 어르신이 인간관계에서 실패한 원인은 어렸을 때 미해결된 문제가 다른 관계에서도 반복되어 나타나는 것으로 보입니다.
> 사회복지사 : 만약 어르신께서 아버지와의 관계가 만족스러웠다면 지금 남편의 관계도 좀 더 편안했을지도 모릅니다.

⑨ 재보증

재보증은 노인이 가진 죄의식, 불안, 분노의 감정에 대해 안심시키는 기술이다. 자신에게 회의적인 사람에게 자신감을 향상시켜 주는 요령이며 노인의 불안감, 불확실한 감정을 감소시켜 주는 상담의 기술에 해당한다. 무분별한 재보증은 자제해야 한다.

가. 재보증의 시기
- 자신의 경험한 사건, 문제를 객관적인 시각에서 판단이 흐려질 경우

나. 재보증의 주의할 점
- 현실을 무시한 채 형식적으로 편안함을 제공하지 말 것
- 자신의 걱정과 감정을 표현하도록 할 것
- 어떠한 경우에라도 자신을 수용해 주는 피난처가 있다는 사실
- 이러한 마음의 아픔은 노인만 당하는 것이 아니라는 점

> 사회복지사 : 지난번에도 새로운 일을 시작하는 것에 대해서 처음에는 망설이고 자신이 없어 했지만 결국 잘 해냈어요. 이번에도 그럴 것으로 생각되네요. 잘할 수 있을 것 같으니 한 번만 더 용기를 내 보세요.

제3장
장기요양기관 평가

정한채
사회복지학 박사·한국노인장기요양 기관 협회 사무처장

2018년도 장기요양기관평가

목 차

1. 평가 일반사항
2. 매뉴얼 일반사항
3. 평가에서의 기관운영
4. 종사자 흐름도
5. 수급자 흐름도
6. 수급자 흐름도에 따른 예시

1 평가 일반사항

1 평가 일반사항

평가목적

어르신 삶의 질 향상!

서비스 질 향상 유도
전체 장기요양기관 평가 실시
하위기관 사후관리로 개선 지원

알 권리 충족·선택권 확대
모든 기관 평가결과 공개
평가결과 공개방법 다양화

*법적 근거 : 노인장기요양보험법 제 54조(장기요양급여의 관리·평가)

제3장 장기요양기관 평가

1 평가 일반사항

평가의 종류

정기평가
- 2015년부터 3년 주기 A~E등급 절대평가 실시
  - 시설급여 평가는 2018년에 실시
  - 재가급여 평가는 2019~2020년으로 나누어 실시 [예정]

수시평가
- 정기평가 다음해에 평가결과 하위기관 재평가 실시
- 2017년 재가 정기평가결과 2018년도 재평가 실시 예정
- ※ 평가결과 최하위 E등급 당연, 하위 B~D등급 신청에 의해 선정

2018년	2019년	2020년	2021년
시설 정기 (전체기관)	재가 정기 (짝수기관)	재가 정기 (홀수기관)	시설 정기 (전체기관)
재가 수시 (홀수하위기관 등)	시설 수시 (하위기관 등)	재가 수시 (짝수하위기관 등)	재가 수시 (홀수하위기관 등)

1 평가 일반사항

평가사전준비

평가예정통보
- 평가예정일 7일 전까지 해당 장기요양기관에 '평가예정통보서' 서면 통보
- 평가 3일 전까지 도달 여부 확인 (미 도달 시 팩스나 전자우편 재통보)

평가예정일 온라인 확인 방법
- 노인장기요양보험 홈페이지(www.longtermcare.or.kr) 로그인
  → 장기요양정보시스템 → 기관평가 → 평가예정일 조회
  ※ (평가예정일 7일전부터 확인 가능, 평가예정통보서 재출력 가능)

공정한 평가를 위하여 천재지변 등 불가피한 사유를 제외하고 일정 연기 불가

1. 평가 일반사항

평가실시

현장평가

- 기본 2인 1팀 수행 ··· 기관 규모에 따라 평가자 추가 가능
  ※ 2018년도 시설급여는 외부평가자 도입으로 기본 3인 1팀 수행
- 장기요양기관 대표자 또는 관계자 면담
- 상담, 총평 후 평가자와 대표자 서명(날인)하고 복사본 교부

평가 또는 자료제출 거부 시 조치사항

- 노인장기요양보험법 제60조(자료제출), 동법69조(과태료 부과) 안내
- 거부기관 명단 홈페이지 공개 및 관할 시군구 통보

1. 평가 일반사항

평가등급결정및조정

평가등급 결정

5등급(A~E) 절대평가

- A등급 : 평가점수 90점 이상이면서 대분류 영역 각각 70점 이상
- B등급 : 평가점수 80점 이상이면서 대분류 영역 각각 60점 이상
- C등급 : 평가점수 70점 이상이면서 대분류 영역 각각 50점 이상
- D등급 : 평가점수 60점 이상이면서 대분류 영역 각각 40점 이상
- E등급 : D등급 기준을 충족하지 못하는 기관(수시평가 대상)

평가등급결정및조정

1 평가 일반사항

점수구성

구분	방문요양		방문목욕		방문간호		주야간보호		단기보호		복지용구	
	문항	점수	문항	점수	문항	점수	문항	점수	문항	점수	문항	점수
계	44	100	45	102	42	99	59	105	54	101	32	95
기관운영	13	21	13	21	11	18	16	24	16	24	8	16
환경 및 안전	3	8	4	9	4	9	11	18	11	18	5	19
수급자 권리보장	12	27	12	27	12	27	9	16	8	14	8	21
급여제공과정	10	31	12	35	11	35	18	36	14	33	6	24
급여제공결과	5	13	3	10	3	10	4	11	4	12	4	15
별도가점	1	최대 5점	1	최대 4점	1	최대 4점	1	최대 4점	1	최대 4점	1	최대 3점

1 평가 일반사항

점수구성(방문요양)

- 5개 대분류영역 43개 지표
- 별도가점 1개 지표(제도 및 정책참여도, 총 5점)

대분류	평가지표	점수	환산점수
계	43	100	100
기관운영	1~13	21	21
환경 및 안전	14~16	8	8
수급자 권리보장	17~28	27	27
급여제공과정	29~38	31	31
급여제공결과	39~43	13	13

평가등급결정 및 조정

1 평가 일반사항

점수구성(방문목욕)

- 5개 대분류영역 44개 지표
- 별도가점 1개 지표(제도 및 정책참여도, 총 4점)

대분류	평가지표	점수	환산점수
계	44	102	100
기관운영	1~13	21	20
환경 및 안전	14~17	9	9
수급자 권리보장	18~29	27	27
급여제공과정	30~41	35	34
급여제공결과	42~44	10	10

1 평가 일반사항

점수구성(방문간호)

- 5개 대분류영역 41개 지표
- 별도가점 1개 지표(제도 및 정책참여도, 총 4점)

대분류	평가지표	점수	환산점수
계	41	99	100
기관운영	1~11	18	18
환경 및 안전	12~15	9	9
수급자 권리보장	16~27	27	28
급여제공과정	28~38	35	35
급여제공결과	39~41	10	10

제3장 장기요양기관 평가

평가등급결정및조정

1 평가 일반사항

점수구성(주야간보호)

- 5개 대분류영역 58개 지표
- 별도가점 1개 지표(제도 및 정책참여도, 총 4점)

대분류	평가지표	점수	환산점수
계	58	105	100
기관운영	1~16	24	23
환경 및 안전	17~27	18	17
수급자 권리보장	28~36	16	15
급여제공과정	37~54	36	34
급여제공결과	55~58	11	11

1 평가 일반사항

점수구성(단기보호)

- 5개 대분류영역 53개 지표
- 별도가점 1개 지표(제도 및 정책참여도, 총 4점)

대분류	평가지표	점수	환산점수
계	53	101	100
기관운영	1~16	24	24
환경 및 안전	17~27	18	18
수급자 권리보장	28~35	14	14
급여제공과정	36~49	33	32
급여제공결과	50~53	12	12

요양행정실무가이드북

평가등급결정 및 조정

1 평가 일반사항

점수구성(복지용구)

- 5개 대분류영역 31개 지표
- 별도가점 1개 지표(제도 및 정책참여도, 총 3점)

대분류	평가지표	점수	환산점수
계	31	95	100
기관운영	1~8	16	17
환경 및 안전	9~13	19	20
수급자 권리보장	14~21	21	22
급여제공과정	22~27	24	25
급여제공결과	28~31	15	16

1 평가 일반사항

평가결과 온라인 확인 방법

노인장기요양보험 홈페이지(www.longtermcare.or.kr) 로그인

→ 장기요양정보시스템 → 기관평가 → 평가결과통보 조회

평가결과 통보서(예시)

장기요양기관 평가결과 통보서 [예시]

장기요양기관명		장기요양기관기호	
영 여 종 류	방문요양	대 표 자	
평 가 년 도		평 가 등 급	

구 분	총 점	기관운영	환경 및 안전	수급자 권리보장	급여제공 과정	급여제공 결과	별도 가점
총 점수 (대 점수 등)	100.00	21.00	8.00	27.00	31.00	13.00	5.00
평 점	100.00	21.00	8.00	27.00	31.00	13.00	5.00

전체평균

1. 「노인장기요양보험법」 제54조제1항에 의해 실시한 평가요양기관 평가결과를 『장기요양기관 평가방법 등에 관한 고시』 제6조제1항에 따라 위와 같이 통보합니다.
2. 검사진흥분야지 (장기요양기관 평가방법 등에 관한 고시, 제조제1항에 해당하며 사용가 징수평균 경우 응시하기 주요향후 2호에서 가산지금대상에서 제외됩니다).
   ※ 수시평가 : 2018년 평가에 대한 기관은 노인장기요양보험제도 및 정책참여도(다)점) 지표등
   별도가점 : 2016년 평가에 대한 장기요양기관은 노인장기요양보험제도 및 정책참여도(다)점) 지표등
   신청하여 평가결과 반영

국민건강보험공단 이사장

평가 등급 결정 및 조정

1 평가 일반사항

평가등급 차하위 조정

01. 직전 평가 가산지급일 부터 당해 평가 가산지급일 사이에 노인장기요양보험법 위반으로 행정처분을 받은 기관 (다만, 노인학대는 최하위등급)
    ※ 노인장기요양보험법 외 타 법률을 적용하여 행정처분을 받았더라도 위반 내용이 노인장기요양보험법 위반이면 평가등급 조정

02. 노인장기요양보험법 위반으로 행정처분이 의뢰된 기관

03. 기타의 사유로 평가위원회에서 등급 조정을 심의·의결한 기관

1 평가 일반사항

평가등급 최하위 조정

01. 거짓자료를 제출한 기관

02. 전산프로그램을 악용해 평가자료를 거짓으로 조작한 기관

03. 기관 소속 직원이 아닌 사람이 서비스 제공기록 등을 대리 및 거짓으로 작성한 기관

04. 노인학대로 인하여 행정처분 받은 기관

1 평가 일반사항

평가등급 공표

평가등급공표

01. 노인장기요양보험 홈페이지
- 평가결과 모든 기관의 절대평가 등급 및 대분류 영역별 수준 및 환산점수 공개

(예시)

급여종류	구분	기관운영	환경 및 안전	수급자권리보장	급여제공과정	급여제공결과
방문요양	A(최우수) 2017 정기평가	★★★★ 83점	★★★★★ 100점	★★★★ 84점	★★★☆ 77점	★★★★★ 95점

- 급여종류별 평균점수 공개
- 평가불가 및 평가거부기관 명단

1 평가 일반사항

평가등급 공표

평가등급공표

02. 수급자 제공용 장기요양기관 현황에 평가등급 및 대분류 영역별
★ 개수 숫자 + 환산점수 공개

(예시)

급여종류	장기요양기관	정원	소재지	연락처	평가등급	기관운영	환경 및 안전	수급자권리보장	급여제공과정	급여제공결과
방문요양					B(우수) 2017 수시평가	2.5 (55점)	5 (100점)	2.5 (69점)	3.5 (77점)	2 (60점)

03. 해당기관 관할 시·군·구에 통보
- 평가결과 통보서 송부(인력기준, 시설기준 미흡사항 표기)
- 평가불가 및 거부기관

제3장 장기요양기관 평가

1 평가 일반사항

가산금지급

가산금 지급 기준

01. 정기 평가결과 급여종류별 상위 20% 범위 내 기관 중 A등급만 지급
  급여종류별 상위 10% 기관 : 평가 전년도 공단부담금의 2%
  〈복지용구 사업소는 평가 전년도 대여품목 공단부담금의 1%〉
  급여종류별 상위10% 초과~20% 이하 기관 : 평가 전년도 공단부담금의 1%
  〈복지용구 사업소는 평가 전년도 대여품목 공단부담금의 0.5%〉
  ※ 장기요양기관 평가위원회 심의 의결 사항으로 정기평가 계획공고 참고

02. 가산 지급은 평가결과를 공표한 날로부터 60일 이내에 지급
  (고시 제10조)

03. 동점기관은 급여종별 대분류 영역별 배점비중(환산점수) 순으로 순위 결정

1 매뉴얼 일반사항

가산금지급

가산금 지급 제외기준

01. 평가등급 하향조정(차하위 또는 최하위)사유가 발생한 기관

02. 가산 지급 전에 휴·폐업한 기관

03. 현지조사 결과 부당청구, 노인학대, 형사사건 등으로 수사 의뢰된 기관은 행정처분 결과가 나올 때까지 가산 지급을 거부하고, 추후 행정처분을 받으면 가산지급대상에서 제외

04. 기타사유로 가산이 부적절하다고 평가위원회가 심의·의결한 기관

1 매뉴얼 일반사항

장기요양기관 자체평가

자체평가

- **기간** : 상시 운영

- **목적** : 장기요양기관 스스로 자체평가를 통해 기관 수준 확인 및 개선

- **방법** : 노인장기요양보험 홈페이지(www.longtermcare.or.kr)
  공인인증서 로그인 → 기관평가 → 자체평가 → 자체평가 등록

- **결과확인** : 기관평가 → 평가조사표

- **참고** : 노인장기요양보험 홈페이지 → 알림·자료실 → 공지사항
  (게시번호 : 60042_장기요양기관 포털 자체평가 시스템 정상운영 안내)

1 매뉴얼 일반사항

장기요양기관 자체평가

자체평가

1　평가 일반사항

평가매뉴얼 및 동영상 확인방법

- **평가매뉴얼**
  노인장기요양보험 홈페이지 → 알림·자료실 → 공지사항
  [게시번호 : 60102_2017년도 장기요양 재가급여기관 정기평가 계획 공고 및 평가매뉴얼 안내]

- **동영상 교육자료**
  종사자 마당 → 기관종사자 교육코너 → 직무교육 자료실
  [공지사항 : 2017년 장기요양기관(재가급여) 평가 설명회 동영상 교육자료 게시]

평가게시판 이용방법

노인장기요양보험 홈페이지(www.longtermcare.or.kr)
공인인증서 로그인 → 평가게시판 → Q&A

1　평가 일반사항

권리 구제 등 절차

- **평가결과에 대한 이의 제기**
- 공단의 처분이 있은 날부터 90일 내 문서로 이의신청 가능
- 이의신청 결과에 불복할 경우 결정 처분을 받은 날부터 90일 내 보건복지부에 심사청구 가능
- 이의신청 및 심사청구를 거치지 않고 바로 행정소송 제기 가능

2 매뉴얼 일반사항

2 매뉴얼 일반사항

개요

장기요양급여 수준 향상을 위한 바람직한 방향 제시	평가의 공정성 및 객관성 확보
장기요양기관이 준수해야 하는 사항 제시	평가에 필요한 정보 및 구체적인 평가기준 제시

⇔ 근거로 작성함 ⇔

- 전문가
- 관련협회
- 장기요양기관
- 평가결과

제3장 장기요양기관 평가

2 매뉴얼 일반사항

개요

관련근거

1) 노인장기요양보험법 제54조(장기요양급여의 관리·평가), 제38조(재가·시설급여비용 청구 및 지급) 제3.4항, 제60조(자료의 제출 등) 및 제69조(과태료) 제1항제7호
2) 같은 법 시행규칙 제38조(장기요양기관 평가방법 등), 제31조의 2(장기요양급여 비용의 가감지급기준)
3) 장기요양기관 평가방법 등에 관한 고시
4) 장기요양기관 평가관리 시행세칙

2 매뉴얼 일반사항

구성

평가매뉴얼은
평가방향, 평가기준, 평가척도로 구성

가. **평가방향** : 평가지표의 목적

나. **평가기준** : 평가지표의 구체적인 내용 및 관련근거

다. **평가척도** : 채점기준 및 적용결과(우수, 양호, 보통, 미흡, 해당없음)

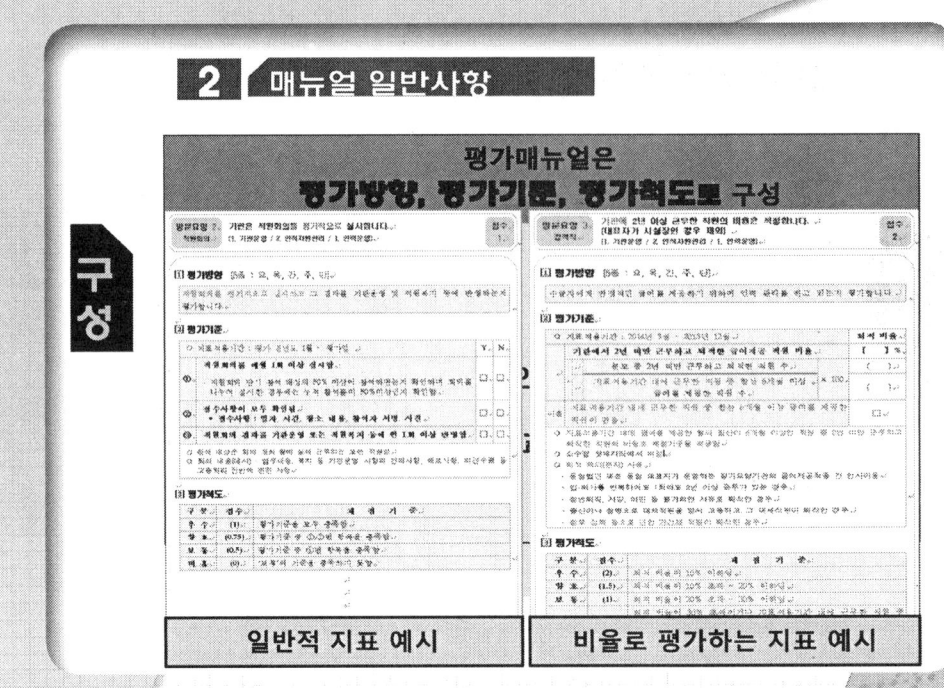

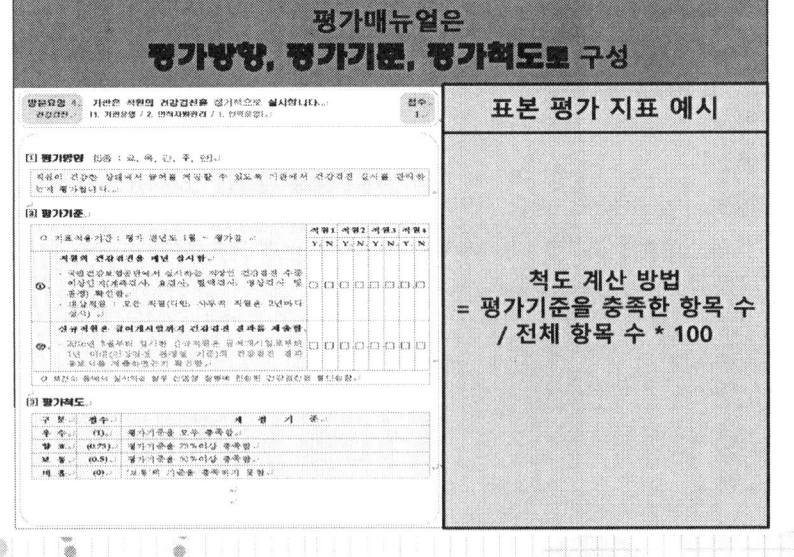

2. 매뉴얼 일반사항

평가방법

가	각 지표별로 기관의 관련 문서나 자료를 근거로 평가하고 현장 확인 지표들은 기관의 내·외부를 직접 확인
나	노인장기요양보험 정보시스템 및 기관 홈페이지를 통한 기관현황 파악, 필요한 경우 사전에 자료를 요청할 수 있음
다	평가기준의 충족여부 확인을 위하여, 영수증 및 지출내역 등의 관련 증빙자료를 요청할 수 있음
라	전산프로그램을 활용하여 자료를 생산·관리하는 경우 개별 아이디 및 비밀번호 로그인을 원칙으로 한다. 다만, 국가에서 제공한 전산프로그램은 인정함
마	평가관련 자료는 평가일 현재 확인된 자료만 인정
바	종사자 및 수급자 평가는 기관 평가 종류 후 방문하여 평가를 실시 다만, 주야간보호, 단기보호의 종사자 및 수급자 평가, 복지용구의 종사자 평가는 현장에서 평가

2. 매뉴얼 일반사항

평가문항척도점수산출방법

우수	평가지표 해당 점수의 100%
양호	평가지표 해당 점수의 75%
보통	평가지표 해당 점수의 50%
미흡	평가지표 해당 점수의 0%
해당없음	평가지표 적용불가 (총 점수 산출할 때 제외)

2. 매뉴얼 일반사항

평가대상자료선정기준

구분	30인 이상	10인 이상~30인 미만	10인 미만
종사자 수	4명	3명	2명

평가대상 자료는 전수평가를 원칙으로 함. 다만, 지표 별로 표본을 선정하여 평가할 수 있다.

▶ 직원자료 표본 수 선정 기준 : 직원자료 표본 수는 평가일 현재 시군구에 인력 신고된 직원 수(시설장 포함)를 기준으로 선정, 대표자는 제외. 단, 방문간호, 복지용구사업소는 직원이 없는 경우 대표자 겸 시설장도 평가할 수 있다.

▶ 복지용구사업소 등에서 전산에 등록된 사람(대표자 겸 시설장 포함)과 실제 근무하는 사람이 달라 평가할 수 있는 대상자가 1명도 없는 경우에는 평가불가 기관으로 처리한다.

2. 매뉴얼 일반사항

평가대상자료선정기준

구분	30인 이상	10인 이상~30인 미만	10인 미만	3인 미만
수급자 수	4명	3명	2명	평가불가

평가대상 자료는 전수평가를 원칙으로 함. 다만, 지표 별로 표본을 선정하여 평가할 수 있다.

수급자 자료 표본 수 선정 기준 : 현원수를 기준으로 아래와 같이 선정함
- ▶ 현원 10명 미만 : 수급자 2명
- ▶ 현원 10명 이상 ~ 30명 미만 : 수급자 3명
- ▶ 현원 30명 이상 : 수급자 4명

2 매뉴얼 일반사항

장기요양기관 협조 사항

기관은 원만한 평가 진행을 위하여
노인장기요양보험법 제54조 및 제60조에 따라
평가자가 요구하는 자료의 제출 등에 협조하여야 함

3 평가에서의 기관운영

3 평가에서의 기관운영

비치 · 게시 · 보관

비치	게시	보관
많은 사람들이 쉽게 볼 수 있는 책꽂이 등에 비치	게시판 등에 모든 사람이 볼 수 있도록 부착	잠금 장치 되는 장이나 캐비닛 등에 보관

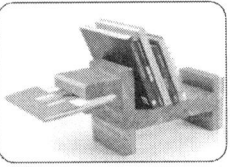 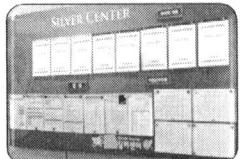 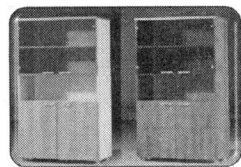

3. 평가에서의 기관운영

기관 비치 자료

01 운영규정 **11개** 항목 [요,목,간,주,단]

① 이용자 모집 방법 등에 관한 사항
② 이용계약에 관한 사항
③ 이용료 등 비용에 대한 변경 방법 및 절차 등에 관한 사항
④ 서비스의 내용과 그 비용의 부담에 관한 사항
⑤ 서비스 제공자의 배상책임, 면책 범위에 관한 사항
⑥ 운영규정의 개정방법 및 절차 등에 관한 사항
⑦ 인력관리 규정에 관한 사항
⑧ 보수에 관한 사항
⑨ 직원의 복리후생에 관한 사항
⑩ 안전과 보건에 관한 사항
⑪ 고충처리 절차에 관한 사항

3. 평가에서의 기관운영

기관 비치 자료

01 운영규정 **6개** 항목 [복]

① 이용계약에 관한 사항
② 서비스의 내용과 그 비용의 부담에 관한 사항
③ 제품 안내에 관한 사항
④ 제품 유통에 관한 사항
⑤ 제품 소독에 관한 사항
⑥ 제품 사후관리(A/S 등)에 관한 사항

3. 평가에서의 기관운영

기관 비치 자료

02 급여제공지침 **10개** 항목 [요,목,간,주,단,복]

1. 종사자 윤리지침
2. 성폭력 예방 및 대응지침
3. 응급상황 대응지침
4. 감염예방 및 관리지침
5. 치매예방 및 관리지침
6. 욕창예방 및 관리지침
7. 낙상예방 및 관리지침
8. 노인인권보호, 노인학대 예방 및 대응지침
9. 근골격계 질환 예방지침
10. 개인정보보호 지침

---

3. 평가에서의 기관운영

기관 게시 자료

[요,목,간]

01 직전 장기요양기관 평가 결과
02 인력현황표
03 노인학대 신고기관
04 비상연락체계
05 전문인배상책임보험 증서 사본

3 평가에서의 기관운영

기관 비치 자료 | **기관 게시 자료**
주,단

- **01** 직전 장기요양기관 평가 결과
- **02** 인력현황표
- **03** 비급여 대상 및 항목별 비용
- **04** 프로그램표
- **05** 근무현황표
- **06** 노인학대 신고기관
- **07** 비상연락체계
- **08** 화재, 영업, 전문인 배상책임보험 증서 사본

3 평가에서의 기관운영

기관 비치 자료 | **기관 게시 자료**
복

- **01** 직전 장기요양기관 평가 결과
- **02** 노인학대 신고기관
- **03** 비상연락체계

3. 평가에서의 기관운영

전산 관리

01 노인장기요양보험 홈페이지 게시 [요,목,간,주,단,복]

- 장기요양기관정보 등록
- 기관정보 업데이트 > 기관로그인/나의블로그
- 공지사항 분기별 1회 이상 업데이트

02 급여계약통보서 전월 말일까지 전산등록 [요,목,간,주,단]

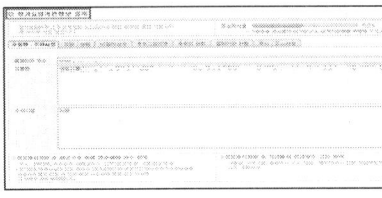
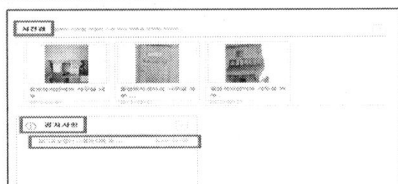

3. 평가에서의 기관운영

기관 관리 자료 [요,목,간]

- 질 향상 계획 및 활동 실시 자료
- 급여비용명세서 부본 및 본인부담금 수납대장
- 급여제공기록지 제공 대장 또는 서명부 등
- 지역사회자원 및 다른 재가급여 연계 자료
- 인정서 및 표준이용계획서 사본

3. 평가에서의 기관운영

기관 관리 자료 [주단]

- 연간 사업계획 및 사업실시 자료 등
- 질 향상 계획 및 활동 실시 자료
- 식당 및 조리실 위생점검 자료
- 간호비품 및 기관 실내외 정기 소독일지 등
- 급여비용명세서 부본 및 본인부담금 수납대장
- 급여제공기록지 제공 대장 또는 서명부 등
- 지역사회자원 및 다른 재가급여 연계 자료
- 인정서 및 표준이용계획서 사본

3. 평가에서의 기관운영

기관 관리 자료 [복]

- 제품관리대장
- 질 향상 계획 및 활동 실시 자료
- 소독일지, 필증 및 차량소독일지 및 소독효과검증 자료
- 급여제공기록지 제공 대장 또는 서명부 등
- 회계장부
- 급여비용명세서 부본 및 본인부담금 수납대장
- 복지용구 급여확인서
- 제품설치대장
- 민원관리대장

4 종사자 흐름도

4 종사자 흐름도(요,목,간,주,단)

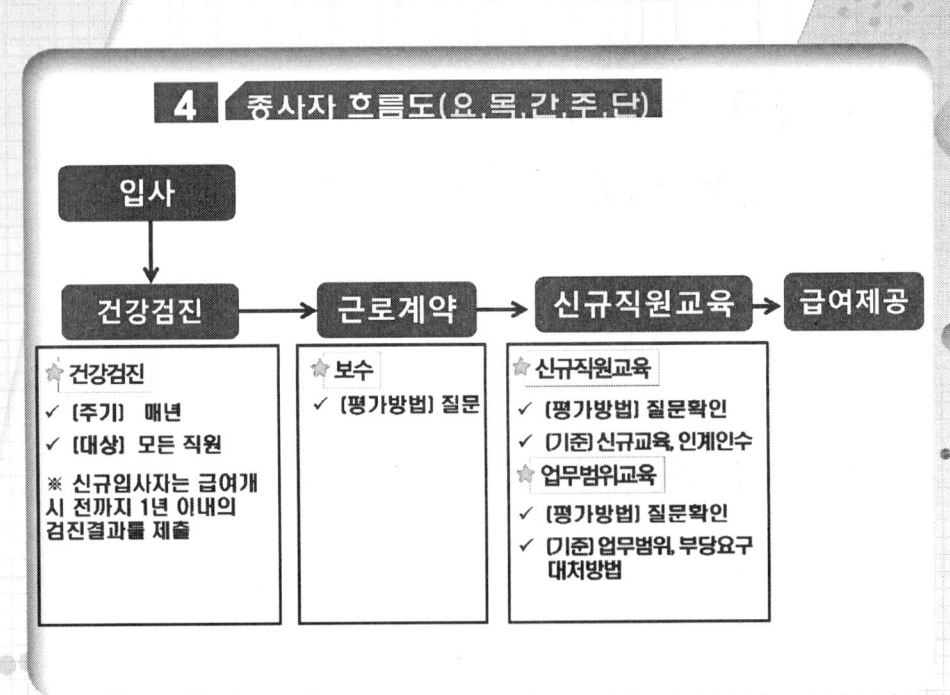

제3장 장기요양기관 평가

4. 종사자 흐름도(요,목,간,주,단)

직원복지 → **직원회의** → **직원교육** → **퇴직금**

- ☆ 직원복지
  - 평가결과 가산금 직원 처우개선 사용
  - 포상 및 복지제도 운영
  - 고충처리 절차,접수 및 조치내용
  - ✓ [평가방법] 운영규정 및 질문

- ☆ 직원회의
  - ✓ [주기] 매월 요,목,간 분기별 주,단
  - ✓ [대상] 실제근무 직원
  - ✓ [참석률] 50% 이상

- ☆ 직원교육
  - ✓ [주기] 연 1회
  - ✓ [평가방법] 질문
  - ✓ [기준] 운영규정, 급여제공지침

- ☆ 5대보험 및 퇴직금
  - ✓ 퇴직금 규정, 적립, 지급

4. 종사자 흐름도(복)

입사 → **근로계약** → **급여제공**

- ☆ 보수
  - ✓ [평가방법] 질문
  - ※ 해당없음 : 대표자 겸 시설장 1인만 근무

5 수급자 흐름도

5 수급자 흐름도(요,목,간,주,단)

급여계약 → 위험도 평가 → 욕구사정

급여계약
- ★ 급여계약서 작성
  - ✓ [계약기간] 인정서 유효기간
  - ✓ 필수사항 표준약관 항목
- ★ 계약체결 및 통보
  - ✓ 표준장기이용계획서 반영 또는 사유기록 급여계약통보서 전월 말일까지 통보
- ★ 개인정보보호
  - ✓ [내용] 개인정보동의서 징구

위험도 평가
- ★ 낙상·욕창 위험도 평가
- ★ 인지기능검사
  - ✓ [주기] 연 1회
  - ✓ [작성자] 해당기관 직원

※ 신규수급자는 급여개시일로부터 14일 이내 실시
※ 노인장기요양보험법 시행규칙 제16조 장기요양급여 계약 등에 따라 향후 작성시기 변동가능
※ 타당한 평가도구 활용

욕구사정
- ★ 욕구사정
  - ✓ 연 1회 이상 실시
  - ✓ [작성자] 해당기관 직원
  - ✓ [내용] 욕구사정 8개 항목

※ 신규수급자는 급여개시일로부터 14일 이내 실시

5 수급자 흐름도 (요, 목, 간, 주, 단)

급여계획 → 급여제공

★ 급여계획수립
- ✓ [내용]
  - 표준장기이용계획서, 욕구사정, 낙상・욕창 위험, 인지기능검사 등을 반영한 수급자별 급여계획 수립
- ✓ [확인사항]
  - 급여종류, 급여목표, 급여내용, 횟수, 시간, 작성일자, 작성자 서명
- ✓ [주기] 연 1회

※ 신규수급자-입소일로부터 14일 이내 실시
※ 노인장기요양보험법시행규칙 제16조(장기요양급여계약 등)에 따라 향후 작성시기 변동 가능

★ 수급자(보호자) 설명 및 확인서명

★ 급여제공적절성
- ✓ [내용]
  - 급여계획에 따라 급여제공기록, 급여계획 변경된 경우 사유 기록하고 급여제공
  - 주 1회 이상 수급자 상태변화 충실하게 기록 [실제 급여제공직원이 작성]
  - 급여제공기록지를 수급자(보호자)에게 제공 [제공대장, 서명부 등으로 확인]
  주 1회(RFID의 경우 월 1회 제공가능) 요,목,간
  월 1회 주,단

---

5 수급자 흐름도 (요, 목, 간, 주, 단)

상담관리 → 정보제공

★ 방문상담관리 요,목,간
- ✓ [주기] 매월
- ✓ [상담직원] 시설장 또는 관리자

★ 수급자상담관리 주,단
- ✓ [주기] 분기별
- ✓ [상담직원] 시설장 또는 관리자
- ✓ [상담방법] 유선도 인정

★ 본인부담금
- ✓ [제공내용] 급여비용명세서 매월 제공
- ✓ [평가방법] 제공대장 또는 서명부 등으로 확인

★ 자료제공
- ✓ [제공내용] 욕창예방, 탈수예방, 배변도움, 노인학대예방, 관절구축예방, 치매예방 자료
- ✓ [평가방법] 수급자 자택 현장확인

5. 수급자 흐름도(복)

급여계약 → **욕구사정** → **급여계획**

★ 급여계약서 작성
- [계약기간] 인정서 유효기간
- [필수사항] 계약일자, 계약당사자 서명, 대여기간, 제품코드, 본인부담금

★ 개인정보보호
- [내용] 개인정보동의서 징구

★ 욕구사정
- 대여제품에 한하여 사용
- [주기] 연 1회
  ※ 신규수급자는 급여개시 전 실시
- [작성자] 해당급여 직원
- [내용] 욕구사정 5개 항목

★ 급여계획
- [내용]
  - 수급자의 복지용구 급여확인서를 반영하여 계약
  ※ 복지용구급여확인서 보관여부 확인

5. 수급자 흐름도(복)

→ **상담관리** → **정보제공**

★ 수급자상담관리
- [주기 및 방법] 매월[유선], 분기별[방문]
- [상담직원] 시설장 또는 직원
- [상담방법] 급여제공기록지에 상담내용 작성하여 월 1회 이상 제공
  ※ 구입 : 구입 물품 제공시
  　대여 : 물품 최초 제공, 회수시, 대여기간중 매월제공여부

★ 본인부담금
- [제공내용] 급여비용명세서 매월 제공
- [평가방법] 제공대장 또는 서명부 등으로 확인

★ 급여계약서 설명
- [내용]
  - 급여계약작성시 충분한 설명
  - 수급자[보호자]의견 반영존중

★ 제품사용 설명
- [내용]
  - 제품사용방법 등에 대한 설명
  - 사용설명서 제공

6 수급자 흐름도에 따른 예시

6 수급자 흐름도에 따른 예시

2018.1.1일

제가 자녀와 함께 사는데, 자녀가 직장생활을 하여 평일에는 주야간보호
서비스 계약하고 싶습니다~

이름 : 김건강
나이 : 70세
건강상태 : 3년 전 치매 진단으로 기억력 저하 있으며 7년전 뇌출혈로 집 안에서 가구 붙잡고 거동.

6 수급자 흐름도에 따른 예시

표준장기요양이용계획서　　**장기요양 인정서**　　**복지용구 급여확인서**

6 수급자 흐름도에 따른 예시

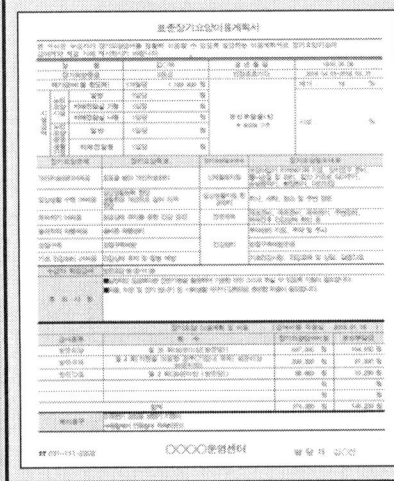

▶ 따님의 직장생활로 인하여 주야간보호 서비스 희망
▶ 초기에는 방문요양 서비스 사용하였으나 다른 수급자들과의 사회활동 희망하여 계획 변경

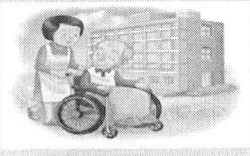

6 수급자 흐름도에 따른 예시

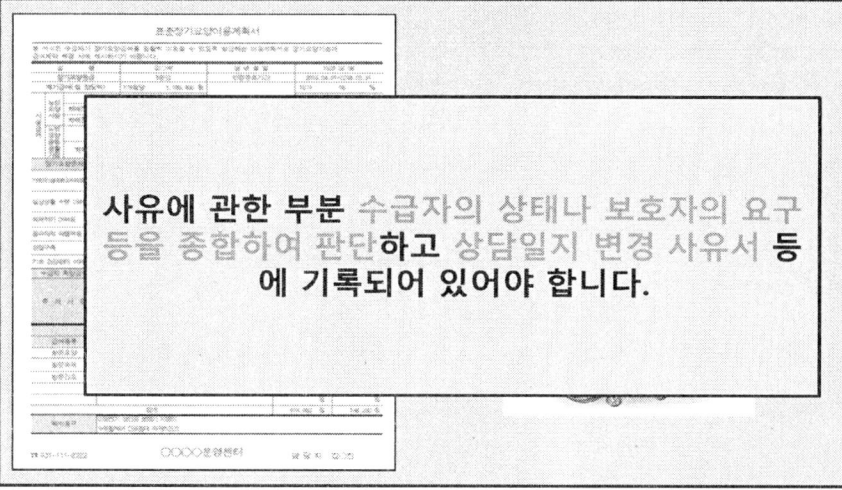

사유에 관한 부분 수급자의 상태나 보호자의 요구 등을 종합하여 판단하고 상담일지 변경 사유서 등에 기록되어 있어야 합니다.

6 수급자 흐름도에 따른 예시

Huhn의 낙상위험도 평가도구

수급자명 : 김건강

구분	4점	3점	2점	1점	점수
연령		>80	70-79	60-69	2
정신상태	혼란스러움/방향감각장애		때때로 혼란스러움/방향감각장애		2
배변	소변, 대변 실금	조절능력 있지만 도움필요		유치도뇨관/인공항문	2
낙상경험	이미 세 번 이상 넘어짐		이미 한 번 또는 두 번 넘어짐		2
활동	전적으로 도움을 받음	자리에서 일어나 앉기 도움		자립/세면대, 화장실이용	1
걸음걸이 및 균형	불규칙/불안정, 서 있을 때와 걸을 때 균형을 거의 유지하지 못함	언어서기/걸을 때 기립성빈혈/혈액순환문제	보행장애/보조도구나 도움으로 걷기		2
지난7일간 약복용이나 계획된 약물	3개 또는 그 이상의 약 복용	두 가지 약 복용	한 가지 약 복용		4
			합계점수		15

※ 척도(합계점수 해석)
- 4점 이하 : 낙상위험 낮음
- 5-10점 : 낙상위험 높음, 11점 이상 : 낙상위험 아주 높음

2018년 1월 2일

작성자 : 김시설장 (서명)

6 수급자 흐름도에 따른 예시

Braden scale 욕창위험도 평가도구

수급자 성명 : 김건강

구분	척도	내용	점수
감각인지정도	1. 감각 완전 제한됨 (전혀 못 느낌)	의식수준이 떨어지거나 진정/안정제 복용/투여 등으로 통증 자극에 반응이 없다.(통증자극에 대해 신음하기나 주먹을 쥔다거나 할 수 없음). 신체 대부분에서 통증을 느끼지 못한다.	
	2. 감각 매우 제한됨	통증 자극에만 반응(신음하거나 불안정한 양상으로 통증이 있음을 나타냄) 또는 신체의 1/2 이상에 통증이나 불편감을 느끼지 못한다.	
	3. 감각 약간 제한됨	말로 지시하면 반응하지만, 체위 변경을 해달라고 하거나 찬련하다고 항상 말할 수 있는 것은 아니다. 또는 사지에 통증이나 불편감을 느끼지 못한다.	
	4. 감각 손상없음	말로 지시하면 반응을 보이며 통증이나 불편감을 느끼고 말로 표현할 수 있다.	4
습기 피부	1. 항상 젖어있음	피부가 땀, 소변으로 항상 축축하다.	
	2. 자주 젖어있음	늘 축축한 것은 아니지만 자주 축축해져 8시간에 한번은 린넨을 갈아주어야 한다.	
	3. 가끔 젖어있음	가끔 축축하다. 하루에 한번 정도 린넨 교환이 필요하다.	
	4. 거의 젖지않음	피부는 보통 건조하며 린넨은 정상시대로만 교환해 주면 된다.	4
활동상태	1. 항상 침대에만 누워있음	도움 없이는 몸은 물론 손, 발을 조금도 움직이지 못한다.	
	2. 의자에 많이 있을 수 있음	걸을 수 없거나 걷는 능력이 상당히 제한되어 있다. 체중 부하를 할 수 없어 의자나 휠체어로 이동시 도움을 필요로 한다.	
	3. 가끔 걸을 수 있음	낮 동안에 도움을 받거나 도움 없이 매우 짧은 거리를 걸을 수 있다. 그러나 대부분의 시간은 침상이나 의자에서 보낸다.	3
	4. 자주 걸을 수 있음	적어도 하루에 두 번 방밖을 걷고, 방안은 적어도 2시간 마다 걷는다.	

6 수급자 흐름도에 따른 예시

Braden scale 욕창위험도 평가도구

구분	척도	내용	점수
움직임	1. 완전히 못 움직임	도움 없이는 신체나 사지를 전혀 움직이지 못한다.	
	2. 매우 제한됨	신체나 사지의 체위를 가끔 조금 변경시킬 수 있지만 자주하거나 많이 변경시키지 못한다.	
	3. 약간 제한됨	조금이기는 하지만 혼자서 신체나 사지의 체위를 자주 변경시킨다.	
	4. 제한없음	도움 없이도 체위를 자주 변경시킨다.	4
영양상태	1. 매우 나쁨	제공된 음식의 1/3 이하를 섭취한다. 단백질(고기나 유제품)을 하루에 2회 섭취량 이하를 먹는다. 수분을 잘 섭취 안한다. 유동성 영양보충액도 섭취하지 않는다. 또는 5일 이상 동안 금식상태이거나 유동식으로 먹는다.	
	2. 부족함	제공된 음식의 1/2를 먹는다. 단백질(고기나 유제품)은 하루에 약 3회 섭취량을 먹는다. 가끔 영양보충 식이를 섭취한다. 또는 유동식이나 위관영양을 적정량 미만으로 투여 받는다.	
	3. 적당함	식사의 반 이상을 먹는다. 단백질(고기나 유제품)을 하루에 4회 섭취량을 먹는다. 가끔 식사를 거부하지만 보통 영양보충식이는 섭취한다. 또는 위관영양이나 TPN으로 대부분의 영양요구량이 충족된다.	
	4. 양호함	대부분의 식사를 섭취하며 절대 거절하는 일이 없다. 단백질(고기나 유제품)을 하루에 4회 섭취량 이상을 먹으며 가끔 식간에도 먹는다. 영양보충 식이는 필요로 되지 않는다.	4

6. 수급자 흐름도에 따른 예시

Braden scale 욕창위험도 평가도구

구분	척도	내용	점수
마찰력과 응전력	1. 문제 있음	움직이는데 중정도 이상의 많은 도움을 필요로 한다. 린넨으로 끌어당기지 않고 완전히 들어 올리는 것은 불가능하다. 자주 침대나 의자에서 미끄러져 내려가 다시 제 위치로 옮기는데 많은 도움이 필요 된다. 관절구축이나 강직, 움직임 등으로 항상 마찰이 생긴다.	
	2. 잠재적으로 문제 있음	자유로이 움직이나 약간의 도움을 필요로 한다. 움직이는 동안 의자약세대나 린넨 또는 다른 장비에 의해 마찰이 생길 수 있다. 의자나 침대에서 대부분 좋은 체위를 유지하고 있지만 가끔은 미끄러져 내려온다.	2
	3. 문제없음	침대나 의자에서 자유로이 움직이며 움직일 때 스스로 자신을 들어 올릴 수 있을 정도로 충분한 근력이 있다. 침대나 의자에 누워 있을 때 항상 좋은 체위를 유지한다.	
합계			21

※ 해석: (Braden, 2001)
- 19~23 위험 없음 · 15~18 약간의 위험 있음
- 13~14 중간 정도의 위험 있음 · 10~12 위험이 높음
- 9 이하 위험이 매우 높음

2018년 1월 2일

작성자 김사회복지사 (인)

---

6. 수급자 흐름도에 따른 예시

한국형 간이정신상태검사(K-MMSE)

수급자명 : 김건강

항목		반응	점수
시간 지남력 (2/5)	년 (1)	2018년	1
	월 (1)	2월	0
	일 (1)	1일	1
	요일 (1)	월요일	0
	계절 (1)	봄	0
장소 지남력 (3/5)	나라 (1)	한국	1
	시도 (1)	서울	1
	무엇하는 곳 (1)	집	1
	현재 장소명 (1)	무슨 아파트였는데..	0
	몇 층 (1)	3층	0
기억등록 (1/3)	비행기 (1)	비행기	1
	연필 (1)	대답하지 못함	0
	소나무 (1)	대답하지 못함	0

항목		반응	점수
주의집중 및 계산 (4/5)	100-7 (1)	93	1
	-7 (1)	86	1
	-7 (1)	79	1
	-7 (1)	77	0
	-7 (1)	70	1
기억회상 (1/3)	비행기 (1)	비행기	1
	연필 (1)	대답하지 못함	0
	소나무 (1)	대답하지 못함	0
언어 및 시공간구성 (9/9)	이름대기 (2)	이름, 볼펜	2
	명령시행 (3)	종이 뒤집어 반 접고 조사자에게 줌	3
	따라말하기 (1)	백문이 불여일견	1
	오각형 (1)	오각형 그림	1
	읽기 (1)	눈을 감으세요(읽음)	1
	쓰기 (1)	날이 좋아	1
총점			20

▶ 평가 (30점 만점)
- 24점 이상 : 확정적 정상
- 20점~23점 : 치매의심
- 19점 이하 : 확정적 치매

작성일 2018.1.2
작성자 : 김사회복지사 (서명)

6. 수급자 흐름도에 따른 예시

김건강 수급자의 욕구사정 기록지(예시)

성명	김건강	인정번호	L00000001	작성일	2018.1.2	작성자 서명	김사회복지사
인정유효기간	2016.1.1.~2018.12.31		계약일자	2018.1.1	계약기간	2018.1.1~2018.12.31	

1. 신체상태	상하지 관절제한 없으나 뇌출혈 후유증으로 인하여 거동이 불편함. 가구 또는 지팡이 잡고 실내이동 느리게 함. 대소변 스스로 보고 있으나 인지저하로 대소변 뒷마무리를 깜빡하여 하지 못할 때가 많음.
2. 질병상태	3년 전 치매, 7년 전 뇌출혈, 젊은 시절부터 당뇨, 고혈압, 우울증 진단
3. 인지상태	3년 전 치매 진단. 특이 치매 증상은 없으나 단기기억력이 저하되어 깜빡깜빡 하는 증상 있음
4. 의사소통	발음 어눌하며 귀가 잘 들리지 않아 여러 번 이야기하여야 의사소통
5. 영양상태	본인 치아 사용하며 상태 양호. 편식 없이 모든 식사 잘하심. 당뇨가 있어 당뇨식이 조절 필요
6. 가족 및 환경상태	슬하 2남 2녀. 직장생활을 하는 첫째딸과 거주
7. 주관적 욕구	함께 사는 딸이 직장생활 하는 것으로 인해 낮 동안 혼자 집에 있는 것이 외로워 다른 어르신과 어울리고 싶어하는 욕구가 강함 함께 사는 딸은 어머니가 타인에게 의지를 최소화 하고 활동을 스스로 하여 잔존기능 유지 희망
8. 자원이용	젊은 시절부터 교회에 다녀 예배 다니기를 희망함.
9. 총평	7년 전 뇌출혈 이후 거동이 불편하며, 이로 인하여 자택에서 넘어지는 일이 많다고 함. 특별한 치매 증상은 없으나 단기기억력이 저하되어 깜빡깜빡 하는 증상이 있음. 자녀분은 인지기억력 유지에 초점을 두어 서비스 하는 것을 희망하며, 수급자 본인은 다른 어르신과 어울리고 싶어하는 욕구가 강하여 그룹으로 하는 프로그램에 중점을 두어 참여 시켜주는 것을 희망. 인지기억력 깜빡깜빡 하는 증상에 대하여 본인 스스로 자존감이 낮아짐을 호소하여 정서 지지쪽에 중점을 두고 서비스 제공을 해야 할 것으로 사료됨. 귀가 잘 들리지 않아 낮고 큰 목소리로 여러 차례 이야기 해드려야 함. 당뇨식이 제공

6. 수급자 흐름도에 따른 예시

김건강 수급자의 급여계획(예시)

장기요양 급여계획				작성일	2018.1.2
				작성자	김사회복지사(인)
수급자명	김건강	장기요양인정번호	L00000001	급여종류	주야간보호
장기요양인정 유효기간	2016.1.1.~2018.12.31	장기요양등급	5	계약일자	2018.1.1
				계약기간	2018.1.1~2018.12.31

목표	사회활동을 통한 우울감 해소와 신체기능과 인지기능의 유지			
구분	세부목표	급여내용	세부제공내용	횟수/시간
신체활동지원	안전하게 이동 할 수 있다	이동도움	이동시 지켜보아야 하며 지팡이 사용하도록 항시 권유 보호자는 혼자 거동하도록 하는 것을 희망하여 부축도움 되도록 자제	수시
		산책도움	바깥 산책을 신호하서 보행차 끌고 옆에서 부축도움 드려야 함	1회/일(30분)
	청결한 신체 유지	양치질 준비	칫솔질은 본인이 하시도록 하되, 오래 서있지 못하시고 낙상의 위험이 커서 도구는 앉은 자리로 가져다드림.	1회/일
		화장실 도움	대소변은 스스로 가리나 뒷처리를 깜빡하실 때가 많아 지켜보고 안내드려야 함	수시
인지활동지원	인지기능을 유지한다	말벗	외로움 호소하시며 짐자 tv 앞에 앉아계시는 시간이 늘어나 매일 있었던 일에 대해 이야기 하는 시간 규칙적으로 가짐	1회/일(30분)
		프로그램	그림그리기, 구슬 꿰기 등의 프로그램 되도록 혼자 할 수 있도록 안내 타 어르신과 어울리는 활동 좋아하셔 적극 참여 권유(탑 쌓아올리기등	2회/일(오전, 오후)
		...		

위 급여계획에 대해 상세히 설명 들었음을 확인합니다.

2018.1.3

확인자 김건강 보호자 서명 또는 (인)

6 수급자 흐름도에 따른 예시

급여제공기록지 작성(예시) 노인장기요양보험법 시행규칙 [별지 제 12호 서식]

( )년 월/일			1/5
총시간			540분
시작시간 / 종료시간			9:00/16:00
이동서비스 제공여부 (차량번호)			(보호자가 데리다주심)
신체활동지원	세면,구강,머리감기,손발옷갈아입기		V
	목욕	소요시간	분
		방법	전신입욕 샤워식
	식사	종류	일반식 죽 유동식(미음)
		섭취량	V / 1/2이상 1/2미만
	화장실이용하기 (기저귀 교환)		V 5회
	이동도움 및 신체기능유지·증진		
	특이사항		지팡이 없이 보행하시려 하여 낙상 위험에 대해 안내 여러 차례함
	작성자 성명		김요양보호자(서명)

6 수급자 흐름도에 따른 예시

급여제공기록지 작성(예시) 노인장기요양보험법 시행규칙 [별지 제 12호 서식]

간호 및 처치	혈압/체온		120/80
	욕창관리		
	투약관리		V
	특이사항		가져오신 약 2일치 남아 보호자에게 안내함
	작성자 성명		김간호사(서명)
기능회복훈련	신체·인지기능 향상 프로그램		노래율동, 퍼즐맞추기
	신체기능·기본동작,일상생활동작훈련		V
	인지·정신기능훈련		V
	물리(작업)치료		
	특이사항		프로그램 도중 김화목 어르신과 퍼즐을 가지고 싸우는 일이 있었으나 중재하에 화해하심
	작성자 성명		김사회복지사(서명)

> 급여계획에 따라 급여를 제공하고 기록하여야 하며, 계획 변경 시 사유를 기록

6. 수급자 흐름도에 따른 예시

급여제공기록지 제공대장(예시)

2018.1월 급여제공기록지 제공대장					
수급자명	제공일자	방법	수령자	서명부
김건강	2018.2.5	우편	김건강	
김장수	2018.2.6	직접제공(수급자 데리러 오셔서 제공)	김장수 보호자	김명수(인)
		...		

제공주기
요,목,간 : 주1회(RFID 전송 시 월 1회)
주,단 : 월 1회

6. 수급자 흐름도에 따른 예시

상담관리(예시)

수급자명	김건강	인정번호	L00000001	상담대상자(관계)	김오김(자)
상담내용					
초반에는 낯은 기억의 프로그램 참여가 적었으나 현재는 다른 수급자분들과 다름없이 잘 적응하고 계시며, 여러 프로그램에도 적극적으로 참여하고 계심을 안내드림. 보호자는 어머님이 활발하게 활동하다가도 본인의 신체적, 인지적인 문제로 인하여 우울해할때가 많다고 하며 앞보, 프로그램 등의 활동을 통하여 우울함 해소를 위해 노력해줄 것을 권고함					
상담일자	2018.1.31	상담시간	9:00~9:10	상담직원	김사회복지사

주기
요,목,간 : 월 1회
주,단 : 분기별 1회

6 수급자 흐름도에 따른 예시

장기요양급여비용 명세서 제공대장(예시)

2018.1월 장기요양급여비용 명세서 제공대장					
수급자명	제공일자	방법	수령자	서명부
김건강	2018.2.5	우편	김건강	
김장수	2018.2.6	직접제공(수급자 데리러 오셔서 제공)	김장수 보호자	김명수(인)
		...		

6 수급자 흐름도에 따른 예시

본인부담금수납대장(예시)   노인장기요양보험법 시행규칙 [별지 제 34호 서식]

본인부담금수납대장

2017년 12월

연번	월일	성명	대상자 구분	수납금액(원)			
				계	급여 본인부담금	비급여 금액	항목
1	1.5	김건강	일반	150,000원	150,000원	0	-
2		김장수	감경				
3							
4							

> 1.10일 첫째따님과 통화하였으며 개인사정으로 2월 15일까지 통장입금 하겠다고 함

제4장
종사자 직무교육

호태석
임상목회학 박사·노인천국요양원 원장

제1절 종사자 윤리 실천 지침

1. 윤리란 무엇인가?

인간생활에서 서로가 지켜야 할 도리를 말한다.

즉 윤리는 인격을 갖춘 사람이 타자와의 관계에서 마땅히 지켜야 할 사회적 규범이다, 그러므로 개인윤리 및 공동체윤리(직장, 집단, 단체)는 인간사회에서 서로를 존중하는데 있어서 핵심 가치가 된다.

2. 윤리실천의 5 대원칙

1) 자율성 존중의 원칙

개인의 권리와 스스로의 삶을 결정할 권리를 존중하고 또한 개인의 자율성과 권리를 존중해야 한다. 모든 종사자는 케어를 할 때에 대상자가 원하는 서비스를 철회하거나 중단해서는 안된다.

2) 무해성의 원칙

종사자들은 대상자들에게 의도적으로 해를 입히거나 해를 입을 위험 있는 행동을 행해서는 안 된다. 특히 종사자가 케어 할 대상자들은 대부분 약자로서 우리의 도움을 절실하게 필요로 하는 자들로서 그들에 대하여 어떠한 행동 즉 신체적, 정신적 피해와 고통을 주어서는 안 된다.

3) 선행의 원칙

케어를 받는 어느 누구에게도 유익과 도움을 주어야 한다.

선행의 원칙은 선을 목적으로 하는 적극적인 시행을 요구 한다, 즉 선을 행하면서 타인에게 피해를 주어서는 안 된다.

4) 정의의 원칙

공정하고 공평하게 각자의 몫을 돌려준다는 원칙이다. 인간은 누구나 그 신분이나 경제적 지불 능력과 상관없이 인간으로서의 존엄성을 유지하기 위해 최소한의 의료권을 가지는 문제를 포함한다.

5) 보편성의 원칙

종사자들이 대상을 케어를 할 때 개인적이고 주관적인 사고에 의한 것 보다는 대상자 누구에게도 차별을 하지 않고 그 인격을 존중하고 대상을 사랑 하는 마음자세로 근무하는 태도를 가져야 한다.

3. 전문 종사자의 직업 윤리의식

종사자의 직업 윤리의식이란 직업 종사자로서 직장 내에서 또는 자신의 직장 범위 내에서 같은 직장 및 케어 대상자들과의 관계에서 상대방에 대한 기본적인 예의와 존중감을 갖는 윤리의식을 말한다, 특히 종사자는 사회의 여러 각 분야에서 자신의 직업 선택 목적은 곧 자신의 욕구 충족 과 자아실현 및 자신의 삶의 의미를 찾고 타인에게 도움을 주는데 긍지를 갖고 일할 수 있다, 그러므로 전문직종사자로서 윤리의식은 다음과 같다

1) 소명의식

인간은 세상에 태어나면서 저마다 삶의 목적이 있다. 그 목적과 목표를 성취하기 위해서는 저 마다 직업을 갖게 되는데 바로 소명의식을 갖는 것이 중요하다.
그 이유는 소명의식을 갖고 있는 자는 자신이 하는 일에 대한 긍지가 있다
(독일 종교개혁자 루터 "직업은 소명"이다).

2) 천직의식(천부의식)

자신의 직업이나 하는 일이 하늘에서 부여된 것으로 인정하고 자신의 능력과 적성에 맞는다고 인정 하고 그 일에 최선을 다하는 것이다. 즉 현재 자신의 직업보다 타인의 직업을 통해 수입을 많이 올리고 사회적 지위가 높더라도 자신의 직업에 긍지와 자부심을 갖고 본인의 일에 열정을 갖고 성실하게 살아간다.

3) 직분의식

자신이 하는 일이 개인 직장 사회에 중요한 역할을 하고 있음을 인식 하고 자신의 활동을 성실하게 수행 해 나가는데, 즉 사람이 직업을 통해서 사회적 기능을 다함으로써 자신의 직분의 가치를 발견하는 것이다

4) 책임의식

직업에 대한 사회적 역할과 책무를 충실히 수행하므로 시민으로서의 책임을 성실히 다 하는 것.

즉 사람들이 직업을 통해 사회적 기능을 수행하고 직접 또는 간접적으로 사회의 구성원으로 책임을 다하는 의식이다

5) 전문 의식

자신의 일은 누구나 할 수 있는 일이 아니라 해당 분야에 일정한 전문지식과 교육을 바탕으로 수련 하고 연마 해야만 가능한 것이다(전문가 되기 위해서는 20,000 시간이 투자되어야 한다고 함).

6) 봉사의식

자신의 직업을 통해 사회와 공동체에 대하여 기여하기 위해서 자신의 직업을 통해 봉사 정신을 발휘 하는 것이다.

7) 사명의식

사명의식을 가진 사람은 자신에게 주어진 직분에 대하여 하늘에서 부여된 것으로 믿고 그 직분을 통해 자신의 모든 것을 희생을 마다하지 않고 헌신하며 때로는 자신의 고유 직분의 목적과 목표 성취를 위해 목숨을 버리기도 한다.

8) 섬김의식

일반적으로 탁월한 지도자는 독자적으로 명령하고 통솔하고 무조건 따르라는 식의 지도자가 위대한 것으로 인식 되었던 때도 있었다.

그런데 현대사회의 탁월한 지도력은 바로 섬김이다. 진정한 지도자는 명령 보다는 "나를 따르라" 하면서 친히 몸소 섬기는 리더는 많은 사람들로부터 지지를 얻게 되고 추종자가 많다.

9) 환원의식

전문적인 종사자는 자신의 전문적인 지식과 기술을 통해 자신의 삶을 영위함과 동시에 사회 환원 의식을 가지므로 국가와 사회 발전에 기여 하고 또한 대상자들의 삶의 질이 향상 되도록 가진 자로서 시혜를 해야 하는 책무감을 가져야 한다.

10) 역사의식

보편적으로 보면 직장인들 중에서 단지 직장 근무를 통해 급여 받고 자신의 경제적 이득을 취하는 정도로 여기는 듯하다.

그러나 전문적인 종사자는 자신의 실력과 기술을 필요로 하는 대상들에게 나눔으로 개인의 행복한 삶에 기여하고 있음을 인식하고 근무해야 한다.

4. 전문직 종사자의 직업의식과 태도

1) 종사자는 정신 및 신체적으로 허약한 대상자를 케어를 할 때 곧 인격체로 존중하는 태도를 가져야 한다.
   * 우리가 대하는 대상자는 누군가의 도움을 필요로 하는 대상으로 종사자는 직업인 이전으로 인간적으로 대상자를 존중하는 마음이 있어야 함
   * 케어 대상자의 권리와 종교 및 요구를 존중하고 응해야 함
   * 모든 케어 대상자는 한 인격체로 그 인격이 존중되어야 하고 모든 인간에게는 존엄성이 있음을 인식할 것
   * 직장에 오래 근무하다 보면 세월이 지남에 따라 자칫 하면 자신도 모르게 대상자에 대한 케어가 인격존중에서 빗나간 방법론적인 면에 숙달될 수 있다.
   그러므로 종사자는 인격존중과 기술면을 동시 발휘해야 함

2) 종사자는 자신의 직업선택 동기와 봉사 정신을 유지해야 한다.
   * 사람이 직업을 선택할 때는 자아실현과 이웃과 사회에 도움을 주기 위함이지만 세월이 지남에 따라 처음 근무 정신과 태도가 희석될 수 있음.
   * 종사자는 시간이 지남에 따라 자칫 하면 처음 봉사 정신을 잊고 때로는 타성에 젖은 수동적인 태도로 움직일 수 있음
   * 근무하다 보면 때로는 감당하기 어려운 일에 직면할 경우에도 직업의식을 갖고 책임감 있게 처리해야 함

3) 종사자는 대상자의 건강과 일상생활에 직접적인 영향을 미치는 중요한 업무이므로 언제나 성실하고 책임감 있는 업무활동을 해야 한다.
   * 종사자는 사람을 대하는 직업으로서 먼저 케어 하는 대상자에 대하여 어느 정도 알아야 하고 공부도 해야 한다.
   * 종사자는 자신의 직업에 대한 긍지를 갖고 언제나 성실한 자세로 임할 것
   * 언제나 자신의 분야에 자부심을 갖고 책임을 느끼고 언행에 신뢰감을 주어야 함

4) 종사자는 모든 업무에 관련하여 동료 간에 상호협조를 통해 조화를 이루어 나가야 한다.
   * 종사자는 어떤 대상자를 케어 할 때에 자신의 이기주의적인 정신을 버리고 반드시 함께 종

사하는 직장의 책임자를 비롯해 동료 간에 항상 함께 상부상조해야 함
* 시설장을 비롯하여 모든 종사자간에 업무의 효율성을 위해 항상 긴밀한 협조가 이행되어야 한다.

5) 종사자 간에 업무의 극대화를 위해 각종 프로그램에 적극 참여하고 지속적인 연구와 직업적인 성장을 위해 자신을 계발해 나가라
* 시대가 변하는 만큼 새로운 지식과 정보가 요구 되므로 언제나 배우고 노력하라(자기 계발 위해 시간과 노력을 투자하라)
* 종사자는 언제나 배우는 태도를 가져야 유능한 직업인이 될 수 있다.

6) 종사자는 대상자로부터 호감 신뢰가 지속 되도록 언제나 예의를 갖추고 또한 자기 관리가 필요 함(태도, 말씨, 옷맵시, 매너)
* 종사자는 언제나 밝고 명랑하고 웃는 모습을 보여라
* 종사자는 사람을 대하는 직종으로 언제나 대상자가 누구든지 먼저 대상자에게 좋은 이미지를 심어 주어야 함
* 종사자는 반드시 대상자에게 바른 예의를 지키고 좋은 이미지를 각인시켜 주어야 함
* 대상자와의 그 모든 약속은 필히 지키고 혹시 실수를 하였을 경우 먼저 사과
* 종사자는 케어 대상자는 단순한 생각을 갖고 있고 또한 자신의 주장이 강함 그때마다 잘 설득하는 인내심도 발휘해야 함.(종사자 생각을 주입 금물)
* 대상자가 종사자를 신뢰 하도록 마음과 태도 및 대화 속에서도 보여 주어라

7) 종사자는 법적, 윤리적 책임을 다하기 위해서는 비윤리적 행동을 하지 말 것
* 종사자는 사람을 관계하는 직종으로 반드시 윤리적인 면이 실천 되어야 함
* 근무태만과 감독자 지시에 불이행
* 대상자에 대한 신체적 언어적 폭행과 폭언

8) 종사자는 근무지에서 발생한 사고에 대해서는 사실대로 즉시 보고할 것
* 종사자는 사고에 대해서는 응당의 책임감을 느끼고 사실대로 보고할 것
* 종사자는 사고의 원인을 규명하고 다시는 재현 되지 않도록 할 것

9) 전문가의 진단이 필요한 상황은 전문가에게 맡기라
* 종사자는 자신의 직업에 대한 전문가가 되어야 함
* 종사자는 자신의 분야의 전문가가 있음을 인식하고 있을 것

(운영: 시설장, 의료: 간호자, 업무: 사무국장)
* 자신의 직장에서 월권하지 말 것

10) 법적인 소송에 휘말리지 않기 위해서는 업무 수칙을 철저히 이행하라
* 근무 일지, 서비스 내용, 대상자에 대한 철저한 기록
* 근무 교대시 철저한 인수인계(간호일지, 요양 일지. 기타 근무자 인수인계)
* 케어 대상자의 개인적인 정보를 누설 금물
* 대상자의 특이한 점을 잘 기록할 것
* 서비스를 할 때에 확신이 없는 경우 반드시 동료의 도움을 요청할 것

5. 종사자의 윤리 강령

1) 우리는 인종, 성별, 연령, 성격, 종교, 경제적 상태, 정치적 신념, 신체적 정신적 장애를 비롯한 개인적 선호 등을 이유로 대상자를 차별하지 않는다.
   * 종사자들은 인간의 존엄성을 인지하고 박애 정신으로 초월적인 자세로 대상자를 섬겨야 함
2) 우리는 인도주의정신 및 봉사정신을 바탕으로 대상자의 인권을 옹호하고 대상자의 자기 결정권을 최대한 존중 한다.
   * 종사자는 대상자의 인격을 존중하여 상대방의 자존감을 무시하거나 종사자의 주도적인 케어가 아니라 대상자의 욕구에 따른 케어가 우선 되어야 함
3) 우리는 업무 지시에 따라 업무와 보조를 성실히 수행하고 업무의 경과와 결과를 의료인 및 시설장에게 보고 한다.
4) 우리는 효율적이고 안전한 업무를 수행하기 위해 지속적으로 지식과 기술을 습득 함
5) 우리는 업무 수행시 언제나 친절하고 예의 바르고 품위 있게 처신하고 예의바른 언행을 준수 한다.
6) 우리는 개인의 사생활을 존중하고 업무상 알게 된 개인 비밀을 유지 한다.
7) 우리는 업무에 관련하여 대상자의 가족, 의사, 간호사 등과 적극적으로 협력한다.
8) 우리는 대상자나 보호자에 대하여 결코 갑질 노릇을 금함
9) 우리는 요양원 어르신과의 만남을 통한 케어는 하늘의 뜻임을 인식하며 봉사하여 직업에 대한 만족도를 통해 대상자와 함께 행복을 나눈다.
10) 우리는 자신의 전문 지식과 기술에 대한 자부심과 긍지를 갖고 대상자를 섬김으로 자신의 자아실현과 삶의 보람을 얻는다.

6. 전문 종사자 행동 수칙

1) 종사자는 자신의 행복감을 유지하고 항상 밝고 명랑하고 예의바르게 대한다.
2) 종사자는 항상 존칭어를 사용 하는데 숙달 되어야 한다.
3) 종사자는 대상자의 특성을 빨리 파악하고 친밀감을 형성 해야 한다
4) 종사자는 대상자와의 일체 약속을 지킨다.
5) 종사자는 대상자의 케어 부분을 발견하여 신속하게 처리 한다.
6) 종사자는 대상자의 사용 기구 사용 방법을 익히고 숙지한다.
7) 종사자는 어르신과 장애우 낙상 안전에 신경을 써야 한다.
8) 종사자는 어르신의 질병과 특이 체질 및 음식선호를 알아야 한다.
9) 종사자는 대상자 감정(성격)을 잘 인지하고 대처 한다
10) 종사자는 자기 계발을 위해 지식과 기술을 계속 습득 한다

7. 종사자의 직무 태도와 자세

1) 종사자 자신에 대한 마음 자세

   * 자신의 전문적인 지식과 기술을 통해 어르신 섬김에 보람을 갖는다.
   * 대상자 케어를 통해 도움을 드리는데 긍지를 갖는다.
   * 근무시간에 사적인 일 금지 및 전화(핸드폰 사용) 통화 금지
   * 복장은 단정(유니폼, 제복 착용)
   * 근무시간(출근, 퇴근)은 철저히 준수 한다.
   * 언제나 친근감과 신뢰감을 유지하라.

2) 대상자에 대한 태도

   * 어르신을 VIP(대통령 이상)로 섬기라(노인천국).
   * 대상자는 반드시 종사자 도움을 필요로 하는 자임을 인지하라.
   * 대상자도 인격이 있음을 인지하라(인격, 자존심).
   * 근무자로서 대상자의 자존심을 상하지 않게 한다.
   * 대상자가 수치침을 느끼지 않게 한다.
   * 대상자가 분노 및 불평을 없게 하라.
   * 서비스 전에 반드시 처리할 용건을 이해 시켜 주라(목욕, 뒤처리),
   * 대상자가 오해하지 않도록 수화 및 필기로 대화하라.

* 인상은 밝고 명랑하고 대화는 친밀하게 한다.
* 대상자에게 근무자의 생각 주입은 금물임.
* 대상자의 요구에 거부하지 말라.
* 대상자에 대한 이해와 설득 및 인내심 발휘하라.

3) 직장 동료 관계

* 서로가 존중하라(텃세, 비방, 흉, 비난 금물)(묵은 닭과 햇닭).
* 서로가 상하 관계보다는 동료의식을 갖고 대하라.
* 서로가 대상자에 대한 정보를 공유하라.
* 서로가 협동 공조의식을 가지라.
* 특별한 유고시 사전에 사유를 밝혀 대체 근무자로 유지하도록 한다.
* 서로 근무상황에 대하여 인수인계를 확실히 하라.

4) 회사에 대한 자세

* 언제나 주인의식을 갖고 근무하라.
* 회사의 부름에 대한 감사한 마음을 가지라.
* 회사 살면 자신도 살게 됨을 인지하라.
* 회사의 물품을 절약하자(소모품, 전기, 음식물).
* 회사 근무에 대한 긍지를 가지라.
* 회사에 도움과 유익 및 수익을 창출시켜라.
* 어르신은 행복하게 직장은 복되게 근무는 즐겁게 하라(노인천국).

8. 전문 직종자의 유형과 윤리 강령

1) 요양보호사의 윤리강령

(1) 요양보호사는 인종, 연령, 성별, 성격, 종교, 경제적 지위, 정치적 신념, 신체, 정신적 장애, 기타 개인적 선호 등을 이유로 대상자를 차별 대우하지 않는다.

(2) 요양보호사는 인도주의정신 및 봉사정신을 바탕으로 하여 대상자의 인권을 옹호하고 대상자의 자기 결정권을 최대한으로 존중한다.

(3) 요양보호사는 지시에 따라 업무와 보조를 성실히 수행하고 업무의 경과와 과오를 의료인 및 시설장(원장)에게 보고한다.

(4) 요양보호사는 효율적이고 안전한 업무를 수행하기 위해서 지속적으로 지식과 기술을 습득한다.
(5) 요양보호사는 업무수행에 방해 받지 않도록 건강관리 복장 및 외모 관리 등을 포함한 자기관리를 철저히 한다.
(6) 요양보호사는 업무 수행시 항상 친절한 태도와 예의바른 언행을 실천한다.
(7) 요양보호사는 대상자의 사생활을 존중하고 업무상 알게 된 개인정보는 비밀을 유지한다.
(8) 요양보호사는 업무와 관련하여 대상자의 가족, 의사, 간호사 등과 적극적으로 협력한다.

2) 사회복지사의 윤리 및 강령

(1) 사회복지사는 클라이언트의 권익옹호를 최우선의 가치로 삼고 행동한다.
(2) 사회복지사는 클라이언트에 대하여 인간으로서의 존엄성을 존중해야 하며 전문적 기술과 능력을 최대한으로 발휘한다.
(3) 사회복지사는 클라이언트가 자기 결정권을 최대한으로 행사할 수 있도록 도와야 하며 저들의 이익을 최대한으로 대변해야 한다.
(4) 사회복지사는 클라이언트의 사생활을 존중하고 보호하며 직무 수행과정에서 얻은 정보에 대해 철저히 비밀을 지켜 주어야 한다.
(5) 사회복지사는 클라이언트가 받는 서비스의 범위와 내용에 대해 정확하고 충분한 정보를 제공함으로써 알 권리를 인정하고 존중해야 한다.
(6) 사회복지사는 문서, 사진, 컴퓨터 파일 등의 형태로 된 클라이언트의 정보에 대하여 보장의 한계정보를 얻어야 하는 목적 및 활용에 대해 구체적으로 알려야 하며 정보 공개시에는 동의를 얻어야 한다.
(7) 사회복지사는 개인의 이익을 위해 클라이언트와의 전문적 관계를 이용해서는 안 된다.
(8) 사회복지사는 어떠한 상황에서도 클라이언트와 부적절한 성적 관계를 맺어서는 안 된다.
(9) 사회복지사는 사회복지 증진을 위하여 환경 조성에 클라이언트를 동반자로 인정하고 함께 일해야 한다.

3) 간호조무사(간호사) 윤리 및 강령

간호의 근본이념은 인간의 존엄성과 생명의 기본권을 존중하는 것이다.
간호사의 임무는 출생으로부터 죽음에 이르는 인간의 삶에서 건강을 증진하고 질병을 예방하며, 건강을 회복시키고, 고통을 경감하는 것이다. 간호사는 개인, 가족, 지역사회를 대상으로 전인적 간호중재와 상담, 교육 등을 수행함으로써 대상자의 지식을 증진하여 스스로 건강을 증진하기 위한 최선의 선택을 할 수 있도록 한다.

(1) 평등한 간호제공

　　* 간호사는 대상자의 국적, 인종, 종교, 사상, 연령, 성별, 사회적 질병과 장애의 종류를 불문하고 차별 없는 간호를 제공한다.

(2) 개별적 요구존중

　　* 간호사는 대상자 개개인의 요구를 존중하며 각 상황에 맞는 간호를 제공한다.

(3) 비밀유지

　　* 간호사는 대상자의 사생활을 존중하고 간호에 필요한 정보 공유만을 원칙으로 하며 대상자 개인의 비밀을 공개하지 않는다.

(4) 알 권리 및 자율성 존중

　　* 간호사는 대상자가 정확한 정보 제공과 설명에 의해 의사 결정을 하도록 돕고 대상자가 간호 행위를 선택 하거나 거부할 권리가 있음을 존중한다.

(5) 대상자 참여 존중

　　* 간호사는 대상자를 간호의 동반자로 인정 하고 간호의 전 과정에 그들을 참여시킨다.

(6) 취약 계층 보호

　　* 간호는 노인, 여성, 아동, 장애인, 등 취약 계층 대상자를 옹호하고 돌본다.

(7) 건강 환경 구현

　　* 간호는 대상자를 환경오염, 빈곤, 재해로부터 보호하고 건강한 환경을 유지함을 사회적 책무로 수행한다.

4) 물리치료사의 윤리 및 강령

물리치료사는 박애와 봉사정신을 바탕으로 인간의 생명과 건강을 보살핌으로써 국민건강에 기여하며 아래와 같은 강령을 준수한다.

　(1) 우리는 모든 민족, 지역, 종교, 성별, 신분의 차별 없이 전 인류에게 봉사한다.

(2) 우리는 지역사회주민의 건강증진과 장애예방을 위해 항상 노력한다.
(3) 우리는 환자에게 양질의 치료를 제공하기 위하여 산학연구 활동에 앞장선다.
(4) 우리는 고통 받는 환자의 아픔을 함께 나누며 친절과 정성으로 책무를 다한다.
(5) 우리는 전문직업인이라는 자긍심과 사명의식을 갖고 타의 귀감이 된다.
(6) 우리는 직무상 알게 된 환자의 비밀을 임의로 타인에게 누설하지 않는다.
(7) 우리는 그 개인의 권위나 이름이 상업적 광고에 이용됨을 허락하지 않는다.
(8) 우리는 동료회원 및 타 유관단체와도 친목을 도모하여 협회를 유지한다.
(9) 우리는 회원공동체 바탕 위에 본 회의 무궁한 번영과 발전을 위하여 헌신한다.
(10) 우리는 물리의학 발전을 위해 국제협력 아래 최신기술 정보교류에 동참한다.

5) 영양사의 윤리 지침

(1) 영양사 윤리선언

* 나는 영양사로 책임과 의무를 가지고 모든 사람이 건강한 삶을 누리도록 헌신하겠습니다.
* 나는 최신의 영양정보와 올바른 지식을 국민에게 전달하고 지속적인 자기 개발과 연구에 힘쓰겠습니다.
* 나는 영양서비스를 받고자 하는 모든 이들에게 인도적으로 봉사하며 직무상 얻어진 고객의 비밀을 지키겠습니다.
* 나는 개인의 이익보다 국민의 건강과 생명을 더 존중하며 소외된 자들의 영양 상태 개선에 노력하여 복지사회 구현에 앞장서겠습니다.
* 나는 국민건강 지킴으로써 영양사직의 발전을 위해 최선을 다하겠습니다.
* 나는 나의 명예를 걸고 이를 엄숙하게 선서합니다.

(2) 영양사의 강령

* 영양사는 국민건강의 지킴으로써 모든 사람이 건강한 삶을 누리도록 영양 서비스를 제공하는 데 헌신하고, 특히 소외된 자들의 영양상태 개선에 노력하여 복지 사회의 구현에 앞장선다.
* 영양사는 모든 민족의 국적, 인종, 종교, 성별, 연령, 사상, 사회적 지위와 관계없이 동등한 영양 서비스를 제공하고, 국민의 건강을 수호하기 위해 어떠한 부당함이나 압력에도 굴복하지 않고 양심에 따라 정의롭게 행동한다.
* 영양사는 최상의 서비스를 제공하기 위해 최상의 지식과 기술 습득에 힘쓰고 전문인으로써의 능력과 품위를 유지하기 위해 노력한다.
* 영양사는 개인, 가족, 집단, 지역사회, 나아가 국가와 인류의 건강과 복지 향상에 관련된 영양사의 행위와 활동을 판단, 평가하며 인도하는 윤리 강령을 준수한다.

제2절 성폭력 예방 지침

1. 성 폭력이란?

성폭력은 강간, 강제추행, 성희롱, 도촬 등 상대방의 의사에 반하여 성적 자기 결정권을 침해하는 모든 신체적, 정신적 폭력을 말한다.

2. 성 폭력에 대한 유형

1) 성 희롱

가해자가 타인에게 정신적, 신체적으로 성적인 불쾌감과 피해를 주는 행위로서 업무, 고용 등의 관계에서 공공기관의 종사자, 사용자 또는 근로자가 그 지위를 이용하거나 업무등과 관련하여 성적 언행 등으로 성적 굴욕감 또는 혐오감을 느끼게 하거나 기타 요구 등에 대한 불응을 이유로 고용상의 불이익을 주는 것을 말한다.

2) 성추행

성추행이란 상대방의 의사에 반하여 성적인 수치심이나 혐오감을 유발하는 성적인 행위를 의미하는 것으로 간음, 이외의 성적인 가해행위를 말한다.

3) 성폭력

성폭력은 관련법에 의거하여 가해자를 형사처벌할 수 있는 행위로 강간, 및 강제 추행 등의 범죄행위를 말한다.

즉 강간을 비롯 성추행, 성희롱 등 원치 않는 신체적 접촉, 음란전화, 인터넷상의 불쾌한 언어, 성기노출, 음란한 눈빛으로 바라보는 행위로 상대방의 의사에 반해 성적으로 가해지는 모든 신체적, 언어적, 정신적 폭력을 지칭한다.

3. 성폭력에 대한 남녀 인식 차이점

	남성	여성
성적표현	친근함의 표현	성적수치심
성적농담	분위기를 부드럽게	비상식적 언어표현
이성동료에 생각	동료보다는 이성	이성 아닌 동료로
성폭력 발생시	분위기로 그럴 수도	인격적 모독으로
성폭력 문제 제기	개인적 사소한 일로	여성 모두에게 영향
문제 제기 여성	시끄럽고 드센 여자	용감한 여성
가해자 처벌	지나친 처사	재발 방지로 당연함

성폭력 피해자들은 성희롱으로 인하여 자신의 존엄성 훼손 및 신체적, 정신적 스트레스를 받기에 심리적 불안감과 성적 굴욕감, 혐오감으로 업무를 제대로 수행하기 어렵다.

또한 가해자는 사회적 비난과 함께 직장에서 징계, 견책, 정직 등의 불이익을 당하며 때로는 해고와 함께 경제적 손실을 가져 오는 오점을 남기게 된다.

4. 성폭력 행위 성립 요건

1) 신체적 행위

* 고의적인 입맞춤이나 포옹, 뒤에서 껴안기 등의 신체적 접촉
* 어르신 케어 중 부득이하게 노출된 상황에서 가슴, 엉덩이 등 특정 신체 부위를 어르신 허락 없이 만지는 행위
* 평소 친밀감을 유발하여 애무를 강요 하거나 성적인 행위를 시도하는 행위
* 필요 이상 오랫동안 손을 잡거나 어깨동무를 하거나 혹 충고하면서 과도하게 신체접촉을 하는 경우
* 안마나 애무를 강요하는 행위

2) 언어적 행위

* 음란한 농담 및 음탕하고 상스러운 이야기를 하는 행위(전화통화 등)
* 외모에 대한 성적인 비유나 평가를 하는 행위
* 상대방에게 성적인 사실 관계를 묻거나 성적인 내용 정보를 의도적으로 유포하는 행위

* 성적인 관계를 강요하거나 회유하는 행위
* 외설적이고 도발적인 소리나 음성을 내는 행위
* 지위를 이용하여 상대방이 원치 않는 성적 관계를 지속적으로 강요 하거나 회유하는 행위
* 회식 자리에서 무리하게 옆에 앉혀 술을 따르도록 강요하는 행위

3) 시각적 행위

* 업무와 무관한 음란사진, 그림, 낙서, 출판물 등을 게시하거나 보여주는 행위(컴퓨터, 팩스 등에서)
* 성과 관련된 자신의 특정 부위를 고의적으로 노출 및 만지는 행위
* 어르신들 성적 굴욕감을 유발하여 시설 환경을 악화시키는 행위
* 외설적이고 음란한 몸짓이나 얼굴 표정을 유발함

4) 기타

* 사회통념상 성적 굴욕감을 유발하는 것으로 인정되는 언어나 행동

5. 성폭력 피해 유형

1) 이용자 및 보호자에 대한 성폭력

[이용자 및 그 보호자에 대한 성폭력이란 합의가 없는 모든 형태의 성적 접촉 또는 강제적 성행위를 하는 것으로 아래 경우]
* 성적수치심을 갖게 하는 성과 관련된 언어표현
* 성적수치심을 갖게 하는 성과 관련된 행위
* 성적수치심을 갖게 하는 성과 관련된 시각적 자료
* 행동으로 성적 굴욕감을 유발하는 행위
* 폭행한 후 강제적으로 성행위 및 강간하는 것
* 물건이나 흉기를 사용하여 강제적으로 성폭행 하는 것
* 원치 않는 성행위 및 강간 혹은 성적 수치심을 유발하는 환경을 만드는 것

2) 이용자 및 보호자에 의한 근무자 성폭력

[서비스 이용자나 그 보호자로부터 서비스제공 근무자에 대한 성폭력]
* 불가피한 신체접촉을 통해 고의로 몸을 만지거나 더듬는 것

* 서비스제공의 질을 이유로 원하지 않는 성적 의미가 내포된 육체적, 언어적, 시각적 행위를 하는 것
* 신체적인 문제를 이유로 원하지 않는 성적 의미가 내포된 육체적 접촉 행위
* 목욕서비스 등을 받는 경우 신체의 노출로 인한 불가피한 상황을 이용하여 음란행위를 요구하거나 불필요한 접촉, 의도적으로 신체적인 반응을 노골적으로 나타냄
* 서비스 제공에 대한 성적인 부당한 요구, 성적인 강제적인 행위, 이용자의 보호자라는 우월적인 지위를 이용하여 보호자의 고의, 조건부 등으로 원치 않는 성적 의미가 내포된 신체적, 언어적, 시각적 행위를 하는 행위

3) 근무자의 직장 성폭력

[지위 업무를 중심으로 합의가 없이 강제적인 성행위]
* 장소 관계 이유 불문하고 종사자, 사용자 또는 근로자의 지위를 이용하거나 기타 업무에 관련성 존재하는 경우
* 근무시간 외 직장 외의 장소에서 업무 수행과 관련이 있는 경우
* 거래처, 회식, 거래관계자 및 고객의 자택 등 업무 관련이 존재하는 경우
* 업무와 관련하여 필연적으로 접촉하게 되는 거래처의 업무 담당자와의 관계 등

4) 성적언동

* 상대방이 원하지 않는 성적 의미가 내포된 육체적, 언어적, 시각적 행위
* 상대방이 원치 않는 성적인 언어나 행동이 지속적으로 반복되는 경우
* 단 한 번의 성적 언동의 경우에도 그것이 심각한 경우

5) 성적 굴욕감, 혐오감

* 성적 언동으로 인해 상대방이 성적 굴욕감 또는 혐오감을 느낀 경우
* 성희롱의 판단기준은 피해자의 느끼게 되는 점을 주요시함(성희롱은 주관적인 판단)

6) 고용상의 불이익

* 채용탈락, 감봉, 승진탈락, 전직, 정직, 휴직, 해고, 채용, 또는 근로조건을 불리 및 고용환경을 악화시키는 행위
* 조건형 성희롱(성희롱 가해자가 성적인 접근을 하였으나 상대방이 거부로 채용, 승진 등 고용상 불이익을 주는 경우)이 있는 경우

6. 성희롱 판단 기준

1) 성희롱의 판단 기준은 다분히 피해자의 주관적임.
2) 단 한 번의 성적 언동이라도 성희롱이 된다.
3) 성희롱은 다양한 형태로 나타나며 어느 한 유형에 국한되지 않는다.
4) 성희롱 피하는 비결은 단호한 거부 의사를 표하라.
5) 양자 상호협의로 이루어진 교제는 성희롱이 아니다.

7. 성희롱의 실제와 피해 사례

1) 법무부, 검찰 내 성범죄 실태(출처: 국민일보 2018.5.18.1면)

여직원 61% 성희롱 경험

부적절한 성적농담 음담패설	51.0
외모, 옷차림, 몸매, 평가 부적절한 발언	40.2
접대, 회식자리 술시중, 블루스, 누군가 옆 앉을 것 등 강요	37.9
시각적 성희롱(특정 부위 훑어보기)	24.7
의도적 신체접촉 등	22.1
원치 않는 성관계 요구	1.4
상대방에 의한 강제적 성관계	0.4
회식장소	64.9
직장 내	34.5
차량	5.2
야유회, 워크숍 등 직장행사	4.0
출장 등 직장 외부	1.9
관사 등 숙소	0.6
퇴근 후 사적	0.4

위와 같은 상황에도 피해 여성의 3분의 2는 특별한 조치 없이 참고 넘어 갔다. 그 이유는 근무평점, 승진, 부서배치 등 인사의 불이익을 당할 것 같아서이다.

8. 성폭력, 성희롱 예방 방안

1) 이용자에 대한 성폭력 예방

* 이용자나 보호자가 성적수치심을 갖게 하는 성관련 언어표현 행위 금지
* 성관련 언어 및 시각적 자료 행동으로 성적 굴욕감 유발 행위 금지
* 상대방 폭행으로 강제적인 성행위 및 강간 등 부도덕한 행위 금지
* 물건, 흉기로 강제적으로 성적인 문제를 야기 및 성희롱과 폭행 금지
* 근무자는 어떤 경우라도 이용자 및 보호자와 원치 않는 성관계 금지
* 성적 수치심을 유발하는 환경 개선(남녀 구별 없는 화장실, 탈의실)
* 근무자는 이용자 및 보호자를 인격적으로 대하고 경어 사용
* 서비스 제공자로서 우월한 지위를 이용하여 사적인 행위 금물
* 음담패설을 금지
* 대상자의 외모나 사생활에 관심 금물, 사생활 침해소지는 양해 구함
* 불필요한 신체접촉 금물 및 신체접촉 자제, 음란사진 및 그림 부착 금물
* 상대가 불쾌한 행동과 표정은 거부의사로 인지하고 오해의 행동 중지

2) 근무자에 대한 성폭력 및 성희롱 예방

* 지위 이용 및 업무, 사업장 내·외 여부 등 성적인 문제 발생 금물
* 성적인 언어와 행동에 의거 이를 조건으로 하는 모든 행위 금지
* 고용상 불이익 및 성적 굴욕감 유발하는 고용 환경 개선 노력

3) 개인적인 예방 대안

(1) 냉철한 판단으로 단호하게 거절한다.

* 이용자에게 거부의사를 단호하게 표현한다.
* 가족에게 상황을 설명하고 시정해 줄 것을 요청함
* 시정 요구에도 불구하고 지속적일 때는 정황에 대한 녹취와 일지 작성
* 자칫하면 오히려 명예훼손을 뒤집어 쓸 수 있으니 증거 확보 요망

(2) 기관의 책임자에게 보고와 함께 조치를 취할 것

* 기관 책임자에게 확실한 증거와 함께 보고 후 조치하게 함
* 기관 책임자는 즉시 조치를 취할 것

(3) 상담 기관 및 법적 자문을 받는다.

　　* 심리상담 및 법적대응으로 예방책을 구체화한다.

4) 요양원 및 복지기관 예방

(1) 성폭 및 성희롱 교육 실시

　　서비스 제공자들에게 성희롱 예방교육을 연 1회 실시

(2) 성희롱 피해자 불이익 주는 것 금지

　　성희롱 피해자에게 업무배치 등 불이익 행위 금지

(3) 가해자에 대한 조치를 취할 것

　　가해자에게 징계를 실시 할 것(근무지 명예 존속 위함)

(4) 성희롱 처리지침을 문서화 하여 기관에 보관 처리함

(5) 남녀 평등법 상 성폭력 성희롱에 관한 법령 부착을 통한 경각심 부여

　　"한 번 실수는 명예, 돈, 직장도 잃는다."

(6) 직원들에게 서로 인격적인 존중감을 갖는 교육을 실시할 것

5) 직장 동료 관계에서 예방 비결

　　* 평생직장 위한 평생동지 의식을 가지라
　　* 한 순간의 감정에 치우치지 말고 건전한 가치관을 갖고 대하라
　　* 공과 사를 구분하고 냉정한 자세와 태도를 취하라
　　* 상대방의 인격을 존중하라
　　* 성희롱에 대한 표현이 보일 때 즉각적으로 불쾌한 반응을 보여라
　　* 상대방의 거부 반응을 보일 때 야심을 버려라
　　* 자신의 지위를 이용해 사적 만남은 금물
　　* 동료 (이성)의 외모 및 취미와 취향에 지나친 관심 갖지 말 것
　　* 이성 간의 불필요한 신체 접촉 금물
　　* 회식과 야유회 등에서 술 따르고 춤을 강요하는 것 금물
　　* 근무 중 직장에서 음란사이트 시청 금물(○○중 3: 수업 중 야동)
　　* 혹 피해자 발생시 격려와 용기 그리고 위로가 요구됨

제3절 감염 예방 지침

1. 감염이란 무엇인가

감염(感染)은 기생 종에 의한 숙주 생물의 증식을 가리킨다. 간단히 말해 병원체가 몸 안에 들어가 증식하는 일을 말한다. 즉 미생물이 민감한 숙주로 침입하여 질병을 일으키는 것

1) 감염의 특징

감염은 나이, 유전, 문화적 배경, 영양상태, 스트레스, 휴식과 운동, 생활습관, 환경적 요인, 면역질병, 의학적 치료 등에 따라 발생 양상이 달라질 수 있다. 특히 노약자의 경우 면역 기능이 저하되고 스트레스, 부적절한 영양공급, 만성질환, 특정한 약물 사용으로 인해 면역력이 떨어지면 감염성 질환이 증가한다.

2) 감염 증상 및 징후

(1) 국소적 증상과 징후

* 코와 부비동 감염: 코막힘, 콧물
* 피부 점막 감염: 국소적 발적, 국소적 열감, 감염부위 통증, 기능상실, 국소적 종창
* 요로감염: 빈뇨, 소변 혼탁

(2) 전신적 증상과 징후

* 발열, 맥박과 호흡수 증가, 무기력, 권태, 림프절 비대와 압통

2. 감염관리의 필요성

1) 고령으로 면역력 저하와 소화기능 및 배설기능 저하
2) 흡인성 폐렴 및 설사, 소화기 관련 질환, 요로감염, 피부감염, 등 감염이 발생할 가능성 매우 높음
3) 개인위생 및 피부 통합성의 결핍으로 피부감염이나, 이, 옴 발생할 가능성 매우 높음
4) 장기간 집단생활은 감염 전파 및 집단발병의 가능성 매우 높음
5) 장기요양 수급자에게 발생 가능한 감염문제는 원인과 특성, 예방법 잘 숙지하고 대처해 나가야 함

3. 종사자와 감염 예방을 위한 기본 수칙

요양보호사는 중요한 전염성 질환에 대해 예방접종을 실시하여 면역을 가지고 있어야 함 수급자에게 서비스를 제공할 때 수급자의 진단명이나 감염 여부에 관계없이 혈액, 체액, 땀을 제외한 분비물과 손상된 피부나 점막 등으로부터 자기 자신을 보호하고 적절하게 대응함으로써 감염의 위험을 줄일 수 있다. 손 씻기는 감염예방의 기본으로 요양보호사는 시설과 수급자의 가정에 들어가기 전과 가정을 나오기 전에 반드시 손을 씻어야 한다.

1) 종사자 손 위생 수칙
- 수급자에게 간호 시작 전
- 수급자에게 음식이나 약 등을 섭취시키기 전
- 수급자에게 삽입된 소변줄, 배액관, 위영양관 만지기 전
- 혈액, 체액, 분비물(가래/침) 배설물(대소변)을 다룬 후
- 청소 및 설거지로 불결한 환경과 물품 접촉 후
- 수급자 간호 종결 후
- 화장실 다녀온 후
- 음식 섭취 전 및 본인의 눈, 코, 입 등을 만지기 전

2) 수급자가 손 위생 수칙
- 배변, 배뇨 후
- 음식과 약 섭취 전
- 눈, 코, 입 만지기 전
- 상처나 배액관 등을 만지기 전과 후
- 외출 후

4. 감염예방 방법

1) 유치 도뇨관
- 소변백은 아랫배(방광위치)보다 항상 아래로 놓음
- 소변백이 바닥에 닿는 것 금물
- 소변 색깔과 소변량 감소 여부 항상 확인

- 소변줄 꺾기거나 꼬이지 않게 함
- 소변줄과 소변백 연결 부위가 잘 연결되어 소변 새는 것 방지
- 소변줄 삽입부(회음부) 하루 1회 이상 물과 비누로 세정함
- 회음 부위는 앞에서 뒤로 닦음(항문 부분)

2) 소변 비우기
- 항상 손세척하고 1회용 장갑 착용함
- 소변을 비움(소변 배출구가 소변통에 닿지 않게 할 것)
- 배출구 끝을 알코올 솜 등으로 소독 후 끼워 넣음
- 소변은 화장실에 버리되 항상 소변량을 체크함
- 소변통을 비운 후 물과 세제로 충분히 세척하여 건조 후 사용함
- 소변통 비운 후 장갑 벗은 후 손 세척함

3) 경관 영양
- 음식 준비 전과 주입 후 항상 손 씻음
- 케어 대상자 앉히거나, 환자의 상체는 3도 이상으로 높여 주입하고 주입 완료 후도 30분 정도 동일한 자세로 유지하여 흡입을 방지함
- 영양액 주입 마다 위 내용물의 잔류량 확인으로 소화 여부를 확인하고 과량으로 인한 역류 현상 예방
- 세균 감염의 위험도가 크므로 주변 환경 청결할 것
- 주사기, 영양주머니는 사용 즉시 미온수와 주방 세제로 세척하여 건조 시키고 주기적으로 소독함
- 영양주머니와 연결줄은 소속기관의 지침에 따라 교환 하거나 오염이 심하여 냄새가 나거나 막혀 주입이 곤란할 경우 새것으로 교체 사용
- 입으로 음식 투여 않더라도 구강 청결 위한 양치질은 하루 1회 필수임
- 비위관(코를 통하여 위장에 관을 삽입 하는 것) 삽입 경우
  - 대상자의 코 점막을 관찰하고 분비물이 생기는지 불편감 또는 통증 여부 확인하되 통증 경우 의료진에게 보고함
  - 음식 투여 전 입을 벌리게 하고 관이 빠져 있는지 확인하되 관이 빠진 경우는 의료진에게 보고함
  - 비위간은 정기적으로 교체할 필요는 없고 단 막히고 새거나 오염 심할 경우만 교체함

4) 약품관리
- 약품 보관 법 따르되 직사광선 피해 서늘하고 건조한 곳 보관함
- 캡슐로 된 약은 반드시 복용시만 까서 복용함
- 유효기간 확인하되 기간 지난 약은 복용 금지
- 장기간 사용하는 약은 뚜껑 잘 닫고 개봉일 적어 놓음
- 약품은 전용기에만 보관함
- 연고류나 크림류는 면봉으로 덜어 놓음

5) 영양액 관리
- 고영양액으로 쉽게 세균 오염될 수 있기에 개봉 즉시 사용
- 개봉 후 영양백에 부은 영양액은 장시간 실온에 방치된 경우 사용 금지
- 개봉한 영양액을 바로 사용하지 못한 경우 뚜껑이 있는 용기에 넣어 냉장보관하되 하루 이상 금물

5. 감염예방 차원의 관리

위생관리는 신체적으로 취약한 노인 대상자는 주로 실내에서 활동하게 되므로 실내 환경을 위생적으로 관리하는 것은 대상자의 건강 유지, 증진을 위해 필요함

1) 환기
- 1시간에 1~2분씩 2회 정도 창문이나 문을 열어서 환기를 함
- 신선한 공기를 받아들이고 불결한 공기를 내보내 적당한 습도와 청결한 공기를 유지함
- 환기 시에는 바람이 대상자에게 닿지 않도록 간접환기 방법을 사용함

2) 실내온도
- 여름 22~25도, 겨울 18~22도 적당하나 개인적 온도차 있음 인지할 것
- 감각둔한 대상자 땀 배출과 손발 온도 확인하여 실내온도 병행 조절
- 일정 온도 유지하고 전체난방이 바람직함
- 목욕 전후 외풍 차단 실내 기온 24도 전후 유지할 것
- 겨울철 적정온도 위해 보조 남방기구 활용하되 환기나 화상 주의
- 냉방은 외부와 온도차 5도 이내로 바람은 대상자에게 직접 닿는 것 피함

3) 습도
- 습도는 연간 56~60%가 적합
- 낮은 습도 호흡기 점막과 피부를 건조, 땀 증발 가속화 높음은 불쾌감
- 장마시 습도 높으면 제습기로 습기제거, 겨울에는 난방 기구 사용으로 건조할 경우 젖은 수건으로 조절함

4) 소음
- 청력 약해지면 높은 고주파음은 듣기 어려움, 보청기도 모든 소리 증폭으로 소음으로 대상자 고통 호소함
- 소음은 수면 방해, 대화 방해, 작업능력 저하, 정신적 불안 건강 악영향
- 갑작스런 큰 소리 나지 않도록 주의하고 소음 방지 노력

5) 채광과 조명
- 자연채광은 밝고 따뜻함, 습도 낮게 유지, 자외선 의한 살균 작용, 신진대사 활발로 건강 증진
- 해가 뜨고 지는 자연의 변화를 인지하도록 창을 확보, 또한 방안의 밝기는 항상 유지 요망
- 직사광선은 눈부시고 각막 장애를 초래할 수 있어 알맞은 커텐발, 블라인드 설치
- 조명은 전체 조명과 부분 보명으로 구분 하고 너무 밝으면 정신적 안정이 안 되어 편안함을 느낄 수 없음 적당한 밝기를 유지함
- 야간의 사고를 방지 위해 부분 조명 화장실, 계단 복도에 조명 설치
- 침실에는 수면 지장이 없을 정도로 조명 사용함

6. 청소하기

1) 일반 공간
- 창문열고 환기 시킨 후 순서는 높은 곳에서 낮은 곳으로
- 청소기 사용시 배기기구가 대상자 향하지 않게
- 청소시 거동 가능한자 청소 유도, 거동 불편자 이동 후 청소
- 청소 도구는 사용 후 청결 상태로 제 자리에
- 청소시 대상자 전깃줄에 걸리지 않도록 주의
- 창문 문턱 등 청결
- 청소시 대상자 물건 함부로 처리 금물(불필요한 것도 본인 확인 요망)

2) 침실

- 호흡기 면역기능 저하방 청소시 진공청소기와 젖은 걸레로 먼지 제거
- 침상 침구는 아침에 정리정돈 낮에는 활동 환경 조성
- 쓰레기는 매일 버리되 반드시 한 번쯤 확인 요망

3) 화장실

- 습기가 많은 곳으로 낮 동안 충분한 환기함
- 바닥은 물때와 미생물 제거 위해 1주일 한 번은 락스나 소독함
- 양변기는 솔에 식초 묻혀 안쪽을 닦는다
- 양변기나 세면대의 실리콘 띠에 검은 띠는 화장지를 꼬아 얹고 그 위에 표백제(락스류)를 뿌리고 1~2시간 후에 물로 닦음
- 배수구 뚜껑을 걷어내고 깨끗한 솔로 씻어 닦고 락스 희석한 물로 씻음

4) 쓰레기 통

- 쓰레기 비울 때마다 물로 씻어 건조하고 냄새날 경우 알코올로 닦음
- 음식물 쓰레기는 당일 처리
- 쓰레기는 매일 정리해야 세균과 악취를 막는다.

7) 옴 감염 관리

(1) 옴에 대한 이해

- 옴은 진드기가 체 내에 침입하여 발생하며, 옴의 전형적인 증상은 심한 가려움증과 진드기가 파고 들어간 자리에 생긴 피부의 구멍 자국
- 옴은 각질층이 두꺼워져 있는 면역 저하 대상자와 고령자에게 발생하며 가려움증이 없는 경우가 많아 진단하기 어렵고 다른 사람에게 감염될 가능성이 높음
- 옴의 감염은 대개 옴을 갖고 있는 사람과 장시간의 피부접촉으로 인해 일어나지만 단시간의 피부접촉으로도 옴이 감염될 수도 있음
- 요양보호사가 대상자에게 스펀지 목욕을 시키거나, 들어 올릴 때, 또는 몸에 로션을 바르는 과정에서도 옴이 감염될 수 있으며, 손을 잡거나 옴 진드기가 기생하는 침구, 의복 또는 다른 매개물을 통한 일상적인 접촉에 의해서도 감염되는 경우가 있음
- 옴을 가지고 있는 대상자를 돌볼 때 진드기를 죽이는 약제를 사용하고 있지 않다면 접촉을

주의함으로써 감염을 줄일 수 있고, 침상 린넨과 가구를 씌운 천 등을 자주 세탁하는 것도 진드기를 제거하는데 도움이 됨
* 옴에 걸린 대상자는 반복적인 치료와 진드기 감염의 재발을 관찰하여야 하고, 옴에 감염된 요양보호사는 치료 후 의학적인 평가와 판단으로 감염이 없어졌다고 판단될 때까지 대상자를 돌보는 업무를 제한하는 것이 바람직함

(2) 옴에 대한 질문 과 답(Q&A)

① 옴이란 무엇인가?

* 옴이란 진드기라는 아주 작은 벌레처럼 생긴 기생충에 의해 발생하는 피부감염을 말함
* 암컷 옴 진드기는 피부 표면에 바로 알을 낳고, 3~4일 후에 알이 부화되면 유충은 피부 표면으로 이동하고 성장하고 거기서 그것들은 교미하고 생활사를 되풀이하면서 감염을 확산시킴

② 옴은 어떻게 감염되고 확산 되는가?

* 옴은 감염된 사람이나 옷 또는 침구, 수건 등과 접촉할 때 옮는다.
* 옴은 보통 감염된 사람과 포괄적, 친밀한 개인적 접촉을 통해 확산됨
* 옴은 군대나 요양원 등과 같이 공동주거 생활, 정신병원, 병원 등에서 잘 발생하고 가족 구성원이 함께 감염되는 경우가 허다함

③ 옴에 감염된 경우 어떤 증상이 있는가?

* 붉은 발진이 생기면 보통 극심한 가려움을 느끼기 시작 하고 밤에는 더함
* 발진은 손가락 사이, 손목과 팔꿈치 안쪽, 가슴, 남성의 성기, 벨트라인, 허리와 엉덩이, 부분에 더 흔하게 나타남
* 유아는 머리, 목, 손바닥, 발바닥
* 긁게 되면 2차 감염을 초래됨

④ 옴에 감염된 경우 조치 방법?

* 병의원에서 치료
* 긁어서 피부에 손상이 생기면 2차 세균 감염 우려되므로 주의 요망
* 2차 감염이 된 경우 항생제 치료를 병행할 것
* 옴 진드기에 감염이 공동거주지에서 생긴 경우 모두 함께 처치해야 함

⑤ 옴이 애완동물로부터 사람에게 감염이 되는가?

* 가능하고 동물 옴 진드기는 사람에게 조건적 체외기생충으로 숙주가 될 수 있고 동물 옴진드기는 애완동물 중 특히 고양이, 개, 돼지, 말 등에 흔함

* 하지만 사람은 우연한 숙주이기 때문에 옴 진드기의 생활사를 완성하지 못하므로 사람 간 전파력은 없음

3) 옴 관리 위한 수칙

구분	내 용
정의	옴 진드기에 의한 피부 감염증
전파경로	감염환자의 직접 접촉으로 감염 사람의 피부 내 5~10mm 깊이 알을 낳고 2~3일 후 부화. 유충이 자라 성충이 되어 같은 숙주 또는 새로운 숙주를 감염시킴
임상증상	야간 소양감이 주된 증상 손가락 사이, 손목 굴측, 겨드랑, 허리, 발가락, 발목 및 여성 가슴, 남성 성기 주위 등에 다양한 형태의 피부 병변이 발생할 수 있음
진단 기준	피부 긁어냄 검사를 시행하여 현미경으로 피부 안으로 굴을 파는 0.2~0.5mm 길이의 성체 발견 가능 또는 현미경으로 알, 배설물
감별진단	포진성 피부염, 약제발진, 습진, 몸니, 편평태선, 장미색 비강진
치료	도포용 약제(링단로션, 크로타미론 크림)을 온 몸을 도포하여 씻어냄 가족 및 접촉자를 함께 치료하는 것이 중요
합병증	긁은 부위 2차 감염, 찰과상, 습진화, 태선화, 농가진화 가능
예방	감염된 환자와 접촉 금지 의복과 침구 60도 이상 따뜻한 물에 세탁된 후 건조 애완동물의 옴 감염 생기지 않도록 청결 유지

* 옴은 전염성이 매우 높은 질환으로, 피부의 직접 접촉에 의해 전파되고 감염된 옷이나 침구류를 통해서 감염됨

제4절 치매 · 예방 지침

1. 치매에 대한 이해

치매는 여러 가지 원인에 의한 뇌손상에 의해 기억력을 포함한 여러 가지 인지 기능의 장애로 예전 수준의 일상생활을 할 수 없는 상태를 의미하는 포괄적인 용어이다.

즉 치매는 정상적으로 성숙한 뇌가 후천적인 외상이나 질병 등 외인에 의하여 손상 또는 파괴되어 전반적으로 지능, 학습, 언어 등의 인지기능과 고등 정신기능이 떨어지는 복합적인 증상으로서 일상생활을 유지 할 수 없는 상태를 말한다.

* 보건 분야의 통상적인 개념에 의하면 '치매는 의식불명이 아닌 상태에서 인지기능의 저하에서 비롯되는 노인 특유의 정신질환이라고도 함.

2. 치매의 유형(종류)

각종 치매원인 질환으로는 80~90여 가지로 알려져 있지만 크게 4가지 원인 질환으로 구분한다.

1) 알츠하이머병

* 뇌세포는 점차 퇴화되고 비정상 단백질이 뇌에 축적되어 뇌 크기가 줄어들면서 뇌 기능이 떨어져 치매로 진행되는 퇴행성 신경질환이다.

(원인)

* 치매를 유발하는 가장 흔한 원인질환으로 전체 치매 대상자의 약 50~80%에서 원인이 되며, 대뇌 피지 세포의 점진적인 퇴행성 변화로 인하여 뇌에 비정상 물질이 축적되어 세포의 기능을 마비시킴으로 발생함
* 알츠하이머 병 치매는 65세 이후 5년씩 연령 증가마다 발병률이 2배 증가되고 남성보다 여성이 13%가량 발병률이 높다.
  ⋯▶ 65세 전후로 3%, 75세 되면 19%, 85세 되면 50%

2) 혈관성 치매

* 뇌혈관이 터지거나 막히면서 뇌세포에 산소와 영양 공급이 차단되어 뇌세포가 손상을 받아 치매로 진행되는 질환이다(10~15%).

(원인)
- 뇌 세포는 혈액으로부터 공급되는 산소와 영양분으로 기능을 유지하는데, 뇌혈관이 터지거나 막히면 산소와 영양 공급이 차단되어 뇌세포가 손상을 입는다. 이 같은 뇌혈관 질환이 누적되면 치매를 일으킬 수 있어 뇌혈관성 치매라 함

3) 루이소체 치매
- 변성된 신경세포 안에서 발견되는 단백질 덩어리인 루이소체가 관찰되는 치매를 말한다.

4) 파킨스병
- 중뇌 흑색질에 존재하는 도파민 신경세포의 소실로 나타나는 퇴행성 신경질환
- 신경세포의 정상적인 대사 과정 중에 발생하는 불필요한 물질을 제거해주는 기능에 이상이 생겨 불필요한 물질이 뇌 세포에 쌓이게 되어 신경세포가 죽어서 생김(유전적 요인)
- 직업적으로 중금속에 오랫동안 노출된 경우(일산화탄소, 망간, 시안화물, 이황화탄소 등)(환경 요인)
- 고령으로 파킨슨 질병이 나타나는 나이는 대략 60세 정도이고 연령이 증가할수록 많아짐(특발성 요인)

파킨스병 진행 단계

- 1단계 : 파킨슨병의 증상이 가벼우며 신체의 일부분에만 나타남.
  증상 때문에 불편하기는 해도 장애는 없음
- 2단계 : 파킨슨병의 증상이 신체의 모든 부위에서 나타남.
  약간의 장애가 나타나며 자세와 걸음걸이가 변함
- 3단계 : 파킨슨병의 증상으로 인해 정상적인 활동을 할 수 없게 되며, 몸의 움직임이 많이 느려짐
- 4단계 : 파킨슨병의 증상이 매우 심각하여 혼자서 일상생활을 수행할 수 없음. 몸의 경직이 있으며 제한된 정도만 걸을 수 있음
- 5단계 : 파킨슨병의 증상이 매우 심각하여 침상을 떠나서는 생활을 할 수 없음

5) 헌팅톤 병   6) 크루츠펠트-제이야콥병   7) 픽병

3. 치매의 원인과 질환 및 증상

1) 원인: 고령화, 가족력, 특발성 유전적, 대뇌 기질적인 병변 등

2) 질환
   * 퇴행성 질환 - 알츠하이머병
   * 대사성 질환 - 갑상선 기능저하
   * 중독성 질환 - 알코올 중독
   * 외상 - 경막하혈종
   * 뇌혈관 질환 - 혈관성 치매
   * 결핍성 질환 - 비타민B12 결핍증
   * 감염성 질환 - 뇌염

3) 각 증상 현상

   (1) 인지기능 증상
   * 기억력 저하, 언어능력 저하, 지남력 저하, 공간 지능능력 저하, 실행기능 저하

   (2) 정신행동 증상
   * 우울증, 정신증, 초조 및 공격성, 수면 장애
   * 불필요한 물건 모음(집안쓰레기장), 자꾸 침 뱉음, 다양한 정신 행동 유발

4) 치매 단계별 증상

   (1) 초기 증상

   주변사람들이 문제를 알기 시작하나 혼자서 생활할 수 있는 수준이나 실상은 최근 기억력 저하, 시간 지남력 저하, 단어 찾기 곤란, 주의력 및 계산 능력 저하, 약간의 성격 변화 및 우울증, 의심 증상 나타남
   * 물건 보관한 장소 기억 못하고 자주 잃어버림(돈 훔쳐갔다고 의심)
   * 전화 통화 내용 기억 못하고 반복적인 질문함
   * 공휴일, 납세일, 연월일 잊어버림
   * 평소 요리 빨래, 청소, 은행가기, 병원진료 등 하던 일 수행능력 저하 현상

(2) 중기 증상

최근 기억과 먼 기억의 부분적 상실, 시간 및 장소, 지남력 장애, 언어 이해력 및 표현력 장애, 실행증, 판단력 및 수행 능력 저하, 각종 정신 행동 증상이 빈번함. 주변의 도움이 필요하고 혼자 생활 불가능함

- 가족이름, 주소, 전화번호 잊음
- 낯익은 집 주변에서도 길 잃음, 월 일자, 요일, 시간 개념 저하
- 동문서답하거나 말수가 적어짐(엉뚱한 소리와 대답)
- 대화중 말 줄거리가 바꾸어짐
- 옷을 제대로 입지 못하고 외모를 가꾸지 못함, 위생 상태 유지 못함
- 불필요한 물건 모아 보따리 싸놓음, 배회행동, 안절부절
- 집안일 및 외출 혼자는 불가능함

(3) 말기 증상

혼자 생활 불가능하고 시간 및 일자 장소 등을 기억 못하고 심지어 사람에 대한 기억이 소실되고 악화되면 더 큰 문제가 유발함

- 사람을(자식) 알지 못함 : 며느리를 부인으로 착각
- 판단력 없고, 의사소통 불가능, 인지능력 없음, 지시를 따르지 못함
- 고성방가, 화를 잘 냄, 대변을 주무름(벽화), 심한 일탈과 돌출행동 보임
- 대소변 실금, 보행 장애, 욕창 낙상이 반복적 되어 외상상태로 이어짐

4) 치매 증후군 시기별 증상

	제1기:1~3년(건망기)	제2기:2~10년(혼란기)	제3기:8~12년(말기)
기억력	새로운 것을 배우지 못하고 기억회상에 어려움 겪기 시작됨	최근기억, 먼 기억, 회상까지 심각한 손상	모두 심각한 손상
시각인지수 행능력	공간혼동시작, 눈으로 보고 행동으로 옮기는 복잡한 행동 이행 못함	공간혼동, 구조혼동, 임무수행을 위한 체계적인 행동 못함, 평소 하던 일 전혀 못함, 타인 도움 필요	모두 심각한 손상
언어능력	말과 단어 연결 안 됨, 이야기 하다가 말 줄거리 잊음	실어증, 실행증, 멍하여 못 알아들음, 표현과 계산 못함	모두 심각한 손상
성격변화	무감각해지기 시작하며 간혹 불안정해지기 시작	무감각 또는 불안정 상태 지속, 점점 깡통 로봇 비슷함	모두 심각한 손상

정신증상	슬픈 감정, 혹은 피해망상 등	망상, 감정불안, 무감각	모두 심각한 손상
동작과 운동기능	정상범위	안절부절, 어정쩡하게 굳어 있음, 기계적 동작	다리 거동 못한 채 웅크린 자세, 욕창 등 각종 합병증 우려, 대소변 못 가림
뇌파검사상	정상	뇌기능의 심각한 손상	뇌의 전 부분에 서행파, 뇌의 전체 기능이 손상
컴퓨터 단층 촬영, 소견	정상	뇌실질의 파괴 위축	뇌실질의 파괴 위축이 더 심함
뇌혈류 주사	뇌의 측두엽 대상 저하 혈액순황 저하	전두엽을 포함한 뇌의 대사 및 혈액순환 저하	뇌의 전 영역의 혈액순환 및 대사 저하

4 치매 예방법

1) 기본적 예방

 (1) 손을 자주 움직인다.

 (2) 수분을 충분히 섭취한다.

 (3) 식구 및 지인들과 함께 어울리게 함

 (4) 뇌에 자극 주는 걷기 운동함

 (5) 과거 일을 회상하며 일기를 쓰게 함

 (6) 소식을 함

 (7) 비만 치료와 혈압 조절, 고지혈증 조절 함

 (8) 당뇨병 경우 당료약과 인슐린을 사용하면서 혈당 조절

 (9) 심장병 있으면 혈관성 치매를 유발 가능하므로 빨리 치료함

 (10) 기억장애, 언어장애가 있는 경우 즉시 검사함

2) 의학적 및 보편적 예방

 (1) 혈관성치매의 대부분은 예방이 가능

   혈관 병변을 발생시키는 심장질환, 당뇨, 동맥경화 고혈압, 기타 만성 소모성 등 성인병 치료 및 관리

(2) 뇌 혈액 및 전신 혈액 개선

신체건강 관리필요, 꾸준한 운동, 활동, 신체구조 노화진행의 억제, 약으로는 100% 해결이 가능하지 않음, 끊임없는 신체 자극 및 전신운동이 필요함, 1년에 1회씩 정기적인 신체검사, TV관람, 신문 속독, 독서, 친구와 대화, 젊은이와 대화, 바둑, 장기, 신체운동 필요함

(3) 운동

유산소, 무산소 운동의 혼합 일주일에 최소 3회(1회 40분), 최소한 약간의 땀이 날 정도가 필요함 (조깅, 아령, 걷기, 체조, 등산수영, 자전거 타기 등)

(4) 알츠하이머병 치매 대비

조기 발견이 급선무, 조기증상의 단서는 아래와 같다. 노인을 모시는 가족들이 평소와 다른 점을 느끼며 환자 때문에 피곤을 느낄 때가 많다. 연세가 드신 이후 냄새와 음식의 맛을 맞추지 못하는 실수가 잦다.

(5) 은퇴 이후의 지속적인 활동이 필요 함

은퇴는 아무 일 없이 방안에 있는 것을 말함이 아니고 봉사 활동 및 친목활동으로 제2의 인생을 설계한다. 지속적인 활동은 삶의 질을 좋게 하면서 정신 건강도 왕성하다. 조기 발견 확률이 높다.

(6) 친구를 많이 사귀라

친구를 많이 사귀고 대화하라. 친목활동은 정신과 신체 건강에도 좋을 뿐 아니라 조기 발견의 확률이 높다.

(7) 치매적 도표

매년 신체검사 마다 치매 척도표 등을 이용한 척도표를 환산해 놓는다.
점수 변동이 생기면 정밀 검사를 받는 등 조기 발견에 도움을 준다.

(8) 국산차 마시라

차의 중요한 성분들은 혈관을 확장해 주고 뇌의 순환을 촉진시켜 준다.
치매는 노인병이다.

(9) 늘 감사한 마음을 가지라

(10) 취미생활을 하라

(11) 자서전을 써라(가계, 출생, 성장, 교육, 가족형성, 자녀)

(12) 새로운 것에 호기심 갖고 도전하라

(13) 독서를 많이 하라

(14) 봉사 활동 많이 하라

(15) 신앙을 갖고 기도하라

5. 치매의 행동 장애 돌보기

1) 배회
집나간 치매 노인은 예기치 못한 일을 당할 수 있다.
* 치매 어르신의 이름과 연락처 기재된 팔찌나 목걸이 또는 패찰 부착

2) 망상
물건을 잃어버리는 경우, 안경, 지갑 등 자주 사용하는 물건을 어디에 두었는지 잊고 주변 사람에게 훔쳐갔다고 억측을 부림
* 설득하려면 더욱 힘들고 자연스럽게 어르신이 둘만한 자리를 찾아 어르신이 자연스럽게 찾게 함

3) 불안과 초조감
치매 어르신은 조금 전까지 한 일을 잊는 특징이다(시간, 계절). 또한 주변 사람도 알아보지 못함. 특히 저녁이 되면 더욱 초조 불안해 함

4) 흥분 및 공격적 행동
치매 어르신은 전두엽 기능 장애로 성격변화로 화를 잘 내는 증상이 있음
아무에게나 아니고 가족에게만 화를 내는 편임
* 어르신 행동을 이해하고 어르신을 무시해서는 안 됨

5) 성적행동

사람들 앞에서 옷벗기, 성기노출 등

* 치매 어르신 옷 벗는 행동은 거추장스럽든지 장소 착각 현상, 또는 배변이나 배뇨를 느끼기 때문일 수 있으므로 확인 요망. 만지거나 안으려는 행동은 주의를 끌거나 상대를 안심시키려는 행위일 뿐(시아버지: 며느리)

6) 거부증

치매 어르신은 때로는 식사거부, 약 복용 거부, 목욕 거부

* 식사 거부: 어떤 모양으로든지 영양 섭취가 중요 하므로 인내심 갖고 음식 섭취, 또는 고단백 영양(케어)로 대체하여 드시게 함
* 목욕거부: 치매 어르신은 속옷을 벗기 싫어 함. 그러므로 주변의 도움을 받아 청결하도록 함

6. 치매 대응때 주의 점

1) 갑작스럽게 환경을 바꾸지 말 것(필요시 설득)
2) 정보 제공시 단순 간결하고 정확히 말함
3) 눈높이에서 비언어적인 방법과 함께 대화(밝은 미소와 손발짓, 표정)
4) 간단명료한 쉬운 단어 사용
5) 반복적이고 규칙적인 생활로 체질화시킴
6) 어르신 잔존 기능을 최대로 활용함(세탁, 화분 물주기, …)
7) 계절에 따른 옷으로 현실적인 감각을 익히게 함
8) 어르신 평소 취미 및 좋아하시는 것들의 회상을 하게 함
9) 어르신에게 쇼크를 주면 이상 행동 발작이 나타날 수 있음의 기억
10) 어르신께 자존감을 심어 줄 것

7. 치매 검사방법

(지남력)

1) 오늘은 ___연 ___월 ___일 ___요일 ___계절입니까? (각 1점 합 5점)
2) 여기는 어느 나라? 어느 도시? 무엇을 하는 곳인가? 이 곳 이름은 무엇이며? 여기는 몇 층입니까? (각 1점 합 5점)

(기억등록)

3) 물건 이름 세 가지 듣고 따라 하세요(예 비행기, 한라산, 소나무)

(주의 집중 및 계산능력)

4) 100−7=( )−7=( )−7=( )−7=( )−7=( ) (각 1점, 합 5점)

(기억회상)

5) 3번에서 말한 세 가지 기억하여 말해 보세요.

(언어기능)

6) 이름대기(볼펜, 시계) 이것이 무엇인가요? (각 1점 합 2점)
   명령시행 – 종이를 뒤집고 반으로 접은 다음 제게 주세요. (각 1점, 합 3점)
8) 따라 말하기 "백문이 불여일견" 따라해 보세요.
9) 똑 같이 그려보세요(오각형)
10) 읽기 – 눈을 감으세요.
11) 오늘의 날씨에 대해 써 보세요.
    (주어와 동사를 포함해야 함. 예 날씨가 맑습니다)

제5절 욕창 예방 지침

1. 욕창이란 무엇인가?

　욕창은 뼈의 돌출부와 표피 사이 조직이 오랫동안 눌러 압박을 받을 때 발생하는 모든 병변을 의미한다. 나이가 들수록 노화에 따른 피부변화, 즉 피부의 혈액 공급이 감소하고 피부의 상피증이 팽팽해지고 얇아지고, 교원섬유의 탄력성이 감소할 뿐만 아니라, 저산소증에 대한 내성이 감소되어 노인에서 욕창이 자주 발생된다.

1) 압력 때문에 생긴 피부 혈액순환의 장애
2) 움직임이 떨어지고 영양이 부족한 상태
3) 계속 진행할 경우 괴사 상태로 진행할 수 있음

2. 욕창 원인

1) 장기간의 와상 상태
2) 뇌척수신경의 장애로 인한 체위변경의 어려움
3) 체중으로 압박받는 부위, 뼈가 튀어나온 곳의 지속적인 압력, 부적절한 영양
   (체중감소, 근육위축, 피하지방 감소 등으로 인해 피부와 뼈 사이의 완충지대가 감소하게 되어 발생)

3. 욕창 단계별 증상

- 1단계 : 피부는 분홍색 혹은 푸른색. 피부를 누르면 색깔이 일시적으로 없어져 하얗게 보임
- 2단계 : 피부가 벗겨지고 물집이 생기고 조직이 상함
- 3단계 : 깊은 욕창이 생기고 괴사조직 발생
- 4단계 : 골과 근육까지 괴사가 진행

4. 욕창 예방 지침

1) 꼬리뼈, 허리주변, 엉덩이뼈 근처, 발목뼈 등을 주의하여 관찰함

(욕창 발생 가능 부위)

* 후면상태: 후두부, 견갑골, 팔꿈치, 엉치등뼈(꼬리뼈), 발뒤꿈치
* 측면상태: 귀, 어깨관절, 팔꿈치관절, 장골(고관절) 장단지 뼈, 복숭아 뼈
* 정면상태: 이마, 가슴뼈/늑골궁, 무릎뼈

2) 움직이기 어려운 환자들은 침상을 에어 매트리스 등으로 바꾸어 주는 것이 좋음
3) 휠체어나 의자에 앉을 때는 에어 방석으로 몸무게 압력을 줄여 주는 것이 좋음
4) 피부를 깨끗하고 건조하게 유지. 대소변으로 더럽혀질 때마다 깨끗이 씻음.
5) 습기 있는 환경을 유지하기 위해 피부보습제를 사용
6) 단백질, 칼로리 섭취가 부족하지 않도록 충분한 영양섭취를 격려함
7) 움직임과 활동을 향상시킬 수 있는 노력을 계속함

5. 체위변경

1) 피부를 깨끗하고 건조하게 유지. 대소변으로 더럽혀질 때마다 깨끗이 씻음.
2) 습기 있는 환경을 유지하기 위해 피부보습제를 사용
3) 단백질, 칼로리 섭취가 부족하지 않도록 충분한 영양섭취를 격려함
4) 움직임과 활동을 향상시킬 수 있는 노력을 계속함
5) 다리 아래에 베개를 놓거나 보호대를 사용하여 뒤꿈치를 침대에서 떨어뜨려 놓음

6. 욕창예방 대응법

1) 항상 청결하도록 하고 2시간 간격으로 체위변경
2) 청결한 간호처치를 위해 장갑을 착용함
3) 욕창 부위에 발열 등 감염증상과 증후를 주의 깊게 관찰하고 이상이 있을 경우, 간호사에게 보고함
4) 고단백질, 고칼로리, 철분, 비타민 등의 영양소가 풍부한 식사를 해야 함

7. 욕창 관리와 치료

욕창은 초기 발견하여 적절한 치료가 최선책임. 제1기 욕창 때 발견하여 치료 하면 1주일 이내로 치료됨. 그러나 4기 욕창까지 진행되면 욕창전문 의사의 치료시 6개월 이상 소요됨

8. 마사지 요법과 케어

(마사지의 목적)

1) 전반적인 신체, 긴장 요소와 피로경감
2) 통증감소 및 부종감소
3) 가동성 증진, 수면증진, 욕창방지

(마사지 방법)

1) 마사지를 받는 대상자는 안정되고 편안한 자세 취할 것
2) 실내온도 따뜻, 너무 밝지 않은 조명, 조용한 분위기와 부드러운 음악
3) 옷은 느슨하고 필요 부분만 노출 그 외는 홑이불로 덮음
4) 요양보호사는 기립자세로 편안한 자세로
5) 힘 보다는 숙련된 기술로 리듬 박자 압력으로 하되 로션 등을 이용함
   (욕창간호): 욕창 대응 간호법 적용

제6절 낙상 예방 지침

1 낙상의 뜻

낙상이란 외적인 충격 없이 일상생활을 수행하는 동안 균형이나 안정성을 잃으면서 신체의 일부분이 바닥에 닿은 것, 즉 단순히 넘어지는 것을 의미한다.

특히 낙상은 노화로 인하여 시력이 저하되고, 근육량이 줄어들고 골다공증으로 뼈도 약해진 노인들에게 자주 심각하게 발생되어 심한 상해를 입을 수 있어 낙상에 각별히 유의하여야 한다. 이와 같이 노인은 환경적 위험요소에 영향을 많이 받으므로 안전한 환경을 유지하여 낙상과 사고로 인한 손상을 미리 예방하여야 한다.

2. 낙상 요인

1) 신체의 요인

    * 치매, 우울증, 기민증, 간증, 파킨슨병, 시각이상, 평상이상 등으로 신경계 문제 발생
    * 부정맥, 심근경색, 대동맥, 협착증, 체위성저혈압 등 심혈관계 질병
    * 골다공증, 퇴행성관절염 등 근골격계에 문제
    * 음주 및 약물복용

2) 심리적인 요인

    * 급하게 서둘러 움직이거나, 조급한 마음의 갖는 경우
    * 낙상에 대한 공포나 두려움으로 인해 정상적인 활동 못하는 경우

3) 환경적 요인

    * 물기가 있거나 미끄러운 바닥, 미끄럽거나 급경사
    * 어둡거나 또는 지나치게 밝은 조명, 높은 문턱이나 선반
    * 난간이 없는 계단 또는 침대
    * 물건이 어지럽게 흩어져 있는, 정리가 안 된 바닥
    * 보조기구(지팡이, 목발) 높이와 크기가 맞지 않든지 관리가 소홀한 경우

3. 낙상 예방을 위한 상황별 대응 요령

1) 안전벨트 착용시
    * 휠체어에 앉은 환자는 반드시 벨트를 매게 한다(혹 타인이 푸는 경우가 있음. 또한 치매노인은 안전벨트를 풀든지 자르는 경우가 있음).

2) 자립보행 안전 대응
    * 자립보행자 위한 확인 : 자립보행자에게 침대높이가 적당한지 점검
    * 불안전한 자립 보행자는 낙상 위험이 높으므로 가까이 접근할 것
    * 복도에 장애물 제거. 슬리퍼는 침대 가까이 두므로 신기 편리한 곳
    * 빨래건조대 및 이동 침대는 보행에 불편 없는 곳에 둘 것

3) 침상에서 안전 대응
    * 침상난간 정위치 올려 있는지 확인
    * 낙상 위험 있는 대상자는 신체 구속 장치를 고려함
    * 치매자는 침대 난간을 풀고 내리는 경우가 있음을 인지하고 꼭 끼워둘 것

4) 대상자 간 싸우는 상황
    * 대상자끼리 싸울 경우 중재하며 주변 위험물 치울 것

5) 실내화 착용시
    * 본인에게 맞는 것을 신고 뒤가 막히지 않은 것 사용
    * 실내화는 바르게 신었는지 확인함
    * 특히 외부 외출시 실내화 주의 요망(병원, 종교시설)

6) 화장실 위험
    * 욕실 물기 속히 제거
    * 목욕 후 비눗물 제거
    * 습기가 많은 시기에 복도 화장실 습기 제거
    * 비 올 때는 화장실과 복도 닦을 때 마른걸레질함

7) 청소할 때
* 진공청소기 사용시 전원 코드 대상자 발에 걸리지 않게 주의 요망

8) 목욕할 때
* 욕실에는 몸을 지탱할 수 있는 손잡이 설치
* 케어하는 분 안경 벗었을 때 물안개 주의

9) 시설 및 요양보호사 낙상 예방 역할
* 대상자들이 미끄러운 환경 요인 제거
* 이동시 벽면 손잡이 및 보조기구 활용하도록 교육
* 항상 동행함
* 대상자 침대 누운 경우 항상 난간 세운다.
* 대상자 이동시 문, 벽 모서리에 부딪치지 않게 함
* 대상자 보행 보조 수단 기구 높낮이 조절함
* 휠체어 사용 전후 브레이크 조정함

10) 기타 상황
* 물바닥 청소시 통행을 2등분하고 한쪽부터 하되 청소 푯말을 세울 것
* 어르신 침대 누운 경우 침대 난간 확인 주의함
* 낙상 위험도가 높은 대상자는 항상 주의 관찰 요망
* 어지러움증 있는 어르신 특별 관심 요함

4. 낙상사고 발생 상황시 응급처치
* 낙상시 당황 말고 대상자 안정시키고 119에 연락함
* 통증 호소시 억지로 주무르지 말 것
* 담당자는 간호사 원장에게 즉시 보고함 - 원장 119 연락
* 출혈경우는 먼저 지혈, 환부는 부목으로 고정하고 병원 후송
* 보호자에게 상황 보고 후 후송

제7절 노인 학대 예방 지침

1. 노인학대란 무엇인가

"노인학대"는 노인에 대하여 신체적 억압, 정신적 고통, 정서적 불안감, 성적 폭력 및 언어적 폭력을 비롯해 경제적 착취와 신체적 정신적 가혹행위를 하거나 유기 또는 방임하는 것(노인복지법 제1조2)

2. 노인 학대 공간 구분

1) 가정에서 학대

가정에서 함께 동거하고 있는 가족 구성원에 의해 배우자 및 자녀들의 의하여 행해지는 근친 학대

2) 시설기관에서 학대

어르신들이 요양원(양로원)에서 요양을 받는 시설에서 동료 및 종사자들로 하여금 인격적인 모독과 폭언 및 신체적 억압을 받는 경우

3) 기타 장소

등산로 길, 공공장소 및 한적한 지역에서 억울하게 당하는 상황

3. 노인학대의 요인

1) 개인적 성향 : 어른으로서 무책임한 행동(알코올중독, 정신장애, …)
2) 전통적 가치관 붕괴(경로사상)
3) 사회의 전통 파괴(어르신 국가건설 초석)
4) 부모와 자녀 세대의 소통 부재
5) 부양자의 스트레스
6) 가정 경제적 결핍
7) 가족관계 갈등
8) 전통적 가정 붕괴

9) 탈 권위 시대 영향
10) 정신적 피폐
11) 사회 문화의 요인 : 젊은이들 어르신 폄하 "틀딱"
12) 전통과 질서 파괴와 혼돈시대의 흐름

4. 노인학대의 각 유형

학대유형	내 용
신체적 학대	물리적인 힘 또는 도구를 이용하여 노인에게 신체적 혹은 정신적 손상, 고통, 장애 등을 유발시키는 행위
정서적 학대	비난, 모욕, 위협 등의 언어 및 비언어적 행위를 통하여 노인에게 정서적으로 고통을 유발시키는 행위
성적 학대	성적수치심 유발행위 및 성폭력(성희롱, 성추행, 강간) 등의 노인의 의사에 반하여 강제적으로 행하는 모든 성적 행위
경제적 학대	노인의 의사에 반(反)하여 노인으로부터 재산 또는 권리를 빼앗는 경제적 착취, 노인 재산에 관한 법률 권리 위반 등 경제적 권리와 관련된 의사결정에서 통제하는 행위
방임	부양의무자로서의 책임이나 의무를 거부, 불이행 혹은 포기하여 노인의 의식주 및 의료를 적절하게 제공하지 않는 행위(필요한 생활비, 병원비 및 치료, 의식주를 제공하지 않는 행위)
유기	보호자 또는 부양의무자가 노인을 버리는 행위

5. 노인학대 예방 대안

1) 노인 자립능력 향상

지금까지의 의존적인 안일한 생각을 버리고 건강이 허락 하는 한 독자생존을 위한 자립 능력 향상이 요구된다.

즉 타인에 대한 의타심을 버리고 독립적, 자주적, 자기 주도적 삶 노력한다.

2) 노인 인식의 전환

노인학대에 대한 교육을 통해 노인학대를 정확히 알고 가족을 비롯한 노인학대 경우 외부에 노출시켜 적극적인 외부의 도움을 받는다.

(단 가족 관계에서는 원인을 잘 파악하고 인내와 지혜도 필요함)

3) 가족들 인식 전환

가족들에게 노인심리를 이해시키고 교육을 통해 노년의 삶의 현실을 공감 하도록 가족 간 유대관계를 통해 인지시켜 준다(노인학대 가해자가 주로 직계가족).

4) 노인 공경의 교육 강화

가정교육 학교교육 통해 노인들의 역할로 인하여 오늘의 역사와 문화가 창달되었음을 교육 강화로 사람들의 인식전환 필요함

5) 사회적 지원 모색

노인문제는 어떤 개인과 가정 문제가 아니라 사회 전체의 문제임을 인식시켜 주어서 사회적 합의를 이루게 함

6. 노인학대 예방 10대 수칙

1) 노인은 보호 받을 권리가 있다. (사회적 약자)
2) 노인은 항상 자신의 건강을 유지할 것
3) 노인은 경제적 능력을 유지할 것 (수익 창출 노력)
4) 노인은 자녀에게 상속하지 않는다. (유한양행 : 유일한 박사)
5) 노인이라고 하여 타인에 대한 의존감을 버려라.
6) 노인은 현재 사회에 유익 된 일이라면 지속적으로 하라.
7) 노인은 과거 집착 버리고 새로운 변화에 적응하라.
8) 노인은 모든 사람관계에서 너그러움을 보여라. (가족, 친구)
9) 노인은 나눔과 베품의 자세를 유지하라.
10) 노인은 자신의 행복을 이웃과 나눔의 보람을 가지라.

7. 시설 생활노인 권리선언

1) 존경과 존엄한 존재로 대우받고, 차별, 착취, 학대, 방임을 받지 않고 생활할 수 있는 권리
2) 개인적 욕구에 상응하는 질 높은 수발(care)과 서비스를 요구하고 제공 받을 권리
3) 안전하고 가정과 같은 환경에서 생활할 권리
4) 개인적 사생활과 비밀 보장에 대한 권리

5) 우편, 전화 등 개인적 통신을 주고받을 권리
6) 정치적, 문화적, 종교적 활동에 제약을 받지 않고 자유롭게 참여할 권리
7) 개인 소유 재산과 소유물을 스스로 관리할 권리
8) 비난이나 제약을 받지 않고 시설운영과 서비스에 대한 개인적 견해와 불평을 표현하고 이의 해결을 요구할 권리
9) 시설 입퇴소, 일상생활, 서비스 이용, 제반 시설활동 참여 등 개인의 삶에 영향을 미치는 모든 부분에서 정보에 접근하고 자기결정권을 행사할 권리

8. 노인학대의 예측

1) 치료받지 못한 상처 및 부상이 발견된다.
2) 다툼, 욕설 등의 큰소리가 자주 들린다.
3) 노인에게 성적 수치심을 주는 행동을 한다.
4) 노인의 물건 및 금품을 허락 없이 사용한다.
5) 식사를 거르는 등 영양실조나 탈수상태 이다.
6) 노인에게 필요한 의료적 처치를 받지 않는다.
7) 노인을 시설에 입소시킨 후 연락을 두절한다.

9. 노인학대 신고의무(노인복지법 제39조의6)

노인학대를 알게 된 사람은 노인보호전문기관과 수사기관에 신고할 수 있고, 노인복지 시설의장 및 그 종사자는 직무상 노인학대를 알게 된 때에는 즉시 노인보호전문기관 또는 수사기관에 신고하여야 한다.

10. 시설 수급자 학대 예방

노인복지 시설 운영자와 종사자는 또는 종사자 동료 어르신들끼리 발생할 수 있는 부적절한 처우와 학대를 사전 예방하기 위하여 아래와 같은 입장을 취해야 한다.
1) 시설은 노인학대에 대한 명확한 기준을 설정하여 시설 운영 규정에 학대 행위에 대한 예방과 해결책을 명문화 하고, 노인학대에 대한 교육과 지도 감독을 실시한다.
2) 시설은 시설 내 어르신들께 노인학대에 대한 구체적 행위를 공시하여 노인과 종사자 모두에게 학대의 문제점을 이해시켜야 함

3) 학대예방 교육을 최소 분기 1회 이상 정기적으로 실시함(외부강사 등)
4) 종사자는 동료의 노인학대 행위를 목격하였을 때 해당 시설이나 노인학대와 관련된 기관에 신속히 신고하고 제반 법적 조치를 취해야 함
5) 노인들 간에 집단 따돌림이나 학대행위를 예방하고 해결해야 함
6) 노인의 치료와 요양 이외에 노인의 뜻에 반하는 노동행위 금물
7) 종사자는 어떤 이유로도 노인을 언어적으로 협박, 무시, 조롱, 욕설 안 되고 항상 존대어를 사용할 것
8) 종사자는 노인이 수치심을 느끼거나 자존심을 상하게 하는 말을 해서는 안 된다.
9) 종사자는 목욕이나 기저귀 교체시 노인이 성적 수치심을 느끼지 않도록 노력할 것
10) 종사자는 노인의 자존감을 무시하거나 상하게 하지 말 것
11) 모인의 잔존 능력을 유지시키기 위하여 최상의 서비스를 제공하라.

11. 노인 학대 처벌 법규정

1) 노인신체에 상해를 입힌 행위(제39조의 9 제1호)
   * 7년 이하 징역 또는 2천만 원 이하 벌금
2) 노인의 신체에 폭행을 가하는 행위
3) 노인에게 성적 수치심을 주는 성폭행, 성희롱 등의 행위
4) 자신의 보호 감독을 받는 노인을 유기하거나 혹 기본적 보호 및 치료를 소홀히 하는 행위
5) 노인에게 구걸하도록 노인을 이용하여 구걸하는 행위
   * 5년 이하 징역 또는 1천500만 원 이하의 벌금
6) 노인을 위하여 증여 또는 급여된 금품을 그 목적 외의 용도로 사용하는 행위
   * 3년 이하의 징역 또는 1천만 원 이하의 벌금
7) 학대 노인의 보호와 관련된 업무에 종사하였거나 종사하는 자가 그 직무상 알게 된 비밀을 누설했을 때
* 1년 이하의 징역 또는 300만 원 이하 벌금

11. 노인학대신고 전화 1577-1389/129

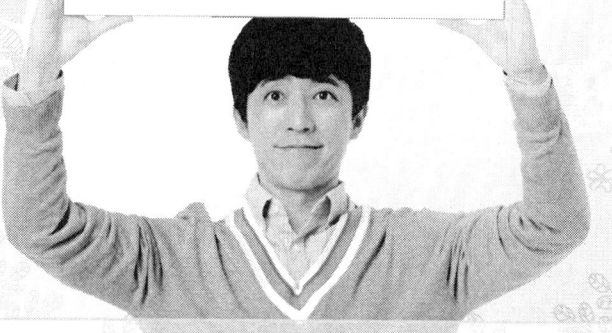

제8절 응급 예방 지침

1. 응급 처치 상황이란?

응급처치는 불의의 사고로 부상을 당하였거나 위급한 상태의 대상자에게 사고 현장에서 실시하는 즉각적이고 일시적인 처치를 말한다.

응급처치의 목적은 신체손상이 발생한 경우 신속한 처치로 생명을 구하고 고통을 경감시키며 상처를 보호하여 손상이나 질병이 악화되는 것을 방지하는 것이다.

특히 요양보호사는 응급한 상황에서 전문적인 치료를 신속하게 받도록 119에 연락을 취하고 부상이나 질병으로부터 의학적 처치가 가능해지기 전까지 도와주는 행위를 수행할 수 있어야 한다.

2. 응급 상황시 요양보호사의 행동 지침

1) 침착하고 신속하게 상황 파악하고 대처함
2) 생명이 위급한 대상자를 우선순위를 정함
3) 대상자의 부상 정도 및 상태를 파악함
4) 신속하게 보고하고(원장, 간호사) 구급차 요청
5) 대상자를 무리하게 움직이지 말고 편안한 자세로 안정 취함
6) 체온 유지하게 함
7) 부상 부위가 감염되지 않도록 주의
8) 대상자에게 부상 부위를 보이지 않도록 주의
9) 심한 출혈 복부손상 무의식 수술을 요하는 경우는 음료수를 공급해서는 안 됨
10) 대상자에게 손상을 입힌 화학약품, 약물, 잘못 먹은 음식뿐만 아니라 구토물 등도 보존함
11) 대상자가 심신의 위안을 갖게 돕는다,
12) 요양보호사 본인과 주위 사람의 안전에 주의를 기울인다.

3. 응급상황시 기본 지침

1) 응급 발생시 조치를 취하면서 119/129(응급상황)에 요청하고 보호자에게 연락함
2) 의식 저하 및 호흡 곤란시 기도를 유지하면서 흡입이 가능한 장소로 신속하게 이동
3) 골절시 대상자를 관찰하며 신속히 119 또는 센터에 연락

4) 출혈 및 외상 시 상처 부위를 지혈, 지혈 지압(냉찜질) 후 119 또는 센터에 연락
5) 쇼크시 활력증후 체크하고 저혈당이면 의식이 있을시 사탕이나 설탕물을 공급하고, 의식이 없을 시 119/1339 또는 센터에 연락함
   기립성 저혈압시 상체를 낮추고 다리를 올린다.

4. 응급 상황의 유형과 대처 행동

1) 기도 폐쇄
   * 음식섭취 시 질식 상태 이면 입안의 음식물을 신속히 빼낼 것
   * 구개반사 요법 실시 – 설압자 사용으로 구토 유발함
   * 손바닥으로 어깨뼈 사이에 있는 등 부분을 힘차게 때려 이물질이 올라와 기침으로 뱉어 내게 함(하임리히 법)
   * 호흡 곤란시 산소 제공

2) 호흡 곤란시
   * 산소 제공할 수 있는 곳을 옮김
   * 자세를 반 좌위나 좌위를 취함
   * 심리적 안정 취하도록 주위를 편안하게 함
   * 필요시 병원 이동

3) 저 혈당
   * 증상 : 식은땀, 어지러움, 실신, 의식장애, 기력저하
   * 처치 : 활력증후 및 혈당 체크함
     저혈당 쇼크 왔을 때
     – 의식이 있을 경우 : 적합한 음식과 양은 (음료수 1/2잔, 우유 1잔, 주스 1/2, 요구르트 1병, 설탕 1 큰술, 사탕 3~4개, 초콜릿 3, 꿀 3큰술을 제공)
     – 의식 없을시 : 음식물 섭취 금하고 119/센터로 연락함

4) 골절상황
   * 환자 가급적 몸을 적게 움직이고 불필요한 행동 금지
   * 골절 부위 피나면 지혈, 상처 경우는 깨끗한 천으로 덮거나 붕대로 느슨하게 감싸 줌

* 나무판 등 두꺼운 잡지 등으로 부목으로 하고 골절 부위에 대고 움직이지 못하도록 고정함 (다리를 올린다)

(뼈에 금이 간 상태)

* 한 손을 골절 윗부분에 놓고, 다른 손을 골절 아래에 놓고 지지하며 견인
* 부목은 골절 부위보다 길게
* 부목 댄 후 사지의 혈관 상태 점검(색깔, 온도, 맥박, 손톱/발톱 색깔 점검)
* 부목 없을 때는 환자 주변에 구할 수 있는 물체 이용

5) 고혈압

(증상)

두통, 의식혼미, 의식저하, 동반한 심각한 가슴통증/짧은 호흡 상태 오심과 구토 어지러움증/시야 혼미, 빈맥 경련 무반응, 무의식

(응급처치)

* 신속히 119 또는 센터에 연락
* 음식물 먹거나 마시면 안 됨
* 119도움 받을 때까지 누워서 안정을 취하고 신속히 병원 이동
* 적어도 3번 혈압측정(혈압 160/90 이상 누워서 머리를 올리는 자세로 누워서 안정 취함

6) 뇌졸중

(증상)

* 갑작스럽게 심한 두통, 심한 구토 * 의식 소실 * 마비현상 * 의식 소멸

(응급처치)

* 활력증후를 측정   * 상체를 높이고 다리를 낮춘다.   * 기도폐쇄 예방
* 목이나 가슴 조이는 옷은 풀어 순환과 호흡 원활하게   * 금식시킴

7) 심근경색 및 협심증

(증상)

* 갑작스럽게 심한 두통과 구토 * 의식소실

* 입가가 마르고 밑으로 처지고 침을 흘리고 말더듬과 발음이 어눌함
* 마비현상, * 의식소멸 * 식은땀, * 불규칙한 맥박, * 호흡곤란

(응급처치)

* 활력증후를 측정, * 좌위나 반 좌위 자세로 유지함
* 목, 가슴, 허리를 조이는 옷을 풀어 줌
* 필요시 산소를 흡입 * 금식
* 니트로글리세린 응급약을 혀 밑에 넣어둔다

8) 기립성 저혈

(증상)

* 현기증이나 두통, 사지 차갑고 무기력함
* 식은땀, 안면 창백
* 불면증상과 서맥(맥박 서서히 뛰는 것)
* 구역질, 실신

(응급)

* 머리는 낮추고 다리는 올린 자세로 휴식 취함
* 의식저하 때 바로 의료팀 연락 * 필요시 병원 후송

9) 출혈

* 출혈 때 3~5분 지압 * 활력징후를 측정
* 출혈 부위는 심장보다 높게 유지함
* 지압시 냉습포를 대어줌
* 필요시 병원으로 이송함

10) 코에 이물질 들어감

* 재채기 유도하고 한쪽 코를 막고 세게 풀어보고 나오지 않을시 병원
* 핀셋 등으로 빼려다 더 밀어 넣는 일 없어야 함

11) 경련

- 질식 예방 차원에서 머리를 포함한 몸통을 옆으로 돌림
- 물과 음료수 금물
- 주변 위험물 치움
- 목이나 가슴, 허리를 조이는 옷을 풀어 호흡을 원활하게 함
- 방안에 신선한 공기 들어오게 함
- 추위에 노출되지 않게 담요나 옷으로 덮어 줌
- 말을 걸어서 대답을 하게 함(어르신 의식 상태 확인 위함)
- 경련 끝난 후 입술이 파래지거나 숨을 쉬는지 살피고 119/1339 연락

12) 화상

(원인)

- 열: 증기 끓는 물, 불꽃, 더운 물 주머니, 뜨거운 금속
- 화공약품 : 황산 질산, 가성알칼리, 강알칼리로 오는 화상은 물로 씻어 희석
   전기 : 전류가 신체 내에 흘렀을 때 오는 화상
- 방사선 : X선, 라듐, 자외선 등

(화상 정도 분류)

- 1도 : 피부에 홍반 일으킨 정도, 심한 통증. 피부 붉고 쑤심, 6일 정도 치료
- 2도 : 심한 통증, 물집 부어오름, 붉은 얼룩(물집 터트리지 말 것), 깨끗한 거즈로 상처 덮어 주어야 함
- 3도 : 피부 및 깊은 조직의 파괴와 괴사, 신경 손상으로 통증 느끼지 못함
   깊숙한 조직 파괴(피부 없어짐) 화상 부위 물속에 넣지 말 것
   의료적인 도움 받기

(응급처치)

- 가벼운 화상 : 깨끗한 찬물에 화상 부위 담고 식히기
   통증과 열 느끼지 않을 때까지(10~15분간) 식힐 것
- 중증 화상 : 구급차 도착할 때까지 환부에 깨끗한 찬 물수건 대고, 피부 상하지 않도록 조심하며 식히기(환자가 물을 찾더라도 절대 주어서는 안 됨)
- 물집 : 터뜨리지 않도록(터뜨리면 세균에 감염되기 쉽고 치유 지연됨)
- 냉각시킨 후 : 청결한 거즈와 천으로 가볍게 덮고 병원행(붕대 등으로 세게 감지 말 것) - 된

장, 기름, 연고 바르지 말고 의사 치료 요함

13) 외상 응급 처치

(1) 외상의 위험성

① 감염
* 상처에 병균이 침입하여 번식하는 것
* 창상은 크고 작음 불문하고 감염 위험성 있음

② 출혈
* 창상에 의해 심한 출혈은 생명을 위협함
* 체중 50~60Kg인 사람은 4,000~5,000cc의 피를 갖고 있는데 1,000cc(20%) 흘리면 위험, 1,500cc(30%) 흘리면 사망함

(2) 외상 처치

① 출혈이 심하지 않은 경우
* 병균의 침입을 막아 감염예방이 주요함
* 상처를 손이나 불결한 헝겊으로 함부로 건드리지 말고 엉기어 뭉친 핏덩어리를 떼 내지 말 것
* 흙이나 더러운 것이 묻었을 경우 깨끗한 물로 씻어줌
* 소독된 거즈를 대고 드레싱함
* 의사의 치료를 받게 함

② 출혈 심한 경우
* 출혈 심하면 즉시 지혈하고 출혈 부위를 높게 하여 안정되게 눕힘
* 출혈 멎기 전에는 음료를 금함(수술 받을 수 있기 때문)
* 지혈 방법 : 직접 압박, 지압점 압박(간접압박), 지혈대 사용 등의 방법이 있음

제9절 근골격계 질환

1. 근골격계의 이해

근골격계 질환이란 '반복적인 동작, 부적절한 작업 자세, 무리한 힘의 사용, 날카로운 면과의 신체 접촉, 진동 및 온도 등의 요인에 의하여 발생하는 건강장애로 목, 허리, 어깨, 팔, 다리 신경 근육 및 그 주변 신체조직 등에 나타나는 질환'이다.

인체의 모든 관절과 뼈, 근육 등에서 나타날 수 있는 증상이므로 사무실에 주로 앉아서 일하는 직종이나, 서서 활동적으로 일하는 직종이나 가릴 것 없이 나타날 수 있다.

즉 과도한 힘의 사용 부자유스러운 작업 자세, 반복적인 동작, 신체에 대한 날카로운 물체의 충격, 진동 및 온도 등의 요인에 의하여 발생하는 건강 장해를 말한다.

특히 근육, 신경, 혈관, 관절, 인대 등의 미세한 손상 발생을 보이며 주로 목 어깨 손목 손가락, 허리, 다리 등에 나타나는 건강 장애이다.

2. 근골격계 질환 발생 요인

근골격계 질환은 반복적인 동작 등과 같은 직업적인 원인과 종사 근로자의 개인적인 특성(체력, 숙련도) 및 심리적 특성, 그리고 업무량, 업무시간, 업무스트레스 등 촉진 요인 등이 상호 복합적으로 작용한다.

1) 직접적인 요인

   * 과도한 힘과 국소적인 신체에 가해지는 압력
   * 부자연스런 작업 자세
   * 단순 반복 동작
   * 낙상과 미끄럼 주의

2) 개인적인 요인

   * 심리적 압박
   * 개인적 특성(체력 숙련도, 경력, 신체적 특징)

3. 부위별 질환 증상

【신체 부위별 질환의 원인 및 증상】

부위	원인	증상
목과 어깨	• 잘못된 자세 • 외부의 충격 • 과도한 스트레스	• 어깨근육 긴장되어 굳어짐 • 압통, 연관통, 팔 부위의 방사통 • 목 부위의 운동제한, 두통
팔관절과 손목	• 반복적인 과도한 사용 • 근육과 인대의 무리	• 팔목이나 팔꿈치의 심한 통증
손과 손가락	• 근육의 무리한 사용	• 손가락의 감각저하, 운동 기능저하 • 손가락 연결된 손바닥 저림
허리	• 부적절한 자세로 장시간 척추에 무리가 가해질 때	• 등쪽 허리와 골반 부위 통증 • 다리 앞, 옆, 뒤로 뻗치는 방사통 • 오래 앉아 있는 경우 통증 악화
무릎과 다리	• 날씨(저기압일 때)	• 아침기상 시 관절이 뻣뻣해짐 • 운동 시 악화되고 쉬면 증상이 좋아짐

4. 근골격계 질환 예방

1) 대상자를 들거나 이동할 때는 다리의 강한 근육을 사용하기 위하여 무릎을 약간 구부리고 양발을 각각 앞뒤로 위치시킨다.
2) 무게중심을 유지하기 위하여 다리를 어깨 너비만큼 벌리고 가능한 자신의 몸 가까이에서 대상자를 돌보도록 한다.
3) 종사자가 일하기 편리한 높이(팔꿈치 높이 전후)에서 보조함

4) 침상보조 경우(바닥에서 일으킬 때)

　① 1인 보조

* 한 쪽 무릎을 바닥에 대고 양 어깨를 잡는다.
* 대상자를 일으켜 세우면서 함께 앉는 자세를 취한다.

　② 2인 보조:

* 침대 바닥 시트를 잡기 편하게 쥐고 구령을 붙여가며 동시에 들어 올린다.

* 들것(장비)의 측면을 손 전체로 잡고, 구령을 붙여가며 동시에 들어 올린다.

5) 휠체어 보조 경우

① 1인 보조

* 앞뒤로 다리를 벌리고 대상자의 다리 사이에 위치한다.
* 무릎을 구부리고 대상자의 뒤허리춤을 잡고 대상자를 몸 전체로 안는다.
* 대퇴부 근육을 이용하여 든다.

② 2인 보조

* 각각 대상자의 양손목과 양 다리를 잡는다.
* 구령에 맞추어 동시에 대상자를 들어 올린다.

6) 목욕서비스 경우

① 욕조에 들어 갈 때

* 입욕시 대상자의 움직이는 방향으로 다리를 넣고 대상자는 욕조를 가볍게 잡도록 한다.
* 대상자의 다른 무릎을 잡고 천천히 욕조에 들어가도록 한다.
* 양다리가 욕조에 들어갔는지 확인하고 가볍게 엉덩이를 민다.
* 대상자는 욕조를 잡게 하고 한쪽 손은 대상자의 허리를 잡고 다른 한 손은 대상자의 엉덩이를 받치며 편하게 입수한다.
* 물의 부력을 이용하여 천천히 입수한다.

② 욕조에서 나올 때

* 대상자의 한쪽 손을 욕조에 잡게 하고 대상자의 뒤쪽에서 양손으로 엉덩이를 받친다.
* 한 손으로 욕조를 잡은 손에 의지하여 그 상태로 앞으로 나가도록 안내한다.
* 엉덩이를 들어 올리며 보조의자에 앉힌다.
* 대상자는 욕조를 잡게 하고 대상자 무릎을 받쳐 들어 보조의자에 앉힌다.
  이때 한쪽 손은 대상자의 다리를 잡고 다른 한 손은 대상의 엉덩이를 받쳐준다.
* 대상자의 허리와 다리를 잡고 나오는 방향으로 같이 움직인다.

③ 가사 지원 서비스 경우

* 식사도움시 선체로 식사 돕기는 금지 - 높은 위치에서 음식을 먹이기 때문에 자세가 불안정하고 허리에 무리를 줄 수 있다.
* 마주 앉아 식사보조 - 가급적 편하다. 그러나 거리감으로 인해 어깨와 등 근육에 무리를 줄

수 있다.
- * 나란히 앉아 식사 보조 : 바로 옆에 앉아 도움을 줌으로써 식사 보조 시 팔이나 허리에 무리가 가지 않는다.
- * 무거운 물건을 들어 올릴 때 : 허리를 굽히지 말고 무릎을 굽힌다.
- * 서서 일할 때 : 허리를 똑바로 편다.
- * 엎드려 일할 때 : 허리를 편다.

7) 차량 서비스 이용 경우
- * 대상자의 어깨와 뒤 허리춤을 잡는다.
- * 뒤 허리춤을 잡고 들어 올린다.
- * 보조벨트를 이용하여 이동한다.

8) 화장실 이용 경우
- * 먼저 대상자를 변기 가까이 붙여 세우고 도움자 몸에 기대게 해서 다리는 앞, 뒤로 벌리고 선다.
- * 무릎을 구부리고 대상자도 무릎을 구부리게 한다.
- * 도움자는 거의 앉는 자세로 무릎을 굽히고 대상자를 앉기 편하게 해 준다.
- * 무릎을 바닥에 대고 대상자 상체를 도움자 쪽으로 지지하게 하며 엉덩이를 변기에 깊이 앉힌다.

9) 이동 보조 경우 올바른 자세

(1) 1인 보조
- * 부축하여 걷기 : 다리 등 경미한 대상자 운반(호흡, 심장약화 대상 부적절)
- * 업기 : 먼 거리, 동행에 적합(의식장애, 골절대상자 부적절)
- * 안기 : 몸무게가 가벼운 경우에 적합

(2) 2인 보조: 손목이 아닌 팔뚝을 잡아 고정한다.
- * 계단을 오르내릴 때 (난간이 없는 경우)
- * 계단을 오를 때 : 먼저 지팡이 - 건강한 쪽 다리 - 마비된 다리 순으로 올라가며, 도우미는 대상자의 마비가 잇는 편에서 벨트 부분을 잡아 준다.

* 계단 내려갈 때: 지팡이, 마비된 다리, 건강한 쪽 다리 순으로 내려가며, 도우미는 계속 대상자 별로 뒤 부분을 잡아 준다.

5. 근골격계의 질환의 유형

요양보호사의 근무 일과 중 내용을 보면 목욕 돕기(53.2%) 침대 이동 및 자세 변경(63.8%) 휠체어에 앉힌 후 이동 시키는 일(70.6%) 등이다.

1) 근골격계 재해 신체 부위 통계

* 목 : 4,113명(10.4%)   * 어깨, 팔 : 9,493명(24.1%)   * 무릎, 다리 : 7,115명(18.2%)
* 허리 : 16,929명(43.0%)   * 기타 : 1,681명(4.3%)   * 총계 : 39,371명(100%)

2) 근골격계의 질환 위험 요인

(1) 일반적인 요인

* 반복적이고 동일한 동작의 지속성
* 불안정한 자세와 불편한 자세로 작업 중
* 무거운 물건 들거나 이동 경우
* 갑자기 무리한 힘이 필요한 경우
* 근무 중 대상자를 자주 들어 올리는 상황

(2) 낙상, 미끄러짐, 추락 요인

* 바닥 물기로 미끄러짐
* 고르지 못한 바닥
* 물체들이 정리되지 않은 작업장 통로와 창고
* 정비되지 않은 보행로와 난간 또는 고장 난 장비
* 적절치 못한 급경사의 계단 도보
* 야간 근무 중 어두운 조명

(3) 불편한 자세로 인한 요인

* 물건 들 때에 허리 균형을 잡지 못한 경우
* 물건을 들어올리기 위해 허리를 구부려야 할 경우

* 옆으로 허리를 구부려야 할 경우
* 과도하게 허리를 펴거나 구부리는 경우
* 보행을 돕기 위해 뒤에 서서 팔을 뻗거나 허리 돌리는 경우

6. 근골격계 질환 유형 구분

1) 골다공증

(1) 의미 : 여성 50%에서 발생하는 흔한 질환 중 하나

(2) 위험인자 : 연령의 증가, 여성 백인, 아시아인, 가족력, 마른체형

(3) 추가적인 위험인자 : 칼슘섭취 부족, 지속된 부동, 과도한 알코올 섭취와 흡연, 갑상선 호르몬의 장기간 섭취

(4) 원인 : 연령 증가함에 따라 뼈를 형성하는 기능은 감소하는 반면 뼈를 흡수하는 기능은 상대적으로 증가하기 때문

(5) 증상 : 골절이 발생할 때까지 특별한 증상이 없는 경우 대부분 초기 증상은 피로와 요통을 호소

(6) 치료 : 치료목표는 골절을 예방하고 통증을 감소시키며 기능을 보존, 골다공증은 치료보다 예방이 중요

(7) 운동 요법 : 체중이 실리는 운동(부하운동), 춤추기, 에어로빅, 조깅, 줄넘기, 산책 등 일주일에 세 번 30분~1시간 정도

(8) 식이요법 : 칼슘이 많은 식품섭취, 비타민D 섭취(우유, 견과류, 어패류, 콩류), 폐경이 되면 골밀도검사와 함께 위험요인을 점검

2) 퇴행성 관절염

(1) 의미 : 일명 골관절염, 관절 연골에 변화가 온 퇴형성 질환으로 노년에 가장 흔한 유형의 관절연골의 만성적, 진행성 퇴행을 의미, 오랫동안 방치하면 관절의 변형 초래함

(2) 원인 : 노화, 비만, 유전적 요인, 염증성관절 질환 후유증

(3) 증상 : 서서히 진행되고 증상도 점진적으로 나타남
　　　　　통증, 관절이 뻣뻣해짐, 운동시 마찰음
　　　　　관절 부위 기능 장애(손가락 관절 쥐는 힘이 저하)

(4) 치료 : 관절연골이 퇴화에 의한 것으로 완치는 어렵다.
         치료목적은 통증경감, 관절기능유지 및 향상, 생활방식 통한 방지
(5) 예방 : 몸 비만을 줄여 관절에 부담 경감
         관절보호와 휴식을 위해 보조기 사용
         서기보다 앉음, 의자 생활, 냉한 장소 피하기
(6) 물리요법 : 온 마사지 요법
(7) 운동요법 : 스트레칭, 걷기, 수영, 고정된 자전거 타기

3) 요통

(1) 의미 : 척추뼈, 추간판(디스크), 관절, 인대, 신경, 혈관 등의 기능 이상과 상호조정이 어려워 짐으로서 발생하는 허리부위 통증
(2) 빈도 : 평생 60~90%의 사람들이 요통 경험
         (40~50% 치료 없이도 1주일 이내 호전)
    * 호발연령 : 나이가 증가 할수록 빈도가 높아지고 50~60대가 가장 많이 발생됨, 경노동자보다 중노동자가 더 많고, 비 흡연자보다 흡연자, 규칙적인 운동을 하는 자보다 안 하는 자가 더 많음

(3) 요통 예방법

  * 평소 올바른 자세
  * 과로로 인한 피로는 바로 풀 것
  * 허리 근육 강화
  * 허리에 부담 주는 일 조심하고 요통 재발금지
  * 잠잘 때 바로 눕거나 옆으로 누울 때는 다리 약간 구부려 눕기
  * 허리근력 강화 훈련
  * 엎드려 자는 것 피하고 꼭 필요시 배 밑에 베개를 받친다.
  * 서있는 경우 차렷 자세 피하고 받침대 위에 발을 올려놓는다.
  * 물건 들어 올릴 경우 물건을 몸에 붙이고 몸 중심에서부터 무릎과 엉덩이를 구부려 천천히 들어 올린다.

4) 근골격계 10 예방 수칙

(1) 근무 활동 전 간단한 스트레칭으로 몸 풀기
(2) 활동 전 대상자와 대화를 나누며 긴장감 완화
(3) 자신의 활동 경로 장애물 확인 점검
(4) 혼자 하기 힘든 일은 반드시 협조 요청 및 도구 이용
(5) 대상자 이동할 때 자신의 몸을 최대로 밀착함
(6) 허리만 굽히거나 비틀지 않음
(7) 장시간 일할 때는 의자 및 받침대 활용할 것
(8) 스트레칭으로 허리근력 강화운동을 생활화함
(9) 충분한 휴식과 수면은 필수임
(10) 규칙적인 운동으로 체력 유지 보강함

5) 근골격계 질환 초기 대응법

초기 대응 방법으로는 휴식, 냉찜질, 압박, 손상 부위 올리기, 고정 등이 있는데 손상 후 24~72시간 내에 치료해 주어야 한다.

(1) 휴식

* 초기에 움직이는 것은 손상의 정도를 크게 하므로 지나치게 통증이 있는 경우 움직임을 자제한다.

(2) 냉찜질

* 냉찜질은 통증과 근육 경련을 줄이는데 도움이 된다.
* 얼음주머니는 하루 2시간마다 20~30분을 하는 것이 좋다.
* 급성기 2~3일 정도는 냉찜질이 좋으나 만성 통증에는 뜨거운 찜질이 좋다.

(3) 압박

* 손상 부위에 축적되어 있는 부종을 조절하고 움직임을 최소화하여 통증을 줄여 준다.
* 압박은 탄력 붕대를 이용한다.

(4) 올리기

* 손상 부위를 심장보다 높게 올리는 것은 혈액순환을 도와 부종을 줄여 준다.

(5) 고정

* 고정은 주변 근육을 이완시키고 손상된 부위를 지지한다.
* 부목을 이용하여 통증과 경련을 감소시킨다.

6) 근골격계 질환 예방 위한 자가 점검표

분야	항목
활동 전 충분한 몸 풀기	* 허리는 충분히 풀었나? * 어깨, 팔 근육의 긴장을 완화시켰나? * 일에 대한 즐거운 마음 자세는 준비되었나?
대상자와 활동 전 대화 나누기(긴장 완화 위함)	* 대상자에게 제공할 서비스 내용을 숙지하였는가? * 대상자에게 서비스 내용을 충분히 전달하였는가? * 대상자와 원만한 소통이 되고 있는가?
활동 경로를 사전에 면밀히 검토 후 근무 시작	* 바닥에 위험물 및 장애물 유무 확인했는가? * 바닥은 미끄러운지 확인하였는가? * 바닥에 물기가 제거되었는지 확인했는가?
혼자 하기 힘든 경우 반드시 동료의 도움을 요청하여 함께 하기	* 혼자 어려울 것 같으면 동료와 협의하였나? * 이동 도구의 위치는 확인하였나? * 도구의 사용법은 숙지하고 있는가?
이동시 대상자를 몸에 최대한으로 근접시키라	* 대상자의 복장 확인하였나? * 대상자의 현재 상태에 대해 확인하였나? * 대상자의 사용 가능한 관절을 파악하였나?
허리근육을 사용하기보다는 다리의 큰 근육을 사용하라	* 서비스 전 다리의 근육 활용 위해 다리를 벌렸나? * 허리는 곧게 펴고 있는지 확인하였나? * 발이 미끄럽지 않도록 자세를 완전히 폈는가?
오래 서서 일할 때는 의자나 받침대를 활용하라	* 오래 서서 일할 경우인지 확인하라? * 중간에 몸 풀기를 하고 있는가? * 의자나 발 받침대가 안전한지 확인하였나?
적절한 운동을 꾸준히 하라	* 팔다리 강화를 위해 운동을 매일 하는가? * 여가시간에 신체단련 운동하는가? * 규칙적인 스트레칭 하는가?
충분한 휴식과 수면 취하기	* 스트레스에 의한 업무장애를 스스로 극복하는가? * 매일 일정한 휴식시간 갖는가? * 스트레스 해소를 위한 취미를 갖는가?
규칙적인 운동 꾸준히 하기	* 하루 세끼 규칙적인 식사를 필히 하는가? * 충분한 수면을 취하고 있는가? * 충분한 영양 섭취를 하는가?

제10절 재난 예비 지침

1. 재난이란 무엇인가?

국민의 생명·신체·재산과 국가에 피해를 주거나 줄 수 있는 것으로서 자연재난과 사회재난으로 구분한다.

- "자연재난"이라 함은 태풍, 홍수, 호우(豪雨), 강풍, 풍랑, 해일(海溢), 대설, 낙뢰, 가뭄, 지진, 황사(黃砂), 조류(藻類) 대발생, 조수(潮水), 그 밖에 이에 준하는 자연현상으로 인하여 발생하는 재해
- "사회재난"이라 함은 화재·붕괴·폭발·교통사고·화생방사고·환경오염사고 등으로 인하여 발생하는 대통령령으로 정하는 규모 이상의 피해와 에너지·통신·교통·금융·의료·수도 등 국가기반체계의 마비, 「감염병의 예방 및 관리에 관한 법률」에 따른 감염병 또는 「가축전염병예방법」에 따른 가축전염병의 확산 등으로 인한 피해

2. 재난의 유형

1) 화재

(1) 화재 사고 대처 요령

- 최초 발견자가 "불이야!" 하고 큰소리로 외쳐 주변 사람에게 알림
- 화재경보 비상벨을 누른다.
- 엘리베이터는 절대 이용하지 않고 계단을 이용함
- 아래층으로 대피가 어려울 때는 옥상으로 대피함
- 낮은 자세로 안내원의 안내를 따라 대피한다.
- 불길 속을 통과 할 때는 물에 적신 담요나 수건 등으로 몸과 얼굴을 감싸고 피난함
- 방문을 열기 전에는 손잡이를 만져 보고 뜨겁지 않으면 문 열고 나간다. 단 손잡이가 뜨거우면 문 열지 말고 다른 길을 찾는다.
- 연기가 많을 때는 한 손으로 코와 입을 젖은 수건으로 막고 낮은 자세로 이동함. 대피한 경우에는 바람이 불어오는 쪽에서 구조를 기다림
- 밖으로 나온 후 안으로 들어가지 않는다.
- 다른 출구가 없으면 구조대원이 구해 줄 때까지 기다린다.

* 연기가 방안에 들어오지 못하도록 문틈을 옷이나 이불로 막는다(물로 적시면 더욱 좋음).

(2) 연기 많을 때 주의 사항

* 연기 층 아래에는 맑은 공기층 있음
* 연기가 많은 곳에는 팔과 무릎으로 기어서 이동하되 배를 바닥에 대고 가지 않도록 함
* 한 손으로 코와 입을 젖은 수건으로 막아 연기가 폐에 들어가지 않게 함

(3) 옷에 불이 붙은 경우 대치

* 그 자리에 멈추어 선다(뛰든지 몸을 흔들면 더 크게 번짐).
* 바닥에 엎드리어 두 손으로 눈과 입을 가린다.
* 눈과 입을 가리는 것은 얼굴 화상 입거나 폐에 연기가 들어가는 것 막기 위함
* 불이 꺼질 때까지 뒹군다. 노인이 휠체어 사용자와 같이 엎드릴 수 없는 경우에는 수건이나 담요를 덮어 불을 끈다.

(4) 소화기 사용법

* 불이 난 곳으로 옮긴다.
* 손잡이 부분의 안전핀을 뽑는다.
* 바람을 등지고 서서 호스를 불쪽으로 향하게 한다.
* 손잡이를 힘껏 움켜쥐고 빗자루로 쓸듯이 뿌린다.
* 소화기는 잘 보이고 사용하기 편리한 곳에 두고 햇볕이나 습기에 노출되지 않도록 한다.

(5) 투척용 소화기 사용법

* 커버를 벗기고 * 약재를 꺼낸다 * 불을 향해 던진다.

(6) 옥내 소화기 사용법

* 화재시 화재를 알리는 발신기 스위치를 누르고 소화전 문을 열고 관창(물 뿌리는 부분, 노즐)과 호스를 꺼낸다.
* 한 사람은 접힌 부분의 호스를 펴고 관창을 가지고 간 사람이 물을 뿌릴 준비가 되었으면 소화전 함 개폐 밸브를 돌려 개방한다.
* 관창(노즐)을 잡고 불이 타는 곳으로 물을 뿌린다.

(7) 화재신고 방법

* 아주 침착하게 119전화로 신고함
* 화재 내용을 간단명료하게 알린다(전기, 가스, 기름)
* 주소를 번지까지 말한다.
* 소방서에서 왔다고 할 때까지 전화를 끊지 말고 대기한다.
* 공중전화는 빨간색 긴급통화 버튼을 누르면 돈 넣지 않고 통화됨
* 개인 휴대전화로 (119, 112)

(8) 화재 발생시 조치사항

* 시설 거주자 및 종사자는 화재를 감지하는데 신경을 써야 하며 화재시 누구든지 119에 신고한다.
* 화재시 편성운영인 자위 소방대의 반별로 개별 임무를 수행한다.
* 화재 발생시 건물 익숙한 자가 질서 있고 노인 대피를 유도하되 큰 소리는 자제하여 어르신들이 불안하지 않도록 한다.
* 대피시에는 유독 가스와 연기로 인한 질식을 방지하기 위해 수건 등을 물에 적셔서 입과 코를 막고 숨을 짧게 쉬며 가능한 낮은 자세로 엎드려 대피토록 유도하고 엘리베이터는 금지한다.
* 대피가 아래층 불가능 경우 옥상으로 대피시켜서 구조를 기다리게 한다. 이 경우 대피한 어르신들이 동요되지 않게 하거나 바람을 등지게 하는 등의 조치를 취한다.

(9) 화재 발생시 구조 역할과 임무

(지휘 및 연락반)

* 화재 현장 진두지휘 / 통제
* 소화 활동에 우선하여 지휘 / 통제
* 화력의 규모 판단 차후 활동 지휘
* 소방기관에 경보전파 119
* 자위 소방대 비상소집

(소화 / 진압반)

* 초기 소화 활동 실시
* 수동식 소화기 등 소화기구
* 옥내소화전 사용준비 및 호스 이동

(대피 유도반)
- 화재지점의 생활인을 우선적 대피
- 화재지점에 생활인 접근 통제
- 피난로 확보 / 출입문 등의 개방

(구조 구급반)
- 대피유도반 지원(구급반)
- 소화 / 진입반 지원(구조반)

2) 가스 사고

(1) 가스 사용 전

- 가스 누출되지 않았는지 냄새로 우선 확인함
- LPG는 바닥으로부터, 도시가스(LNG)는 천정으로부터 냄새를 맡아야 알 수 있다.
- 불쾌한 냄새가 나면 가스가 새고 있다.
- 가스기구 사용 전 창문을 열고 신선한 공기로 충분히 환기시킬 것
- 가스레인지 주위에는 가연성 물질(빨래, 스프레이 등) 가까이 두지 말 것

(2) 가스 사용 중

- 가스불 점화시 불이 붙었는지 꼭 확인(불이 붙지 않은 상태로 점화코크가 열리면 가스누출 될 수 있음)
- 파란 불꽃이 되도록 공기 조절기를 조절, 불완전 연소 시 유독성 가스와 일산화탄소가 나오고 연료 소비량도 증가됨
- 국물이 넘치거나 바람으로 인해 불이 꺼지지 않는지 옆에서 지켜보도록 하고 가능한 자리를 떠나지 않는다.
- 불이 꺼지면 자동으로 가스가 차단되는 제품을 사용하고 자동차단기장치가 제대로 작동하는지 자주 확인한다.

(3) 가스 사용 후

- 사용 후는 연소기 코크와 중간밸브를 꼭 확실히 잠글 것
- 장시간 외출에는 용기 밸브도 잠근다, 도시 가스는 메인밸브를 잠금
- 이사 갈 때는 도시가스 관리 사무소에 연락 취해 조치 취함
- 가스레인지는 자주 이동 말고 한 곳에 고정함

(4) 평소 가스 점검 방법

* 비누나 세제로 거품 내어 배관 호스 등의 연결부분을 수시로 점검
* 가스레인지는 항상 깨끗이 청소하고 버너에 불구멍 막히지 않게 함
* 사용 후 반드시 점화코크와 중간밸브 잠금 여부 확인함

(5) 가스 사고 발생시 신고 요령

* 용기 등 주 밸브를 잠그고 창문을 열어 환기시킨다.
* 한국가스안전공사(1544-4500) 또는 119 와 행정 관청에 신고한다.
* 가스공급자(LPG판매업소 도시가스)에 연락한다.

3. 지진 사고 대비

1) 지진의 진도 이해

* 지진으로 인해 땅이나 사람 또는 다른 물체들이 흔들리고 파괴되는 정도를 정해 놓은 등급으로 우리나라는 현재 일본 기상청에서 정한 0~7까지 8등급을 사용함

2) 지진의 규모에 따른 자연과 사람에 대한 영향

규모	구조물 자연계 등에 대한 영향	인체영향	진도
2.5 미만	사람 느끼지 못하고 지진계만 측정	느낄 수 없음	0 (무감)
2.5~3.0	정지하고 있는 자, 특히 감각이 민감한 사람이 다소 흔들린다고 느낌	민감한 사람만 느낌	1 (미진)
3.0~3.5	모든 사람 느낄 정도 창문이 다소 흔들림	여러 사람 느낌	2(경진)
3.5~4.0	건물 흔들리고 창문 움직이고 형광등과 같은 매달린 물건이 흔들리거나 그릇 출렁	약간 놀람. 자다가 깰 정도	3(약진)
4.0~5.0	건물 흔들림이 심하고 불안정하게 놓인 꽃병이 깨짐, 그릇의 물이 넘침. 많은 사람이 집 밖으로 뛰어 나옴	매우 놀람. 자다가 깨어 밖으로 나옴	4(중진)
5.0~6.0	벽에 금이 가고 비석이 넘어짐. 굴뚝, 돌담, 축대 등이 파손됨	서 있기 곤란 하고 심한 공포감	5(강진)
6.0~7.0	건물파괴 30% 이하, 산사태 발생, 땅이 금이 가고 사람이 서 있을 수 없음	도움 없이 걷기 어려움	6(열진)
7.0~80	건물파괴 30% 이상, 산사태 나고 땅 갈라짐	이성 상실	7(격진)
8.0~9.0	건물 완전 파괴됨. 철로가 휘고 지면에 단층 현상이 발생	대공황	
9.0 이상	관측된 바 없음		

3) 지진 발생 시 행동 지침

   (1) 기상방송 청취로 지진 진행상황을 파악한다.
   (2) 입소자 임의로 건물 밖으로 나가는 것을 막는다.
   (3) 실내에서 책상 밑으로 대피하고 책상 다리를 꼭 붙잡는다.
   (4) 입소자 중 거동이 불편한 자를 최우선으로 대피한다.
   (5) 책상이 없을 때 방석 등으로 머리를 보호한다.
   (6) 진동 진행시 건물 밖으로 나가지 말 것
   (7) 건물 내부에서는 넘어지기 쉬운 물건 주위를 피하고 견고한 탁자 밑에나 화장실로 대피함(단 유리 파편 주의)
   (8) 출입문 창문을 개방하여 탈출구를 개방한다.
   (9) 입소자 와 근무자는 비상구를 이용하여 탈출함
   (10) 외부에서 심한 진동이 오면 자세를 낮추고 진동 멈출 때까지 머물고 건물, 가로등 전선에 접근하지 않는다.
   (11) 번화가(빌딩)에서 낙하 물체가 위험하므로 소지품으로 머리를 보호하면서 건물과 떨어진 넓은 장소로 대피 또는 대형 건물 안으로 대피함
   (12) 많은 사람 모여 있는 출입구는 피하고 헬멧, 책가방, 방석으로 머리를 보호하고 낙하될 물건을 피하고 진동 멈출 때까지 기다려 대피함
   (13) 지진, 불 났을 때 엘리베이터를 절대 이용하지 않는다.
   (14) 엘리베이터 운행 중 지진 나면 즉시 각 층의 버튼을 눌러 정지시키고 신속하게 대피한다.
   (15) 만일 엘리베이터에 갇히면 휴대전화로 119신고 또는 인터폰으로 관리자에게 구조 요청 후 침착하게 기다린다.

4) 지진 발생 후 점검 사항

   (1) 여진에 대비한다.
   (2) 기상방송을 청취하고 지진특보가 해제되었는지 확인함
   (3) 부상자를 확인하고 응급처치를 실시한다.
   (4) 유리 조각 및 무너질 위험이 있는 건물 등 조심
   (5) 화재 및 가스 누출을 확인함
   (6) 상·하수도 전기 안전을 확인한다.
   (7) 피해 상황을 파악하여 보고 계통에 의하여 보고한다.

5) 사고 유형에 따른 연락처
    * 화재, 구급, 구조신고 - 119
    * 범죄 피해에 의한 위급상황 - 112
    * 가스사고 - 1544-4500
    * 전기사고 - 1588-7500
    * 범죄신고 - 112
    * 민원상담 - 110

제11절 개인정보 보호지침

1. 개인정보의 개요

1) 개인정보의 개념

> '개인정보'란 살아있는 개인에 관한 정보로서 성명, 주민등록번호, 영상 등을 통하여 개인을 알아볼 수 있는 정보
> ○ 해당 정보만으로는 특정 개인을 알아볼 수 없더라도 다른 정보와 쉽게 결합하여 알아볼 수 있는 것을 포함
> ○ 연령, 주소 등 개인에 대한 객관적 정보는 물론 개인에 대한 의견, 평가 등 제3자에 의해 생성된 주관적인 정보도 개인정보의 범위에 포함

* 개인정보 보호의 원칙
* 개인정보보호법은 정보주체의 '개인정보 자기결정권' 보장
* 이를 위해서는 개인정보의 수집·이용·제공 등이 정보주체의 동의 등 정당한 절차에 의해 이루어지고, 개인정보가 내부자의 고의나 관리 부주의 또는 외부의 공격으로 인해 유출·변조·훼손되지 않도록 안전하게 관리되어야 함

> **개인정보 자기결정권**
> • 인간의 존엄과 가치, 행복추구권을 규정한 「헌법」제10조에서 도출되는 일반적 인격권 및 「헌법」제17조의 사생활의 비밀과 자유에 의하여 보장되는 개인정보자기결정권은 자신에 관한 정보가 언제 누구에게 어느 범위까지 알려지고 또 이용되도록 할 것인지를 그 정보주체가 스스로 결정할 수 있는 권리
> • 자신의 개인정보 수집 출처, 처리 목적에 대해 고지 받을 권리와 개인정보의 정정 및 삭제, 이의 제기 등을 할 수 있는 권리를 포함함

2. 개인정보의 수집·이용

> 개인정보는 필요한 최소한으로 수집하여야 하고 그 입증책임은 개인정보처리자에게 있으며, 개인정보는 수집목적의 범위 내에서 이용하여야 함

1) 개인정보 수집 요건
   * 사회복지시설에서 개인정보를 수집·이용하기 이전에 다음의 수집 요건에 해당하는지 확인
   * 정보주체(이용자, 입소자, 근로자 등)의 동의를 받은 경우

   > **개인정보 수집·이용에 대해 동의를 받는 방법**
   >
   > ◆ 정보주체(이용자 등)에게 다음의 내용을 알리고 동의를 받아야 함.
   >   1) 수집·이용 목적 2) 수집 항목 3) 보유 및 이용기간 4) 동의거부 권리가 있다는 사실 및 동의 거부 시 불이익이 있다면 그 내용

   * 법률에 특별한 규정이 있거나 법령상 의무 준수를 위해 불가피한 경우(사회복지 사업법에 따른 시설입소자 및 퇴소자의 명부, 노인복지법에 따른 시설입소자 및 퇴소자의 명부, 근로기준법에 따른 근로자명부 및 임금대장 등)
   * 공공기관이 법령 등에서 정하는 소관업무의 수행을 위해 불가피한 경우
   * 계약의 체결 및 이행을 위하여 불가피하게 필요한 경우
     ※ 바우처사업(노인돌봄종합서비스, 장애인활동지원, 가사간병방문도우미, 발달재활서비스 등)을 위하여 성명, 연락처, 보호자 성명 및 연락처, 장애인 등급 등은 계약 체결 및 이행을 위해 불가피하게 필요한 정보에 해당
   * 장애인, 노인 등 또는 그 법정대리인이 의사표시를 할 수 없는 상태에 있거나 주소불명 등으로 사전 동의를 받을 수 없는 경우로서 명백히 정보주체 또는 제3자의 급박한 생명, 신체, 재산의 이익을 위하여 필요하다고 인정되는 경우
   * 사회복지시설의 정당한 이익을 달성하기 위하여 필요한 경우로서 명백하게 정보주체의 권리보다 우선하는 경우

2) 최소한 수집 원칙과 입증책임
   * 개인정보를 수집할 때에는 필요한 최소한으로 수집하여야 하며, 수집 목적에 필요한 최소한의 개인정보 수집이라는 입증책임은 사회복지시설이 부담(개인정보보호법 제16조)
   * 필요한 최소한의 정보 외의 개인정보 수집에 동의하지 않는다는 이유로 이용자 등에게 서비스 제공을 거부하여서는 안 됨

3) 고유식별정보 및 민감정보 수집
   * 고유식별 정보 및 민감 정보를 수집·이용하는 경우에는 별도의 동의를 받거나 법령의 명시적인 근거 필요

* 고유식별정보 중 주민등록번호는 법령의 근거가 있는 경우에만 수집·이용 가능(별도 동의만으로 처리할 수 없음)

고유식별정보 & 민감정보

◆ 고유식별정보 : 주민등록번호, 운전면허번호, 여권번호, 외국인등록번호
◆ 민감정보 : 사상·신념, 노동조합·정당의 가입·탈퇴, 정치적 견해, 건강, 성생활 등에 관한 정보, 유전정보, 범죄경력자료 등

---

4) 금지되는 개인정보 수집·이용

* 부정한 수단이나 방법을 통한 개인정보의 수집·이용
* 거짓이나 그 밖의 부정한 수단이나 방법으로 개인정보를 취득하거나 처리에 관한 동의를 받는 행위 금지(개인정보보호법 제59조)

3. 개인정보의 제3자 제공

1) 제3자 제공 요건

* 사회복지시설은 이용자 등의 개인정보를 제3자에게 제공하기 위해서는 다음의 요건에 해당하는지 확인
* 이용자 등 정보주체의 동의를 받은 경우
* 법률에 특별한 규정이 있거나 법령상 의무 준수를 위해 불가피한 경우
* 정보주체 또는 그 법정대리인이 의사표시를 할 수 없는 상태에 있거나 주소불명 등으로 사전 동의를 받을 수 없는 경우로서 명백히 정보주체 또는 제3자의 급박한 생명, 신체, 재산의 이익을 위하여 필요하다고 인정되는 경우

제3자 제공을 위해 동의받는 방법

◆ 이용자 등의 동의를 받고 개인정보를 제공하는 경우에는 다음의 내용을 알리고 동의를 받아야 함 (국외의 제3자 제공도 동일)
1) 제공받는 자 2) 제공받는 자의 개인정보 이용목적 3) 제공하는 개인정보 항목 4) 제공받는 자의 개인정보 보유 및 이용기간 5) 동의거부 권리가 있다는 사실 및 동의 거부에 따른 불이익이 있는 경우 그 내용

2) 금지되는 개인정보 제공 행위

* 업무상 알게 된 개인정보를 누설하거나 권한 없이 다른 사람이 이용하도록 제공하는 행위 금지(개인정보보호법 제59조)

4. 개인정보의 안전한 관리

1) 관리적, 기술적, 물리적 조치

> 사회복지시설은 개인정보가 분실·도난·유출·변조 또는 훼손되지 아니하도록 내부 관리계획 수립, 접속기록 보관 등 안전성 확보에 필요한 관리적·기술적·물리적 조치를 취하여야 함

* 개인정보 관리의 안전성 확보를 위해 다음과 같은 "관리적, 기술적, 물리적 조치"를 취해야 함

안전성 확보 조치	내 용
관리적 조치	▷ 내부관리계획의 수립·시행
기술적 조치	▷ 접근 권한의 관리 ▷ 비밀번호 관리 ▷ 접근통제 시스템 설치 및 운영 ▷ 개인정보 암호화 * 고유식별정보(주민번호 등), 비밀번호, 바이오정보는 반드시 암호화 ▷ 접속기록의 보관 및 위·변조 방지 ▷ 보안 프로그램의 설치 및 운영
물리적 조치	▷ 개인정보의 안전한 보관을 위한 보관시설 ▷ 잠금장치 설치

* 내부관리계획 수립 및 시행
* 이용자 등의 개인정보를 안전하게 처리하기 위하여 다음의 내용이 포함된 내부관리계획을 수립·시행하여야 함
* 개인정보 보호책임자의 지정에 관한 사항
* 개인정보 보호책임자 및 개인정보취급자의 역할 및 책임에 관한 사항
* 개인정보의 안전성 확보에 필요한 조치에 관한 사항
* 개인정보취급자에 대한 교육에 관한 사항
* 그 밖에 개인정보 보호를 위하여 필요한 사항

5. 개인정보의 보유기간 및 이용기간

1) 원칙적으로, 개인정보 수집 및 이용목적이 달성된 후에는 해당 정보를 지체 없이 파기한다. 단, 관계법령의 규정에 의하여 보존할 필요가 있는 경우 기관(센터)는 아래와 같이 관계법령에서 정한 일정한 기간 동안 회원정보를 보관한다.
   * 계약 또는 청약철회 등에 관한 기록 : 5년
     (전자상거래등에서의 소비자보호에 관한 법률)
   * 대금결제 및 재화 등의 공급에 관한 기록 : 5년
     (전자상거래등에서의 소비자보호에 관한 법률)
   * 소비자의 불만 또는 분쟁처리에 관한 기록 : 3년
     (전자상거래등에서의 소비자보호에 관한 법률)

6. 개인정보의 파기

1) 파기 목적
   * 개인정보의 유출과 오용 가능성 배제
   * 개인정보를 수집했던 목적이 달성되어 보존 필요성이 없어졌는데도 이를 계속해서 보유할 경우 개인정보의 유출과 오용 가능성이 높아지게 됨
   * 개인정보가 더 이상 불필요하게 된 때에는 파기를 시킴으로써 유출·오용 가능성을 미연에 방지하여 개인정보를 안전하게 보호하려는 것임

2) 파기 대상
   * 개인정보 파기대상
   * 개인정보의 수집·이용 목적이 달성된 경우
   * 개인정보의 보유 및 이용 기간이 끝난 경우
   * 이용자가 동의를 철회한 경우
   * 사회복지시설 사업을 폐업한 경우

3) 파기 시기
   * 목적 달성 시 지체 없이 파기
   * 보유기간의 경과, 개인정보 처리목적 달성 등으로 개인정보가 불필요하게 되었을 때는 지체 없이 해당 개인정보 파기

(1) 자원봉사자의 개인정보 처리

- 자원봉사 신청서 작성 시, 사회복지시설은 자원봉사자의 교육, 배치, 확인서 발급 등을 목적으로 필요한 최소한의 개인정보를 정보주체의 동의를 받아 수집하여야 함
- 사회복지봉사활동 인증관리시스템(VMS)은 자원봉사자(또는 자원봉사단체)가 직접 회원가입을 하도록 하며, 입력된 정보의 열람에 필요한 정보 및 기타 추가정보에 대해서만 수집
- 자원봉사자가 요구하는 경우, 이를 활용하여 자원봉사증명서 발급하고, 발급대장을 관리하여야 함

(2) 수급자의 개인정보보호 및 기록물 관리지침

- 수급자에 대한 개인적 정보와 기관이 개인과 공유하는 개인적인 비밀은 존중되고 보호되어야 한다.
- 수급자 및 가족들은 자신의 정보에 대한 비밀이 보장될 권리가 있으며, 정보제공은 알아야 할 필요성을 가진 사람에게만 허가되어야 하며, 반드시 사전에 동의를 구해야 한다.
- 관리자 및 종사자는 수급자의 개인정보를 퇴직한 이후에라도 전적으로 수급자의 이익이나 의사에 반하여 공개해서는 아니 된다.
- 수급자 및 보호자의 개인정보는 담당 종사자 또는 관리자에 한하여 업무와 관련된 범위 안에서 공개 및 열람되어진다.
- 수급자의 정보가 담긴 컴퓨터는 비밀번호가 걸려있어야 하며, 개인정보가 기록된 서류는 잠금장치가 마련된 수납장에 보관하거나, 접근 제한 등의 조치를 취해야 한다.
- 수급자의 정보가 담긴 문서를 폐기할 경우, 신상정보가 노출되지 않도록 반드시 분쇄하여 폐기한다.
- 수급자의 정보를 다루는 모든 종사자 및 관리자는 서비스 제공 관련 상담자 등 외부인이 컴퓨터 모니터 및 문서 등을 볼 수 없도록 자리를 배치해야 한다.
- 관리자는 모든 종사자의 수급자 또는 가족의 개인정보 관리 상태를 상시적으로 감독 및 관리하여 원하지 않는 정보가 누출되지 않도록 해야 한다.

(1) 이용자 개인정보 처리

- 서비스 제공을 위한 최소한의 개인정보를 수집하는 경우와, 법령에 따른 개인정보의 수집하는 경우에는 동의 없이 개인정보를 수집할 수 있으나 그 외에는 동의 및 권리 고지가 필요
- 최소한의 정보 외의 선택정보 수집시에는 반드시 동의 필요

> 이용자의 개인정보를 수집·이용할 때에는 개인정보 수집 목적 및 이용 범위, 이용 기간, 정보주체의 권리 등이 포함된 내용을 고지한 후 동의 필요

법령에 따른 개인정보 수집 사례

- ◆ 최저생계비의 변경 등에 의하여 수급권자의 범위가 변동함에 따라 수급권자·수급자·부양의무자 및 차상위계층에 대한 조사(국민기초생활보장법 제25조)
- ◆ 장기요양인정 신청 시 의사 소견서, 장기요양급여 신청 시 건강진단서 등의 요구(노인장기요양보험법 시행규칙 제2조 및 제13조)

> 이용자의 개인정보는 수집목적 범위에서 활용되어야 하며, 수집 목적 이외 경우 이용자의 동의 필요

개인정보 제3자 제공시 고지 될 사항

- ◆ 개인정보를 제공받는 자
- ◆ 개인정보를 제공받는 자의 이용 목적
- ◆ 제공하는 개인정보의 항목
- ◆ 개인정보를 제공받은 자의 개인정보 보유 및 이용기간
- ◆ 동의를 거부할 권리가 있다는 사실 및 동의 거부에 따른 불이익 내용

> 개인정보 보유는 수집·이용 목적을 달성한 때를 기준으로 종료하는 것으로 보아야 하며, 별도의 근거가 있을 때에는 보유기간을 준수하여 안전하게 보유해야 함

(2) 근로자 개인정보 처리

> 채용 시 인사와 관련한 개인정보, 증명서 등을 수집할 때, 채용목적의 최소 서류는 개인정보 수집에 관한 동의가 불필요하며 보존기간을 준수하여야 함

* 자격기준에 대한 확인절차를 거쳐 선발하되 채용과 관련한 개인정보의 수집은 지원자의 동의를 요하지 않으나 채용 목적 이외의 수집·이용에 대해서는 동의 필요
* 사회복지사업법 및 개별법령 등에 명시된 사회복지시설 근로자의 결격사유에 해당하지 않음을 확인하기 위해, 정보주체의 동의 없이 응시자 개인정보 수집 가능
* 사회복지사업법 제35조의 2 제2항에 따라 범죄 및 성폭력범죄에 대한 결격사유 기록조회 가능
* 장애인복지법 제59조의 3에 따라 성범죄자의 시설 운영, 취업 또는 노무 제공 제한 가능

부록
고령친화도시와 지역복지실천

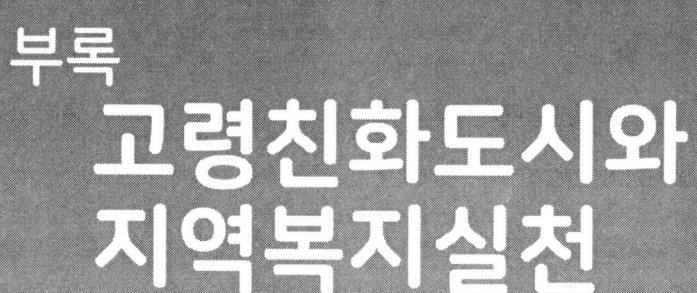

송운용
사회복지상담학 박사·전북과학대학교 교수

1. 고령사회의 이해

1) 고령사회

고령화란 고령자(65세 이상) 수의 증가로 인하여 전체 인구에서 고령자가 차지하는 비율이 높아지는 것을 의미한다. 고령화의 동향은 일반적으로 고령화율로 나타낸다. 고령화율이란 총인구에서 65세 이상의 고령자 인구(즉, 노령인구)가 차지하는 비율로 나타내고 있다. 대부분의 나라에서 증가된 평균수명의 연장과 노인복지법에서 명시하고 있는 나이와 UN이 정한 나이에 근거를 두고 65세 이상을 고령자로 간주하고 있다(백순만, 2013).

【표 1 인구 추이】 (단위: 천 명, %)

	총인구	0~14세	구성비	15~64세	구성비	65세 이상	구성비
1960	24,989	10,153	40.6	13,886	55.6	935	3.7
1970	31,435	13,241	42.1	17,154	54.6	1,039	3.3
1980	37,407	12,656	33.8	23,305	62.3	1,446	3.9
1990	43,390	11,134	25.7	30,094	69.4	2,162	5.0
1995	44,554	10,236	23.0	31,678	71.1	2,640	5.9
2000	45,985	9,639	21.0	32,973	71.7	3,372	7.3
2005	47,041	8,986	19.1	33,690	71.6	4,365	9.3
2010	47,991	7,787	16.2	34,779	72.5	5,425	11.3
2010	48,748	7,880	16.2	35,507	72.8	5,360	11.0
2015	49,706	6,907	13.9	36,230	72.9	6,569	13.2

*고령자통계, 2016

2015년 국내의 65세 이상 인구는 전체 인구(내국인)의 13.2%를 차지하는 656만 9천 명으로 10년 전인 2005년 436만 5천 명보다 약 220만 4천 명 증가하였다. 전체 인구는 4,970만 6천 명으로 10년 전과 비교하면 고령자는 220만 명이 증가하고 유소년인구 0~14세는 208만 명 감소하여 항아리형의 인구 피라미드모습을 나타냈다(고령자통계, 2016). 2015년 노인부양비는 18.1명으로 생산가능인구(15~64세) 5.5명이 고령자 1명을 부양하고 5가구 중 1가구는 고령자 가구(65세 이상인 가구)이며 그 중 32.9%는 고령자 1인가구이다(고령자통계, 2016).

국제연합(UN)의 정의에 의하면, 총인구 중 만 65세 이상 인구 비율이 7~14%이면 고령화 사회로 명명하며 14~20%에 이르면 고령사회라 하고 20% 이상이면 초고령 사회로 분류되는데 이러한 증가 속도로 진행되면 우리나라는 2026년에 초고령 사회로 진입할 것으로 추정된다. 인구구조의 고령화는 노후생활에 대한 준비되지 못한 노인들의 어려움은 물론 다음세대들의 노인 부양부담의 증가 그리고 국가 경제성장의 둔화 등으로 이어진다는 부정적 인식이 일반적인 전망이다.

고령계층이 늘어나고 젊은 계층이 감소하는 인구구조의 고령화는 노인복지 수요가 늘어나는 차원을 넘어 우리사회의 경제, 사회, 환경 등 많은 분야에 영향을 미친다. 연구기관과 학계의 그동안의 연구에 따르면 인구구조가 고령화됨에 따라 노동인구의 감소와 소비·투자의 위축으로 경제성장이 둔화되고, 노후소득보장·의료보장·복지수요 증가로 재정부담도 증가할 것으로 전망하고 있다(김경혜 외, 2010).

2) 고령사회의 특성

인구 고령화는 우리사회의 경제·사회 환경에 미치는 영향 뿐 아니라 중앙정부와 지방정부 간 역할 분담에 따른 갈등과 문제를 야기한다. 지방자치단체는 건강보험이나 국민연금 같은 사회보험에 대한 부담은 없지만, 기초노령연금과 장기요양보험 재정의 일부를 분담해야 하고 이와 함께 고령자들을 위한 각종 노인보건복지 서비스 수요 증가로 예산부담이 크게 증가하게 된다. 더구나 지방분권화정책에 의거 다수의 중앙정부 사업들이 지방으로 이양되는 추세이며 이에 따라 대응교부금(matching grant)이 증가하여 지방자치단체의 재정적 부담이 늘어날 전망이다. 이처럼 인구구조 고령화는 지방정부에게도 중요한 문제이어서 고령화 사회에 대비한 정책적 대응이 필요한 시점이다(김경혜 외, 2010).

고령사회에 대한 선행연구를 살펴보면 인구고령화 양상(최재헌·윤현위, 2012), 고령화 사회의 인식을 분석한 연구(정순둘 외, 2011; 정순둘·최혜지, 2012) 등이 이루어졌으며 주요하게는 초고령 사회 대응 전략에 관한 연구(윤가현, 2013; 최인호, 2016; 강은나 외, 2014; 김훈·김근석, 2011)가 이루어졌다.

먼저 인구 고령화의 지역적 양상을 살펴본 연구를 통해 인구 고령화의 지역적 양상을 살펴보았다. 최재헌·윤현위(2012)는 인구센서스 자료를 이용하여 1980년부터 2010년까지의 163개 시·군·구 지역을 대상으로 우리나라 고령화의 지역적 전개 현상을 분석하였다. 지역적 차원에서 시기별 고령인구 추이를 살펴보면 1980년에 고령화 사회에 진입하였고, 1995년에 고령사회로, 2000년에는 초고령 사회에 진입하여 2010년에는 80개의 지역이 초고령 사회에 진입하였다고 언급했다. 이처럼 고령인구의 비율은 도시규모와 인구증가율과 깊은 관계를 보이고 있다. 다시 말해 도시의 규모가 작을수록 고령 인구 비율은 높아지고 인구증가폭이 낮을수록 고령인구의 비율은 높아지는 경향을 보였다. 2010년을 기준으로 수도권 및 대도시와 중소도시의 경우 대부분 고령화 사회로 진입한 반면 농어촌 지역의 대부분은 초고령 사회로 진입하게 되었음을 보고하였다.

정순둘 외(2011)는 언론사의 신문기사 분석을 통해서 우리나라의 고령화 사회에 대한 인식과 대책을 분석하였다. 분석 결과 고령사회에 진입하면서 고령화 사회에 대한 관심이 지속적으로 증가하고 있는 것으로 나타났으며, 인식과 대책은 경제적인 영역을 중심으로 대응하고 있음을 볼 수 있었다. 이와 함께 우리사회가 고령화에 대한 긍정적이고 중립적인 시각과 관점이 증가한 것으로 나타났다. 이러한 연구결과를 바탕으로 고령화 사회와 관련된 다양한 분야에 관심과 연구가 필요하며 현실적인 문제와 실제적인 욕구에 부응하는 정책마련이 시행되어야 함을 제시하고 있다.

정순둘·최혜지(2012)는 고령화에 대한 불안, 지식과 태도 사이의 연관성을 밝히는 연구를 수행하였다. 연구결과 노후에 나타나는 불안은 노인기에 대한 지식이 낮거나 노인에 대한 태도가 부정적일수록 유의미하게 증가하는 반면 다가올 고령화 사회에 대한 불안은 그에 대한 지식이 높고 고령화 사회에 대한 태도가 부정적일수록 유의미하게 증가하는 것으로 보고하였다.

윤가현(2013)은 고령 사회에서 나타날 수 있는 여러 가지 문제들을 예방 또는 감소시키는 방안으로 고령자들을 위한 의무교육 제도를 제안하였다. 이와 같은 제도는 노인들이 신체적, 정신적 관리, 세대 간 교류의 활성화, 사회참여, 자아실현 등의 기능을 지니면서 활동적 노후를 갖도록 해주기 때문에 삶의 질과 성공적 노화에 가까운 것이라고 주장했다.

최인호(2016)는 저출산·고령사회에 효과적으로 대응할 수 있는 도시정책 방향을 제시하였다. 분석 결과, 인구감소 도시의 도시 간 통합, 도시정책은 지속가능한 도시 관리, 노후 인프라 개선, 초고령 사회에 해당되는 도시들에 대한 도시정책 가이드라인 제시, 사회복지정책과 도시정책의 연계, 지역문화 활성화, 고밀도 도시 구축, 도시 거버넌스, 도시재정기능 강화, 도시형 신산업 육성, 도시정책 평가 환류시스템이다. 향후 인구통계를 통해 고령화와 저 출산율은 예측될 수 있다. 때문에 이에 따른 도시정책의 역할과 기능이 적절한 시기에 적용되어야하며 효율적이어야 한다는 점을 제시하였다.

강은나 외(2014)는 초고령 사회에 대비하기 위한 정책의 대응 방향은 노인복지서비스 및 인프라의 확대와 질적 개선, 그리고 지역친화적인 서비스 제공시스템 구축으로 제시하였다. 김훈·김근식(2011)은 인구의 고령화에 따른 노인이 문제를 해결하기 위해 국가는 사회 연대적 책임정신을 발휘하여 최저한의 소득을 보장해 줌으로써 인간으로서의 존엄성이나 행복추구권이 기본적으로 침해받지 않도록 해야 한다고 보았다. 소득의 보장은 노인의 다른 사회적 문제와 직결되어 있기 때문에 그 만큼 중요한 것이라고 보면서 노후소득보장제도의 중요성을 강조하고 노후소득보장 프로그램 개발과 입법화의 촉진을 주장하였다. 김양명·오석연(2008)은 고령화 사회의 노인문제와 그 해결전략으로서 교육, 노동, 복지, 연계 통합 정책의 필요성을 제기하였다.

이상과 같은 연구 결과들은 초고령 사회는 진행이 빠르며 이에 부합하여 노인문제도 급속히 증가할 것으로 추정된다. 아울러 고령사회에 대한 긍정적인 인식과 적절한 대책 마련에 대한 사회적 인식이 증가할 때 초고령 사회에서 예측되는 문제들을 긍정적으로 대응할 수 있음을 시사하고 있다. 때문에 초고령 사회 대응전략은 지역 특성에 맞는 지역친화적인 서비스 제공 구축이 필요함을 보여주고 있다.

2. 고령친화도시의 이해

1) WHO AFC의 개념

고령기는 인간이면 누구나 일생에 한 번은 겪는 과정이며 고령기에는 가능한 익숙한 거주 지역에서 계속해서 활동적으로 살아가기를 기대한다. 이러한 두 가지 이념인 지속가능거주와 활동적 노후를 정책화하고 실천모형으로 구현된 것이 고령친화도시이다. 고령친화도시의 개념은 도시와 프로젝트 추진 환경에 따라 다양하게 제시되고 있다. 추진 도시와 학자들의 개념적 정의를 제시하면 다음과 같다.

WHO에서 제시한 고령친화도시의 개념적 정의는 나이가 드는 것이 불편하지 않은 도시, 연령에 상관없이 누구나 살기 좋은 도시, 평생을 살고 싶은 도시에서 활력 있고 건강한 고령기를 위하여 고령자들이 능동적으로 사회에 참여할 수 있는 도시를 일컫는다(WHO, 2007).

김선자(2010)는 고령친화도시를 고령자만을 위한 고령 친화적 도시가 아니라 시민 모두가 평생을 살아가기에 좋은 환경을 조상하는 것을 목표로 하며 나이가 들어가는 과정에서 변화하는 시민의 욕구와 선호에 융통성 있게 대처하는 도시로 정의하였다.

뉴욕시는 고령친화도시란 기존의 고령자만을 위한 고령 친화적 도시가 아니라 시민 모두가 평생을 살아가기에 좋은 환경을 조성하는 것을 목표로 하며 나이가 들어가는 과정에서 변화하는 시민의 욕구와 선호에 융통성 있게 대처하는 도시로 정의하였다(Dorian Block, 2011).

대만의 고령친화도시 개념을 정의한 추야윤 차오(2011)는 고령자의 사회경제적 참여활성화, 고령자의 지역사회공헌도 증가, 고령자를 공경하는 유교전통문화를 강화하여 도시의 새로운 성장 동력을 발굴할 수 있는 도시라고 하였다.

고령친화도시의 개념적 정의들을 종합하여 보면 과정적인 측면에서의 원칙은 계획 단계에서부터 고령자들뿐만 아니라 시민들이 참여하여 시민들의 목소리가 반영되고 계획의 실천 및 평가과정에서도 이들이 능동적으로 참여를 강조함으로써 시민민주주의 실천을 지향하는 것이라고 정의할 수 있다.

2) WHO AFC의 선행연구 동향

WHO AFC에 관한 선행연구는 고령친화도시의 정책발전을 위한 연구(최희경, 2016; 정순둘, 2012), 고령친화도시와 노인의 삶에 관한 연구(정순둘 외, 2015; 장영은·김신열, 2014; 이상철·박영란, 2016), 지역사회 고령친화도 분석(허만형·황윤원, 2016; 김수영 외, 2016), 고령친화와 지역사회복지 실천에 대한 연구(남성진, 2014)가 이루어졌다.

최희경(2016)은 세계보건기구의 고령친화도시 지침 이후 세계적으로 활발히 전개되고 있는 고령친화도시의 지역사회 및 노인의 주도적 참여에 초점을 맞추어 캐나다 브리티시컬럼비아 주의 경험을 분석하였다. 분석결과 브리티시컬럼비아 주 고령친화도시의 구성영역은 물리적 환경 요소와 사회적 환경 요소의 결합으로 사회적 요소에 초점을 두었으며, 추진방식은 민관협력 거버넌스를 실질적 추진주체로 지역사회의 역량과 주민의 참여를 강조하는 상향식 접근이 지배적이었다.

또한 고령친화도시 추진의 전체 과정에서 다양한 노인이 광범위하게 참여한 결과 지역사회에서 노인의 기여를 촉진하고 시민으로서의 노인의 위상이 향상된 것으로 나타났다. 노인의 삶의 질 향상과 지역사회 발전을 동시에 달성하는 고령친화도시 추진을 위하여 노인 주도성 강화, 실질적 추진주체로서의 협력적 거버넌스 수립, 지역사회의 특성과 주민의 욕구에 맞는 새로운 고령친화도시 모델 창출, 정부의 지원 및 촉진 역할이 필요함을 제안하였다.

정순둘(2012)은 제2차 저출산·고령사회기본계획이 WHO AFC (2007)의 가이드(Global Age-friendly Cities: A Guide)를 어느 정도 담아내고 있는지를 살펴보고, 이를 토대로 고령화 사회를 준비하기 위해 보완할 수 있는 내용을 검토하였다. 분석한 결과 제2차 저출산·고령사회기본계획이 WHO의 가이드라인에서 제시한 8개 영역 모두에서 일부 반영하고 있는 것으로 확인했다. 반면 연령 통합적 접근 및 선택권 부여 등의 사항은 미흡하게 다루어지고 있고, 민간영역의 역할이 미비하게 제시된 채 정부의 역할을 중점적으로 제시하고 있다는 점에서 향후 보완하고 발전되어야 할 점으로 지적했다.

다음으로 고령친화도시와 노인의 삶에 관한 연구를 살펴보았다. 정순둘 외(2015)는 고령자를 위한 도시환경이 노인의 심리사회적 노화인식에 미치는 영향을 살펴보고 건강하고 활동적인 노화를 위한 도시환경조성 방안을 제시하였다. 이를 위해 WHO가 제시한 고령친화도시 가이드(2007)에 기초하여 주민참여환경, 복지 및 의료서비스 환경과 노인의 심리사회적 노화인식과의 관계, 주거환경, 등 고령친화도시 척도에 근거하여 분석하였다. 연구결과 노인들에게 주민참여환경 여건이 더 친화적일수록 노화를 긍정적으로 인식하는 것으로 나타났다.

장영은·김신열(2014)은 WHO의 고령친화도시 조성 가이드라인 중 3대 영역인 사회경제적 환경과 농촌 노인들의 삶의 만족도 관계를 검증하였다. 분석결과, 첫째 노인들의 경제적 수준, 거주지역, 건강상태 등이 삶의 만족도와 관계가 있는 것으로 나타났고, 둘째 사회경제적 환경요인 중 사회적 존중과 배려, 환경과 고용 및 고령자원 활용환경이 농촌지역 노인들의 삶의 만족도에 영향을 미치는 것으로 나타났다. 이런 연구결과를 기초로 사회경제적 환경 특성에 근거한 노인들의 삶의 만족도 향상 방안을 제안하였다.

이상철·박영란(2016)은 생애과정관점에 따라 중·고령자들의 연령집단별 삶의 만족과 노화불안의 수준을 살펴보았다. 분석결과 첫째 연령대가 증가할수록 삶의 만족 수준은 낮아지는 반면 노화불안의 수준은 높아지는 것으로 나타났다. 둘째 연령대가 높아질수록 삶의 만족과 노화불안에 대한 개인의 객관적 삶의 조건들의 설명 분산을 높아지는 경향성을 나타냈으며 연령집단별 영향변수는 상이하게 나타남에 따라 노년기 연구에 있어서 생애과정 관점의 유용성을 보여주었다. 셋째 인구사회학적 변수들을 통제한 상태에서 연령집단별 고령친화환경 요인들이 삶의 만족에 대한 설명 분산이 높게 나타난 반면, 노화불안에 대한 설명 분산은 상대적으로 낮게 나타났으며, 후기노인의 경우 장년층에 비해 설명 분산이 높게 나타났다.

허만형·황윤원(2016)은 경로분석을 활용하여 전국 226개 기초자치단체를 대상으로 인구 고령화와 지역사회의 고령친화도의 관계를 분석하였다. 분석결과 군 단위 지방자치단체는 이미 고령 사회를 넘어 초고령 사회, 혹은 초초고령사회에 접어들었고 구단위는 고령화 사회의 단계에 머물고 있었다. 경로분석 결과 인구 고령화는 노인 여가 복지시설, 문화시설, 그리고 의료기관병상수 같은 세대 친화적 변수와는 정의 관계에 있었지만, 노인재가서비스, 단기보호, 장기요양기관 등 노인 친화적 변수와는 부의 관계에 있었다. 인구 고령화는 복지예산에는 부정적인 영향을 미쳤다. 그러나 복지예산은 세대친화 변수보다는 방문간호나 그룹홈 서비스와 같은 노인친화 변수와는 정의 관계가 나타났다.

김수영 외(2016a)는 부산에 거주하는 고령자가 인지하는 부산의 물리적 생활환경의 고령친화정도를 파악하고 고령자의 특성에 따라 고령친화도가 어떠한 차이를 보이는지를 규명하였다. 조사결과 고령자는 3개 영역의 물리적 생활환경에 대해 중간 수준의 고령친화도시라고 제시하고 있어 이에 대한 개선이 필요한 것으로 지적하고 있다. 이들 3개 영역 중에서 주택영역에 대한 고령 친화도는 가장 낮은 것으로 나타나 고령자 주택의 개선을 위한 방안 마련이 필요함을 언급하였다. 마지막으로 고령자가 인지하는 주변 생활환경의 고령 친화도에 영향을 미치는 고령자 특성은 경제수준, 건강상태, 주택소유상태, 주택유형인 것으로 나타나 고령들을 위한 친화적 생활환경을 디자인할 때 이러한 점들을 고려하여 설계할 필요가 있음을 보고하였다.

김수영 외(2016b)은 일본 나가사키 시 지역에 거주하는 고령자가 거주지역의 물리적 환경을 어느 정도 고령 친화적이라고 인지하고 있으며 이는 고령자의 특성에 따라 어떠한 차이를 보이는지를 파악하였다. 조사결과, 첫째 고령자의 일상생활과 밀접한 관련이 있는 대부분의 근린생활시설들이 도보거리 내에 있거나 버스로 10분 이내의 비교적 가까운 거리 내에 위치하고 있었다. 둘째 지역 환경의 5개 영역 중 교통 환경과 주택 내부 공간, 보행로 영역은 전반적으로 고령 친화적으로 되어 있는 반면 노인주택의 제공정도와 주택 내부공간의 휠체어 사용편리성은 다소 미흡하였다. 셋째 조사대상 고령자의 특성 중 성별과 학력에 따라서는 지역 환경의 고령 친화도에 대한 인식이 유의미한 차이를 보였다.

남성진(2014)은 고령친화산업을 구축함에 있어 지역 내 복지체계들 간의 협력과 네트워크가 이루어질 필요가 있음을 강조했다. 이를 통해 지역주민들에게 고객 중심의 통합된 복지서비스가 이루어질 수 있고 맞춤형 복지체계를 통한 서비스가 이루어짐에 따라 고객의 복지 체감도를 강화할 수 있을 것으로 보고하였다.

이상의 연구결과들을 요약하면 고령친화도시는 노인의 삶의 만족도를 향상시키는 요인이 될 수 있다. 노인의 적극적인 참여는 노인의 삶의 만족을 더욱 촉진하는 것으로 나타났다. 더불어 노인 개인의 인구사회학적 특성과 지역사회의 특성에 따라 고령친화도 인식은 다르게 나타날 수 있음을 알 수 있다.

이를 통해 WHO AFC 조성의 성공적인 실행을 위해서는 지역사회특성과 노인 개인의 특성을 분석하여 이에 맞게 실행되어야 함을 시사하고 있다. 아울러 고령친화도를 높이기 위해서 이용자 중심의 통합된 복지서비스 제공의 필요성을 알 수 있다.

3) WHO AFC의 의미와 내용

세계보건기구(WHO; world halth organization)는 제2차 대전이 종료된 1948년에 지구촌의 의료전문가들을 중심으로 세계인의 건강증진을 위한 예방·치료·교육을 연구하는 세계민간 보건기구이다. 세계보건기구는 국가와 지역을 초월하여 질병예방을 위한 각종 정보교환과 의견교류를 통하여 인간의 생명 연장과 안녕감(Wellbing)을 추구하는 국제보건기구이다. 이러한 정신에 기초하여 WHO는 '사람들이 나이가 들어가면서 삶의 질을 높이기 위해 건강, 참여, 안전에 대한 기회를 최적화(활기찬 노년)'에 어떻게 부응하느냐를 찾기 위한 방안으로 고령친화도시를 제안하였다.

고령친화도시의 실천을 위하여 도시생활과 관련된 8개 영역(안전 및 고령친화시설, 교통이 편한 환경, 주거가 편한 환경, 지역사회 활동 참여, 사회적 존중과 포용, 고령자원의 활용 및 일자리 지원, 의사소통 및 정보제공, 지역복지 및 지원)에 대한 고령친화도시 가이드라인을 제시하였다.

WHO 고령친화도시 가이드라인의 주제영역은 3개 관심분야로 활기찬 노년을 영위하기 위하여 필요한 도시의 구조, 환경서비스정책의 특징을 모두 다루고 있다.

첫째 안전 및 고령친화시설, 교통편의 환경, 주거편한 환경은 도시의 물리적 환경인 야외공간과 건물, 주거시설을 중심으로 개인의 이동성, 교통, 부상으로부터의 안전성, 범죄로부터의 안전성, 건강과 관련된 행동, 사회참여 등과 관련된 내용을 담고 있다.

둘째 지역사회 활동 참여, 사회적 존중 및 포용, 고령자원 활용 및 일자리 지원은 활동적 노후를 위한 사회적 환경조성과 경제적 결정 요인 등에 대한 내용을 담고 있다.

셋째 의사소통 및 정보제공, 지역복지 및 지원은 사회환경과 보건, 사회적 서비스 결정요인 등에 관한 내용을 포함하고 있다.

【표 2 WHO 고령친화도시 가이드라인의 세부항목】

주제영역	세부내용
안전 및 고령친화시설	환경, 녹지공간과 보도, 야외의자, 인도, 도로, 교통, 자전거도로 안전성(치안), 서비스시설, 건물 접근성, 공중화장실
교통편의 환경	저렴한 비용, 대중교통의 신뢰성과 배차시간, 목적지 연계, 고령 친화적 차량, 장애노년층 서비스, 노약자 우대석, 운전자, 안전함과 편안함, 정류장과 역, 정보제공, 지역사회 교통, 택시, 도로 운전자자질, 주차
주거편의환경	저렴한 비용, 필수공공서비스, 설계, 개호 관리서비스, 가정에서의 노령화, 지역사회에 통합, 주거선택 권, 주거시설, 생활환경

지역사회 활동참여	행사와 활동의 접근성, 저렴한 비용, 행사와 활동에 대한 폭넓은 선택기회, 시설과 창조프로그램 홍보와 장려, 소외 노년층대처, 공동체 통합의 증진
사회적존중 및 포용	존중과 포용을 강화하는 서비스, 노령화에 대한 대중적 이미지, 세대통합과 가족 간 상호작용, 공교육, 지역사회의 포용, 경제적 포용
고령자원활용 및 일자리 지원	자원봉사선택권, 고용선택권, 교육, 접근성, 시민참여, 사회기여 존중, 창업, 보수
의사소통 및 정보제공	정보제공, 구두 의사소통, 활자 정보, 평이한 언어, 자동화된 의사소통과 기기, 컴퓨터와 인터넷
지역복지 및 지원	접근 용이한 서비스, 보건복지 서비스제공, 자원봉사자 확충, 응급조치 대책과 관리

* 출처 : WHO. 2007. Global Age-friendly Cities : A Guide

WHO에서 제시한 고령친화도시의 가이드라인의 세부 항목은 세계 어느 도시에서도 공통적으로 당면한 일반적인 과제들이다. 그러나 그 내용들을 자세히 분석해 보면 우리 삶의 질을 향상시키는데 기초적이고 필수적인 핵심적 과제로서 어느 지역사회이든 추구해야 할 중요한 영역이다. 한국은 약 반 세기에 걸쳐 급속도로 경제 성장을 경험했으며 이에 따른 생활양식의 변화를 겪어 왔다. 이러한 과정에서 대도시와 중형도시, 도·농복합시 등의 다양한 도시형태가 형성되었다 이러한 측면에서 한국형 복지국가를 지향하는 현시점에서 WHO가 제시한 고령친화도시 선언을 한국의 사회문화적 환경에 적합한 모형을 구축하는 것이 매우 중요한다.

4) 주요국가의 고령친화도시 연구경향

고령친화도시에 관한 최근의 동향은 인구의 고령인구의 증가에 따른 자연스런 고민으로부터 출발하고 있다. 인구의 고령화는 세계적으로 나타나는 현상으로 실제 60세 이상의 고령자 비율은 2006년 11%에서 2050년에는 22%까지 증가할 것으로 전망되고 있다. 이러한 인구변화 추이에 근거해서 1996년에는 브라질 선언과 2002년 마드리드 선언을 통해 고령친화도시 구축을 위한 필요성을 인식하게 되었고 본격적인 노력이 시행되게 되었다. 이후 2005년 브라질에서 개최된 국제노년학·노인 의학회(IAGG XVIII World Congress)에서는 세계최초로 WHO AFC 사업에 대한 논의가 시작되었다.

여기에 참여한 나라들 중 북·남미(뉴욕, 포틀랜드, 멕시코시티, 폰스 등)국가와 유럽과 동지중해 그리고 서태평양(호주의 멜본, 중국의 상하이, 일본의 도쿄, 등)국가들이 참여하였고 지속적으로 늘어나고 있다(WHO, 2006; 임병우, 2010b). 이후 2010년에는 고령친화도시 네트워크가 구축되었고 네트워크 회원들은 발전된 고령친화도시 환경조성을 위한 의무를 부여하기도 했다. 이로써 2015년 현재 28국 258개 도시가 WHO 고령친화도시 네트워크 회원으로 가입하고 있다.

〈표 3〉은 최근 WHO에서 권장한 AFC에서 연구한 주요내용들을 요약한 내용이다. 최근 연구에서

뉴욕시는 세계적인 대도시이며 맨체스터시는 영국의 산업도시로써 세계적인 각광을 받고 있는 도시이고 일본의 아카타시는 우리나라의 인접도시이므로 그 내용을 분석해 보는 것은 매우 의미가 있다. 뉴욕시와 서울시, 맨체스터시, 아카타시의 추진 배경과 추진 전략 사업 내용들을 간략하게 소개하면 다음과 같다.

【표 3 WHO AFC 조성의 최근 연구 경향】

추진도시(연도)	연구 영역	주요 내용
뉴욕시 (2009년 선언)	4개 대영역, 15개 세부영역 - 지역사회와 시민참여(고용과 경제적 안정, 자원봉사, 문화 및 여가활동, 정보와 계획) - 주택(적정비용의 주거개발, 자가 소유와 임대 거주자 지원, 지역사회 내의 자립생활 지원) - 공공 공간과 교통(교통 접근성과 비용적절성, 안전하고 고령친화적인 공공 공간, 미래계획) - 건강서비스와 사회서비스(영양지원, 수발 및 장기요양, 수발 및 장기요양, 완화케어와 죽음준비)	• 기존고령자 정책을 향상하는 도시 • 고령화 현상을 파악/대처하는 도시 • 고령자들이 오래 활동하는 도시 • 고령자가 사회구성원으로 기능/공헌하게 하는 도시 건강보건의 임상적 영역에 역점을 둠
맨체스터 (2010년 선언)	7개 분야 - 디자인 사업추진 - 고령고독과 소외방지 - 대학 내 노년학과정 개설 - 은퇴준비 교육과정 - 세대통합 프로그램 발전 및 개발 - 세대통합 실무가이드 및 교육 프로그램 - VOP 자체 온라인을 통한 타 지역정보와 경험 공유	• Manchester's Valuing Older People(VOP, 고령자 삶의 질 향상 전담 업무 기관 싱크탱크) 구성 • 나이 들어 더 살기 좋은 도시, 맨체스터 건설 은퇴준비, 세대통합 등에 역점
서울시 (2011년 선언)	8대 분야 - 안전 및 편의시설 - 교통편의환경 - 주거편의환경 - 지역사회활동참여 - 사회적 존중 및 배려 - 고령자 자원 활용 및 일자리 지원 - 의사소통 및 정보 - 지역복지 및 보건	• 고령인구 특성/욕구의 다양성이 인정되는 도시 • 고령자의 결정권이 존중되는 도시 • 고령자가 배제되지 않는 배려 도시 사회적 인식에 초점을 둠
아카타시 (2011년 선언)	8개 분야 - 옥외 공간과 건물 - 교통기관 - 주거 - 사회참여 - 존경과 사회적 포용	• 고령자와 고령사회에 대한 부정적인 이미지를 없애고 긍정적인 이미지 만들기 • 베리어 프리 촉진 • 교통수단 확보 • 고령자의 고립 방지

	- 시민참가와 고용 - 커뮤니케이션과 정보 - 지역사회의 지원과 보건 서비스	고령노인의 사회참여와 인식 변화에 초점을 둠
부안군 (2014년 연구)	<u>8개 분야</u> - 주거편익환경 - 교통편익환경 - 야외공간과 건물 - 의사소통 및 정보습득 - 지역사회활동참여 - 사회적 존중 및 배려 - 고령자원활용 및 일자리 지원 - 지역복지 및 보건	• 노인의 소득의 빈곤해소를 위한 소득 증진, 고용창출에 역점을 둠
정읍시 (2015년 선언)	<u>8개 분야</u> - 도시환경 - 교통 - 주택 - 사회참여 - 존중 및 사회통합 - 시민참여 및 고용 - 의사소통과 정보제공 - 지역지원 및 보건복지	• 정읍은 도농 복합시이므로 음식문화나 전통적인 예술프로그램 개발이 요구됨

(1) 뉴욕시(New York, 미국)

뉴욕시 인구는 약 820만이 되는 거대도시로 다양한 인종, 문화, 거주환경들이 각양각색이다. 경제적 관점에서도 양극화가 심하여 사회적 통합에 어려움을 겪고 있으며 이동성 제약, 언어적, 문화적인 장벽으로 인해 고령자들의 사회적 고립이 가속화되고 있으며 고령자(65+) 인구는 약 100만 명이나, 향후 20년 후에 고령인구는 뉴욕시 인구의 절반가량이 될 것으로 예측하고 있다.

그간의 고령자복지서비스인 무료급식, 고령자센터서비스, 교육활동서비스 제공으로는 고령자복지서비스의 질과 양에서 한계를 느끼고 현재의 서비스의 한계를 뛰어넘는 정책구상의 필요성이 제기되었다(Dorian, 2011). 따라서 뉴욕시 고령친화도시의 목적은 시민이 나이가 들어가면서도 독립적이고 활력 있게 살아갈 수 있도록 역량을 강화하고, 노인과 그 가족들의 삶의 질 향상을 위해 이들의 다양한 욕구와 선호에 적절하게 대응함에 있다(서울시복지재단, 2010a).

뉴욕시 추진과정은 자체평가-영역별 전문가 라운드테이블-시민참여 및 공청회-고령자 표적집단 집단면접-데이터분석 및 구조화-고령친화도시 계획수립(4개영역)을 거쳤다. 2007년부터 뉴욕시의 5개 보로우(한국의 구)의 14개 동에 거주하는 고령자들을 대상으로 고령친화성에 대하여 토론을 진행하고, 다른 한편으로 기업, 주택, 운송, 교육 등의 전문가들의 라운드테이블을 통하여 의견을 수렴했다(서울시복지재단, 2010a).

2008년 경제위기(리먼브라더스)로 예산의 한계를 느낀 뉴욕시는 고령자와 전문가의 의견을 반영하여 예산의 증액이 아닌 기존의 예산으로 실행할 수 있는 정책으로 변경하여 추진하고 있다(Dorian, 2011). 뉴욕시는 행정부(시장)와 시의회의 고령친화도시 추진에 대한 필요성의 공감대 형성 및 협력체계구축에 주력하였다. 이후 고령친화도시 추진 위원회의 구성은 시장, 시의회 의장, 연구기관으로 주축이 된 추진위원단을 구성하여 고령자들의 삶의 질 향상을 위해 주거, 시정참여, 헬스케어 등 59개의 권고안을 마련하여 발표하기에 이르렀다.

위원회에서는 상향식, 하향식 의견을 수렴하고 뉴욕시의 모든 정책에 인구 고령화요소가 포함되도록 장려했다(Dorian, 2011). 대표적인 WHO의 고령친화도시 사업을 수행한 사례로 2007년 M. Bloomberg 시장이 뉴욕의대(NYAM, New York Academy of Medicine)와 협력하여 추진하게 되었다.

고령시민을 포함한 시민과 공무원 그리고 학계 전문가들이 시청에 모여 회의를 하였으며, FGI(고령시민의 심층인터뷰) 등을 통해 뉴욕시 고령친화도시를 설계하였다(김선자, 2010). WHO에서 제시한 8대 영역에 근거하여 뉴욕시의 고령 친화도조사를 통해 강점과 자원을 파악하고 개선할 점과 문제점 등을 발견하고 구체적인 핵심전략을 도출하게 되었다.

이후 진행과정에서의 추진전략으로 2007년 뉴욕시 고령친화도시 사업을 계획하였고 2008년 고령자대상 FGI, 고령친화도시 방향성과 계획서 검토·발표하게 된다. 2009년에는 고령친화도시 영역별 개발계획 발표하고 고령친화도시 권고사항 발표했으며 2010년에는 WHO고령친화도시에 가입해왔다.

뉴욕시의 주요 사업영역은 지역사회와 시민참여, 주택, 공공 공간과 교통, 건강서비스와 사회서비스 영역의 4개의 대영역과 15개 세부영역에서 도출된 51개의 핵심전략으로 추진하였다(김선자, 2010).

미국 뉴욕시의 고령친화도시 영역별 개발계획전략에서 나타난 현상을 분석해 보면 미국문화와 밀접한 관계가 있다. 미국 문화와 사회복지 기술영역에서 나타나듯이 건강서비스와 사회서비스 영역에서 노인들의 영양지원, 수발 및 장기요양 완화케어와 죽음준비에 대한 구체적인 임상사례와 어르신들의 인권문제를 해결하는데 역점을 두고 있다.

(2) 서울시(Seoul, 한국)

서울시 고령인구는 2010년 이미 100만을 넘어섰고, 소위 베이비부머세대의 은퇴 및 퇴직이 시작되면서 급격한 고령화가 진행되었는데 특이할 사항은 베이비부머 세대에 대한 전반적인 고려 속에서 이들에 대한 종합적 정책이 입안되고 적용했다는 점을 들 수 있다. 고령화로 인하여 독거노인들이 급속히 늘어나는 것과 함께 기대수명이 늘어나면서 새로운 수요에 대한 선제적 대응으로 도시환경 조성을 고령 친화적 환경으로 만들어갈 필요성이 증대되게 되었다. 이후 서울시는 고령친화도시 조성을 위한 가이드라인을 계획 확정하고, WHO의 세계고령친화도시 네트워크 가입을 추진하게 되었다.

　서울시 계획은 2011년 고령친화도시 가이드라인 개발, 2012년 고령친화도 평가제 도입, 2013년 모니터링 피드백, 2014년 WHO 인증을 목표로 함(서울시복지재단, 2010a). 서울시는 2010년부터 고령친화도시 기반조성 사업을 계획하여 전 시정을 대상으로 교통, 주택, 도시환경에서 고용 및 사회참여 영역을 총 망라하는 종합적인 고령자 복지계획을 추진하고 있다.

　이러한 기반조성 사업은 고령친화도시 프로젝트의 수혜자는 고령자뿐만 아니라 모든 지역사회 주민을 의미한다. 장애가 없는 도시환경 조성은 고령자뿐만 아니라 장애인이 주요한 정책 수혜자가 될 수 있으며, 쾌적하고 안전한 지역사회 환경은 아동과 여성의 도시생활 만족도를 향상시킬 수 있다. 아울러 건강서비스 시스템의 확충은 고령자의 가족에게 노인부양으로 인한 부담을 덜어주는 등 지역사회 주민 모두를 위한 사업으로 평가하고 있다.

　즉 고령친화도시 구축은 인구고령화와 고령사회에 가장 효과적으로 대응하는 정책적 접근방법이며, 이와 동시에 아동, 청소년, 여성 및 고령자 모두가 살기 좋은 지역사회조성 실현이라고 볼 수 있다(서울시복지재단, 2010b). 서울시 고령친화도시는 WHO의 고령친화도시 가이드를 근간으로 비전은 "건강하고 활기찬 100세 도시, 서울"로 설정하였으며, 목표로는 고령친화도시 실현이다.

　고령친화도시 추진분야를 건강한 노후(healthy), 활기찬 생활(active), 생산적 노년(productive), 통합적 사회(integrated), 편리한 환경(environment)로 체계화하고 중점과제를 인프라 재설계, 과제를 신 개념 복지시설 확충과 고령친화제도, 시스템 개선으로 한다. 추진전략으로는 우선순위 설정, 중장기 재정확보 및 효율적인 투자계획수립, 정책개발 및 실행역량 강화로 구체화한다.

　고령친화도시 8대 분야 명명에 있어서 각 영역별 내용을 포괄하면서 상호구분이 가능한 항목을 제시하고자 했다. WHO에서 제시한 원문에 대한 항목은 각 영역별 내용의 포괄성 및 상호변별의 수준이 낮은 것으로 판단되어 수정으로 재명명하였다. 서울시는 시장을 추진단장으로 하고 추진위원회를 자문기구로 하여 사회각 분야의 전문가(시의회, 학계, 현장전문가, 기업, 미디어, 문화, 법조계, 의료계)로 15명 내외로 구성하고 추진위원회를 보조하는 실무위원회를 15명 내외로 구성·운영하였다. 실무연구는 서울시사회복지재단 서울노인정책센터에서 주관하며 WHO인증을 위한 행정업무 추진 및 관련 부서 업무협조는 서울시노인복지관 고령자정책팀이 담당하였다(서울시복지재단, 2010c). 추진과정은 고령사회마스터플랜, 법·제도적 환경 구축, 추진체계 구성, 가이드라인 개발, 실행계획수립, 평가체계 구축의 6단계로 추진하였다.

　서울시 고령친화도시 사업은 WHO가 제시한 고령친화성 점검항목 8개영역을 전문가들의 의견을 수렴하여 수정 보완하여, 74개 항목으로 구성되어 있다(서울시복지재단, 2010d). 첫 번째 물리적 환경 영역에 있는 안전과 편의시설, 교통편의 환경, 주거편의 환경의 3개 영역 21개 항목이다. 두 번째 고령자의 참여나 정신적 안녕에 영향을 미치는 사회·경제적 환경인 지역사회활동 참여, 고령자 자원 활용 및 일자리 지원, 사회적 존중 및 배려의 3개 영역 31개 항목이다. 세 번째 보건 복지서비스의 관련요인이 있는 사회 환경 요인으로 의사소통 및 정보, 지역복지 및 보건의 2개 영역 22개 항목이다.

서울특별시는 뉴욕시나 맨체스터시보다 인구밀도와 인구수가 많으며 서울시를 둘러싸고 있는 외곽도시가 서울특별시의 인구와 비슷하다. 특히 서울시 고령친화 도시의 연구초점을 건강하고 활기찬 백세 도시로 명명한 것은 한국의 노인 수명이 백세를 넘기고 있는 어르신이 많음을 입증시켜 주고 있는 사례이다. 서울시의 고령친화도시 조성 특성은 어르신들의 인권과 건강유지는 물론 노인장기요양보험제도가 안착될 수 있는 실제적인 연구를 병행하고 있는 점이 고령친화도시의 주된 목적이다. 또한 서울시에 산재하고 있는 3천 5백 개의 경로당은 한국의 전통적인 가족제도를 유지시키는 터전으로써 경로당을 통한 어르신들의 레저문화와 건강 유지 임종 상담 등의 실제적인 프로그램을 개발하는 것이 서울시의 고령친화사업의 특징으로 나타나고 있다.

(3) 아키타시(Akita, 일본)

아키타시는 일본 토호쿠부(東北部)의 태평양쪽에 위치하고 있다. 주요 산업은 농업이며, 특히 벼농사가 유명하다. 2010년 인구는 324,377명으로, 그 중 유소년 인구(0~14세)가 39,945명(12.31%), 생산연령 인구(15~64세)가 206,528명(63.67%), 고령자 인구(65세 이상)가 77,904명(24.02%)이다. 앞으로 유소년 인구와 생산연령 인구는 계속 감소하고, 고령자 인구는 계속 증가하여 2025년에 고령자가 차지하는 비율은 34.19%로, 약 3명 중 1명은 고령자가 될 것으로 예상하고 있다.

아키타시는 우리나라의 인접지역으로서 주요산업은 농업이며 인구가 30,000명을 상회하는 것으로 보아 우리나라의 중소도시보다는 그 규모가 크다. 아카타시를 방문한 연구팀은 외형적으로는 고령친화도시 홍보에 주력하고 있고 연 예산이 2억 정도이나 시민참가에 적극적으로 활용되고 있다.

그리고 아카타시의 각 부서에 고령친화담당관 1명이 배치되어 각 부서별로 고령친화도시 사업이 잘 진행될 수 있도록 업무 체계가 원활하게 돌아가고 있음을 확인할 수 있었다. 아카타시는 인구 30만 이상의 중소도시로써 도시 계획 당시부터 중앙정부와 지방정부의 도움으로 장애인과 노인 등 취약계층이 잘 적응할 수 있는 도시환경을 조성했음으로 특별한 예산이 투여되지 않아도 시민들이 높은 인식으로 고령친화도시가 생활화되어 있음을 관찰할 수 있었다.

(4) 맨체스터(Manchester, 영국)

맨체스터(Manchester)는 잉글랜드 북부지역의 도시로 머지 강의 지류인 어웰 강과 아크강의 합류점에 있다. 최근에는 맨체스터 시내에 있었던 공장들이 점차 시외 지역으로 이전하고 주변에 또 다른 공업 도시인 위건·로치데일·올덤 등에 인구 30만 명에 이르는 9개의 도시가 새롭게 생겨나 그레이트 맨체스터 주가 만들어지고 있다. 맨체스터는 46만 명의 인구로 다양한 민족이 거주하여 사회적 다양성이 뚜렷한 도시의 특성이 있다(위키백과, 2011).

맨체스터는 2003년부터 지역사회 고령자의 삶의 질 향상을 위한 노력을 기울이기 위한 업무를 전담할 수 있는 싱크탱크인 "Manchester's Valuing Older People(VOP)" term을 구성하며, 지자체, 지역사회, 고령자가 모두 참여하고 노력하여 "나이 들어 더 살기 좋은 도시, 맨체스터" 건설을 위한 계획을 추진했다(City of Manchester, 2003).

WHO의 고령친화도시 프로젝트 발표 이후 기존의 프로그램에 WHO의 프로젝트를 접목시켜 발전시키고 있다(서울시복지재단, 2010a). 고령친화도시 실행계획에 포함된 주요원칙은 고령자의 건강이 사회적 결정요인으로 명시되고 시정의 주요한 결정에 고령자를 포함한 주요 파트너의 참여와 논의를 통하여 이루어져야 함을 제시하였다. 고령친화도시 구축을 위하여 고령자를 포함한 주요 파트너가 실질적인 주도하고 WHO의 원칙을 준수하되 맨체스터의 특성이 추가되었다. 제안된 개입의 비용분석이 실행이 포함되고 있다(City of Manchester, 2010).

2010년에는 고령자들이 함께 참여하는 파트너십 체계로 구축하고 향후 프로젝트의 방향성과 핵심 주체에 대한 집중적 논의와 워크숍을 진행하였다. 프로젝트 추진을 위한 주요 파트너는 맨체스터의회(Manchester City Council), 베스 존스 재단(The Beth Johnson Foundation), 그리고 키일대학교의 노년사회연구소(Center for Social Gerontology, Keele University)(서울시복지재단, 2010a) 등이다.

맨체스터의회(Manchester City Council)는 맨체스터시의 프로젝트 실행, 특히 VOP 프로그램을 통한 고령화 전략 수립이다. 베스 존스 재단(The Beth Johnson Foundation)은 노인들의 궁극적 지향점인 삶의 질 향상 위해 세대 간의 통합화에 대한 문제해결을 위한 구체적인 사업을 실행한다. 키일대학교의 노년사회연구소(Center for Social Gerontology, Keele University)는 고령화에 따른 연구 활동으로 다학제 간 연구진행, 도시고령화와 관련된 예상되는 문제점, 그리고 이를 해결하기 위한 프로젝트 계획수립과 가이드를 개발한다.

2010년 9~10월 영국 전역에 전문가 UN 직원 등 다양한 전문가가 모여 다양한 형태의 세미나와 전문가 모임 등을 통하여 많은 보고서가 시리즈로 출간되었다(고령자를 위한 고령문화 제공, 사회통합 디자인, 지역사회 세대통합, 도시고령화와 고립, 적극적인 노후). 또한 고령친화도시 컨퍼런스 주제가 도출되고 컨퍼런스가 개최되어 구조화된 결과가 도출된다(City of Manchester, 2010).

주요 사업영역으로는 디자인 사업추진, 고령고독과 외로움의 최소화, 대학의 교과과정에 노년학 과정(목)을 설강하고, 은퇴자들을 위한 준비 교육과정, 세대통합 실무가이드 및 교육 프로그램, 세대통합 프로그램 발전 및 개발, VOP 자체 온라인을 통한 다른 지역과의 정보교류와 경험을 공유하기가 추진되고 있다.

영국 맨체스터의 고령친화도시 추진과정은 비교적 민주적인 절차에 의해 전문가를 구성하고 전문가의 회의와 세미나 주제선정 등에 객관성을 유지하는데 역점을 두었으며 주요사업으로써 은퇴준비의 교과과정을 개발하고 세대 간의 통합 실무 가이드 및 교육 프로젝트를 개발한 점이 두드러지게 나타나고 있다.

5) 고령친화도시 선행연구의 시사점

일반적으로 국내외의 고령친화도시 추진사례가 주는 시사점은 몇 가지로 정리할 수 있는데 다음과 같은 내용을 포함하고 있다.

첫째 고령친화도시를 선택한 도시는 대형도시이거나 농촌을 중심으로 한 도시화가 진행되고 있는 거점이며, 인간의 성공적인 삶을 도전하는데 의미를 두고 도시환경에 맞게 적용하고 활용하는 연구가 진행되고 있다. 한국의 경우에는 서울특별시가 WHO에 고령친화도시를 공식적으로 선언 했으며 현재 부산광역시는 진행 중이다. 그리고 정읍시는 2015년도에 고령친화도시를 선언하고 어떻게 실천할 것인가에 대한 가이드라인 개발연구를 완성했다.

둘째 고령친화도시 선언의 의미는 고령자, 고령자의 배우자, 부양자 지역주민의 의견이 충분히 반영되는 주민 상향식 접근 방법이 시도되고 있는 점을 발견했다. 이러한 접근 방법은 전통적인 관료제의 행정시스템에서 벗어나 지역주민의 의견을 일차적으로 반영하는 것이 매우 중요하게 다루어져야함을 유의해야 한다.

셋째 지방자치단체장과 의회의 추진의도가 중점적으로 반영되는 정치적인 속성이 강하게 나타나고 있다. 이러한 지방자치제의 노력은 1차적으로 주민의 사회복지욕구 조사에 기반 한 것이며 노인복지 정책실현 의지가 구체적으로 표현되고 있음을 반영한 것이다.

넷째 NPO / NGO 자원봉사 단체 그리고 인접대학과의 파트너십 연구를 통하여 기초적이고 포괄적인 접근방법을 활용하고 있다. 이러한 노력은 지역사회의 공식적 비공식적 자원체계의 구축이 고령친화도시 형성에 필수적 과정임을 인식하기 때문이다.

다섯째 모든 도시의 공통적인 특성은 고령자의 정치적·사회적 참여를 활성화하기 위한 사회 통합적 접근방법이 적용되고 있음을 발견하게 되었다.

여섯째 사업주체는 지방자치제가 중심이 되고 있으며, 세부 실행계획이나 우선순위 정책결정은 민간단체와의 유기적 관계에서 핵심과제가 선정되고 있음을 발견했다.

일곱째 중앙정부와 지자체의 중장기 계획과 연계하고 협조할 수 있는 지속가능한 시스템을 구축하고 있음을 확인하게 되었다.

여덟째 고령친화도시 분야와 관련된 환경은 새로운 영역을 만들어 제시하기보다는 기존의 환경을 보다 바람직한 방향으로 재생시키고자 하는 노력을 확인할 수 있다. 마지막으로 고령친화도시 선언은 생애 맞춤형의 토대를 포함하여 모든 세대를 아우르는 시민전체가 참여자인 동시에 수혜자임을 강조하고 있다.

이러한 선행연구에도 불구하고 아직도 고령친화도시 추진의 한계는 WHO가 권고한 사업의 틀을 크게 벗어나지 못하고 있다. 때문에 향후 연구들의 주안점은 지역적 특성을 종합적이고 밀도 있게 고려한 연구들이 필요하다.

3. WHO AFC와 지역복지실천연구(정읍시를 중심으로)

1) 정읍시 노인문제와 WHO AFC 선언배경

정읍시는 전라북도 서남부에 위치한 도·농 복합도시로써 전주와 광주의 중간지점에 위치하고 있다. 호남 서해안 지방을 연결하는 교통의 요지이며 문화와 예술 종교의 전통적인 도시이며 전봉준의 동학혁명의 산실이다. 정읍의 지리적 특성은 서남해안과 동북내륙 형의 중간형으로 구분될 수 있으나 서해안 형에 가까운 지형이며 겨울철에는 노령산맥이 병풍처럼 경계를 두고 있어 눈비가 많은 지역으로 알려져 있다.

정읍시의 행정구역은 신태인읍을 중심으로 1읍 14면 8동으로 구성되어 있다. 지역의 면적은 총 692.78㎢로 전라북도 내 6개 시 중 두 번째이며 인구는 122,935명으로 ㎢당 인구밀도는 177.5명이다. 전체 인구 중 노인인구 비율은 2015년 말 현재 22.91%이다.

정읍시의 사회문화적 특성으로 유명한 내장산의 관광산업단지이며 지역을 중심으로 문화와 예술 도시로써 내장사는 호남의 유명한 불교의 터전으로 계절 따라 관광객이 줄을 잇고 있다. 그러나 주로 생활터전이 농업에 기초하고 있고 대기업은 몇몇의 중소기업 외에 재정적인 기반이 되는 대형 기업은 없음으로 지방재정이 부족하여 중앙정부의 지원 없이는 대형 사업을 전개하기가 매우 힘든 상황이다. 이러한 사회문화적 특성에서 노인인구의 대량증가는 빈곤의 악순환이 거듭되고 있으며 지역주민들 대다수가 어르신 부양책임을 감수해야 하는 어려움을 겪고 있다. 이러한 상황을 고려해 볼 때 WHO에서 권유한 『생애 맞춤형 도시, WHO AFC 조성』을 위한 실행계획은 정읍시에 국한되지 않고 한국의 도농복합시의 노인복지정책에 영향을 미칠 것으로 인식된다.

고령친화도시 선언은 단순히 어르신의 삶의 질 향상은 물론 지역주민 전체의 삶의 질 향상을 어떻게 접근할 것인가에 관한 종합적 연구가 요구되고 있는 상황이다. 최근 정읍시를 중심으로 생애맞춤형 사회복지상담기관은 영유아 시설, 드림스타트 프로그램, 청소년상담복지센터, 보호관찰소, 건강가정지원센터, 장애인가족지원센터, 다문화가족지원센터, 탈북자가족지원센터, 아동학대 상담기관, 성폭력 상담소, 가정폭력 상담소, 가정법률상담소, 노인보호전문기관 등 다양한 사회복지 상담 서비스 기관들이 주민의 전인적 돌봄에 전문적 프로그램을 제공하고 있다.

이러한 포괄적인 사회복지상담 서비스는 어느 지방자치제나 보편적으로 서비스를 제공하고 있으나 노인문제의 심각성을 올바르게 진단하고 장단기적인 대책을 세우는 것은 미흡한 현실이다. 예를 들어 80세 어르신들을 기준으로 WHO 통계에 의하면 치매환자 발병률은 10% 내외로 보고 있으나 우리나라의 어르신들은 장기요양보험제도 혜택자 중 30% 이상이 치매환자로 요양보호 서비스를 받고 있다.

한국의 어르신들 대부분은 농경문화와 산업사회 그리고 정보화 디지털 문명을 동시에 경험하면서 그들의 삶보다는 가족과 사회를 위하여 헌신한 세대로써 노년기의 삶은 보장받지 못하고 있는 것이도·농 복합시의 어르신들의 삶의 형태이다. 가장 심각한 문제로써 절대적인 빈곤층 노인과 독거노인 빈곤의 악순환에 의한 질병, 불안, 자살 노인들의 증가현상은 OECD 국가 중 1~2위 순위 안에 있다.

또한 세대 간의 갈등으로 베이비부머 세대와 청장년세대는 노인 부양책임을 사회보장제도에 의존하는 추세이므로 어르신들의 전인적 케어가 사실상 불가능하다. 이러한 관점에서 WHO에서 권유한 AFC의 선언은 그 기본 구조를 보건의료-평생교육(평생학습도시)-문화예술-관광산업을 중심으로 창의적인 발전 모형을 구축할 필요가 있다.

2015년 정읍시에서 고령친화 도시선언 이후 가이드 개발을 위하여 연구된 내용을 중심으로 주목해야 할 시사점을 요약하면 다음과 같은 특성을 고려해야 한다.

첫째 고령친화도시 영역의 구축은 모든 시민을 대상으로 하는 공공 정책적 기초가 전제되어야 하며 도시의 재생계획과 사회인식의 전환을 기본으로 삼아야 한다.

둘째 고령친화도시 추진 사업은 상향식과 하향식 접근이 동시에 고려되면서 추진되어야 하며 관주도형 접근과 민간주도형 접근이 균형을 유지하면서 상호 보완적 시스템이 구축되어야 할 것이다.

셋째 세계의 유명도시와 서울특별시, 일본의 아카타시에서 선언한 포괄적이고 전반적인 연구 영역을 있는 그대로 응용하는 것 보다는 정읍의 사회문화적 특성을 충분히 반영한 특성화 된 프로그램개발이 이 사업의 성패를 좌우시킨다는 전제를 명심해야 한다.

넷째 이 사업의 직접 참여하는 모든 공공기관의 공무원은 단순히 고령친화도시의 선언의 의미보다는 각자의 입장에서 자기가 수행하고 있는 업무가 고령친화도시의 성공에 어떻게 연계되는지를 고안하고 연구할 수 있는 학습 분위기를 구축할 필요가 있다. 이러한 프로그램을 성공적으로 수행하기 위해서는 평생학습 도시 선언의 실제적인 의미와 전문가 집단의 충분한 논의 과정에 의하여 공동 연구되어야 할 것이다.

다섯째 고령친화도시 선언은 엄밀한 의미에서 지역사회복지영역이다. 한국의 지역사회복지모형은 선진복지국가에서 경험하지 못한 한국특유의 지역복지모형으로써 민간 지역복지전문가들의 창의적인 사회복지실천기법과 사례관리기법 사회복지 프로그램 개발 및 평가 기법을 적용하여 외부 기업체나 종교단체와 연계하여 고령친화 도시 안착을 위한 프로그램개발이 선행되어야 할 것이다.

여섯째 고령친화도시 프로젝트는 하드웨어 보다 소프트웨어 중심으로 개발되어야 하며 주민들의 기초적인 삶과 그들의 심리적 환경을 고려하여 물리적 환경은 물론 의식의 변화를 유도하는 것이 장기적인 측면에서 효과를 기대할 수 있다.

일곱 번째 정읍시는 지역사회복지모형 중 저개발 국가의 지역사회개발모형 단계는 이미 학습했으며 사회행동모형이나 사회계획모델을 시민과 공공 구성원들의 공동 작업으로 새롭게 구축할 필요가 있다. 끝으로 한국은 비교적 교통문화가 잘 구축되어 있는 것이 긍정적인 요인이다. 고령인구가 쉽게 이동하고 문화예술을 경험하며 의료보건의 질적 서비스를 제공받고 다양한 노인복지서비스가 가능한 노인복지관서비스, 재가노인복지센터, 노인요양센터, 노인 장기요양 보험기관, 노인 장기요양 보험서비스, 경로당의 레저서비스가 가능한 것은 한국 지역사회가 소유하고 있는 좋은 자원으로 평가할 수 있다.

이러한 점을 감안해 볼 때 정읍시의 고령친화도시 선언은 이미 구축되어 있는 사회복지기반위에 부차적으로 실행되는 사업이므로 단순히 노인중심적인 사업보다 시민의 전체적인 삶의 질 향상에 역점을 두는 것이 바람직할 것으로 사료된다.

2) 정읍시 고령친화도시 연구의 필요성

세계적인 인구 고령화와 함께 도시의 고령화가 심각한 문제로 대두되고 있다. 전 세계적으로 도시지역이 점점 증가하고 고령화가 진행됨에 따라 2030년까지 노인 5명 중 3명은 도시에 살게 될 것이며, 2050년이 되면 현재보다 두 배 이상의 노인인구가 도시에 거주할 것으로 예상된다. 우리나라의 경우 고령화는 여러 도시의 인구가 늘어나는 현상과 맞물려 나타나는 현상이기도 하지만, 특히 15%에 이르는 베이비부머세대(1955~1963년생)가 65세 이상 고령층에 진입하면서 본격화될 것으로 보인다. 이들 세대의 경우 우리나라에서 본격적인 경제개발과 농촌해체로 도시 거주가 보편화되던 시기에 성인기 이후의 삶을 살았다는 점을 고려할 때 도시 고령화는 더욱 급격하게 진행될 전망이다(최희경, 2016).

더불어 한국의 현대화 과정에서 특징적인 사회 현상은 전통적인 농경사회에서 급진적인 산업화를 경험했고 정보중심의 디지털 사회로 급속하게 진입하였다는 점이다. 이러한 과정에서 제기된 사회문제는 저출산과 고령화, 가족 구조의 변화와 가족해체의 급진전 등으로 관계의 손상과 이에 따른 심리적 어려움으로 발생하는 가족폭력, 성폭력, 노인학대 등의 사회적 문제를 야기 시키고 있다. 현대사회에서 발생하고 있는 이러한 문제들은 그 해결방안을 지역사회 중심적 관점에서 연구해야 할 과제로 등장하였다.

최근 이러한 문제의 심각성을 연구하기 위한 지방 정부의 역량은 지방정부와 지방정부를 구성하는 공직자의 역량을 가리키며 지방정부의 외부 역량은 시민과 시민단체를 포함하는 지역사회 역량과 지역의 사회경제적 조건을 의미한다(이승종, 2008; 16-17). 다시 말해서 지역사회의 변화는 지방자치제의 안정적 운영과 시민의 자발적 참여 없이는 시대의 적합한 변화는 기대할 수 없다. 이러한 관점에서 최근 지역사회의 문제를 지역에서 발견하고 그 문제의 심각성을 연구하는 것이 지방자치제의 성숙된 모습이다.

정읍시는 2006년 평생학습도시로 선정되었고 도·농 복합도시로써 65세 이상 고령자가 전체 인구 119,291명 중 27,327명으로 전체 인구의 22.91%(정읍시청, 2015)로 빈곤, 질병, 돌봄 시스템의 문제 등 노인문제 심각성 대두되면서 초고령 사회로 진입하게 되었다.

송운용 등(2013)은 정읍시의 의뢰에 따라 노인복지에 관한 전반적인 연구를 진행하였다. 그 연구

내용은 소득 및 근로활동 지원, 수발영역, 의료서비스 영역, 사회복지시설 이용에 관한 연구, 이동권 보장에 관한 연구 등을 통하여 집약된 내용은 다음과 같다.

정읍시는 이미 2012년부터 노인인구가 전체 인구에 비해 20% 이상에 접어들었고 우리지역 노인들의 경우 노후준비에 민감하지 못하였으며 경제적 빈곤과 질병, 돌봄 체계의 열악함 등이 보고되었다(송운용 2013: 61).

이에 따라 정읍시는 도·농 복합도시의 장·단기적인 노인문제의 심각성이 대두되고 있음으로 그에 대한 대안으로 2015년 고령친화도시 선언을 하게 되었다. 또한 최근 세계보건기구에서 권유한 AFC(Age-Friendly Cities, 2005) 모델은 초고령 사회가 지역복지중심에서 생애맞춤형 복지를 어떻게 구축하느냐 하는 것이 중요한 과제로 등장하게 되었다.

정읍시 의회와 지역지도자들은 이러한 본질적 문제를 해결하기 위하여 세계보건기구에서 권유한 AFC를 선언(2015)하고 『생애맞춤형 도시, WHO AFC 조성』 가이드 개발(성결대·정읍시, 2016)을 수행 했으며 그 주요 영역을 8개 영역으로 선정하였다. 생애맞춤형 도시 연구는 그 대상이 노인이지만 실제로는 노인을 부양하는 노인세대가족, 지역사회주민, 지역사회환경의 총체적인 계획이 요구되고 있다.

송운용(2016) 등은 6개월에 걸친 정읍시 『생애맞춤형 WHO AFC 가이드 개발』 연구용역에 참여하면서 8개 영역(도시환경, 교통, 주거 및 주택, 사회참여, 인권존중 및 사회통합, 시민 참여 및 고용, 의사소통 및 정보 제공, 지역 지원 및 보건 복지)에 노인 뿐 만이 아니라 지역사회 주민 전체를 대상으로 한 지역사회복지 모형을 연구할 필요성 인식하였다. 이를 토대로 WHO AFC생애맞춤형 도시에서 선택한 8가지 영역을 중심으로 다음과 같은 물음에 부응하였다.

첫째 고령친화도시 선언과정에서 발견한 지역사회주민들의 삶의 질을 향상시키기 위한 방법은 무엇인가? 둘째 지역사회주민들이 공통적으로 느끼는 사회복지 욕구와 주요 이슈는 무엇인가? 셋째 정읍시 지역사회복지실천 모델을 구축하기 위한 주요 접근방법과 대책은 무엇인가? 에 대한 지역사회 중심의 사회복지실천 모형을 제시하는데 이 연구의 내용과 목적이 있다.

3) 지역복지실천 모형의 방법 및 설계

(1) 연구방법: 문화기술지, 민속지학 연구

문화기술지(ethnography)는 문화를 기술하는 연구 방법이며 하나의 문화 또는 사회집단이나 체계에 대한 기술과 해석에 초점을 두고 현지인의 관점에서 또 다른 삶의 방식을 이해하는 것을 목표로 한다(Spradley, 1980).

이 연구방법은 연구자의 경험을 토대로 문화기술지의 절차들은 문화 공유집단(culture-sharing group)이나 특정 관찰 대상에 대한 자세한 기술, 연구자의 주제 또는 관점들에 의한 분석, 분석의 의미와 사회생활에 대한 일반화를 위한 해석을 필요로 한다(Wolcott, 1994).

송운용(2017)이 선택한 연구방법은 지역공동체에서 자연스럽게 일어나고 있는 문화적 현상과 지역사회 주민들의 삶의 형태를 규명하기 위해 밴매넌(Van Maanen; 1988)의 문화기술지 연구방법을 선택했다.

일반적으로 문화기술지에는 고해적 문화기술지, 생애사, 자기문화 기술지, 페미니스트 문화기술지, 문화 기술적 소설 사진과 비디오, 전자미디어에서 발견되는 시각적 문화기술지 등 많은 유형이 있다(Dengin 1989a; Lecompet, Millroy, &Pressle, 1992;Pink, 2001;Van Maanen, 1988).

또한 본 연구에서는 초고령 사회로 진입한 도농복합도시인 정읍시의 지역적 특성과 욕구를 분석하고 이에 맞는 지역사회복지모형을 구축하기 위해 현장의 관찰과 접촉을 강조하는 민속지학 연구방법을 적용하였다.

민속지학(ethnography)은 연구자가 연구 대상자의 삶의 현장 속으로 들어가 그들과 함께 직접 접촉하며 생활하면서 관찰과 접촉을 통해 특정한 문화에서의 구체적인 활동을 경험하면서 연구하는 것을 말한다. 그리고 이러한 경험과 관찰을 통해 그 사회를 구성하는 사회적 규범과 생활패턴에 대해 구체적이고 밀착해서 묘사하거나 면담, 집단토론, 자기 보고서 등을 통해 조사 대상자가 직접 자연스럽게 기술한 자기 이야기를 만들어 내는 연구방법이다. 즉 현지인의 관점을 가지고 연구하고자 하는 시도로서 현상의 다양한 측면의 연관관계에 대한 맥락적 이해를 하고자 한다. 때문에 연구자 자신의 삶과 그 지역사회의 현상과 문화를 기술해 나가는 작업이다(남궁윤선, 1999).

(2) 연구 설계

연구를 위한 설계는 『생애 맞춤형도시, WHO AFC 조성』 가이드개발 연구에서 8개 영역으로 결정된 내용을 중심으로 사회복지상담 기법을 원용하여 지역사회중심의 사회복지실천 모형을 제시하였다. 그러므로 실제 8개 영역에서 제시된 내용을 지역사회복지 관점에서 해석하고자 사회복지상담 전문가인 허버트(Herbert, 1990)가 제시한 연구 분석틀에 기초하여 연구 단계와 연구 과정을 임의로 재구성하였다.

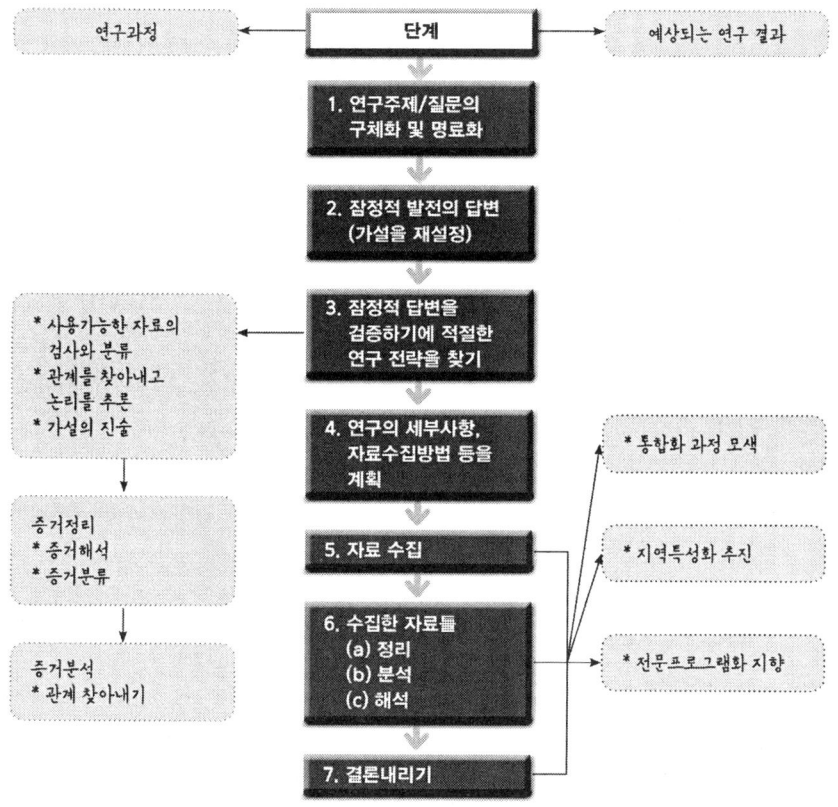

[그림 2] 지역사회복지 실천모형 구축을 위한 연구 흐름도

본 연구는 『생애 맞춤형도시, WHO AFC 조성』 가이드개발 연구에서 8개 영역으로 결정된 내용을 중심으로 지역사회중심의 사회복지실천모형을 구축하기 위해 새로운 연구 설계의 틀을 구성하고 사회복지실천 모형을 논의하여 연구결과를 도출하는 과정을 응용했다.

4) 지역복지실천 모형의 연구결과 및 제언

(1) 연구결과

연구결과의 핵심은 정읍시 『생애맞춤형 도시 WHO AFC 조성』 가이드 개발 연구에서 출발하였다. 연구 기간은 6개월 동안 총 30명의 연구원이 참여한 질적·양적 연구를 통하여 가이드라인이 완성되었다. 이 과정에서 제시된 8개 영역의 핵심적 과제를 지역사회복지 실천 관점에서 모형을 제시하고자 사회복지전문가들과의 참여연구를 통해 이루어졌다. 연구방법은 댄진(Denzin, 1989)의 현장 체험을 중시하는 문화기술지 기법을 통하여 연구된 현상학적 접근이었다.

연구자는 지역대학의 사회복지학과 교수와 사회복지협의회 회장 등을 역임하면서 정읍시의 관계 부서와 민간사회복지기관에서 일어나고 있는 제반 현상들을 직접·간접으로 체험했으며 그 내용들을 관계전문가들과 논의과정을 통해서 객관적인 관점에서 지역사회복지 실천모형을 제시하고자 한다.

특히 지역사회복지 실천모형을 구축하기 위해 WHO AFC에서 정한 가이드라인을 기초로 16명의 전문가 그룹의 의견을 토대로 내러티브 상담기법을 적용했다. 이 그룹의 전문가들을 소개하면 고령친화사업 관계공무원 7명, 지역사회 전문가 3명, 사회복지 기관 책임자 및 전문가 6명을 대상으로 내러티브 상담기법을 적용했다.

주로 관찰과 면접을 활용했지만, 현장에서 오랜 시간을 보내면서 다른 자료원들을 수집했고 영역별 문화 공유 집단이 생활하는 방식을 기술하는데 초점을 맞추었다. 연구의 객관성과 신뢰성을 확보하기 위해 공통된 의견을 기술하는데 역점을 두었으며, 특수한 영역의 의견 제시자는 관계이론과 전문가들의 소그룹회의를 통하여 사실에 기초한 사건들을 중심으로 기술되었다.

연구 참여자들의 공통된 의견은 지역사회중심의 복지모형을 구축하기 위한 3가지의 공통된 키워드가 도출되었다. 그 내용은 지역사회복지 모형을 구축하기 위해서 중점적으로 추진해야 할 내용으로 통합화-특성화-전문화로 의견이 일치되었다. 그 내용을 중심으로 연구요약과 제언을 제시하면 다음과 같다.

첫째 정읍시를 중심으로 한 WHO AFC 가이드라인 개발의 연구 초점은 노인들 삶의 전체적인 문제를 지역사회수준에서 진단하고 그들의 삶과 주민전체의 삶을 균형 있게 발전시키는데 의미가 있음을 발견했다.

둘째 지역사회욕구조사에서 나타난 노인복지연구의 시사점은 어르신들의 대다수가 경제적 빈곤, 만성적 질병, 여가생활의 불충분, 체계적인 돌봄이 열악함으로 이에 대한 지역사회중심의 노인복지 실천 모델을 제시할 필요성을 절감했다. 이러한 문제는 가족복지 융합적 관점과 지역사회의 종합적이고 균형적인 사회복지 전문적 서비스 프로그램이 개발되어야 하고 지방정부와 중앙정부의 제도적 개선이 요구되고 있음을 발견하게 되었다.

셋째 지역사회복지실천모델을 현실적으로 구축하기 위해서는 다음과 같은 3가지의 과제와 지역사회 중심의 모형 개발이 단계적으로 추진할 필요가 있다.

① 지역사회복지의 통합화

과거 사회복지실천 방법은 그 대상자를 문제가 있거나 질병중인 사람으로 규정하고 인간의 심리사회 영역에 초점을 둔 질병모델(disease model)을 적용했다. 그러나 최근에는 사회체계이론이 대두되면서 사회복지실천 영역에서는 그 대상자를 생활상의 부적응에서 오는 생활모델(life model)을 선택하면서 연구의 영역을 인간의 사회적 기능상의 상호작용에 관심을 갖게 되었다.

이러한 흐름 속에서 지역사회복지 영역도 개인, 집단(가족), 지역사회의 공통점을 찾고 그에 맞는 통합적 접근 방법을 시도하였다. 통합사회복지 전문가인 핀커스와 미나한(Pincus & Minnahan,

1973)이 사회사업실천 방법과 과정을 통합해야 한다는 이론과 실천과정을 제안하였다.

이에 근거하여 사회복지 실천기술, 사례관리 기법, 지역복지 실천 기법의 이론과 실천 과정을 이용자의 개인, 집단(가족), 지역사회에 공통적으로 통합하는 방안을 제안하게 되었다. 그리고 지방자치제가 실시되면서 지역사회에 기초한 사회복지 계획과 실천을 개발하면서 공공지역사회복지 체계의 핵심이 되는 재정, 행정, 인사를 통합할 필요성을 절감했다.

또한 지역사회에 기반을 둔 다양한 사회복지 기관들의 운영 면에서 유사한 서비스를 제공하는 사회복지 기관의 전문적 경영을 통합화해야할 필요성을 전문가들이 인식하게 되었다.

② 지역사회복지의 단계적 특성화 추진

정읍은 도농복합도시로서 관광과 문화 예술이 겸비된 전통적인 애향문화 중심의 도시이다. 지역사회주민들은 공동체 의식이 강하며, 특히 동학농민혁명 운동정신이 내재되어 있음으로 사회개혁 정신이 행동으로 나타나고 있다. 그리고 지역 지도자는 민주적 리더십이 강함으로 지역 주민의 의견을 잘 반영되고 있어 고령친화도시를 선도적으로 연구하게 된 계기가 되었다.

선진국의 지역사회복지 조직사업의 선도적 역할을 한 로스만(Rosman, 1974)이 제시한 지역사회조직 특성화를 위한 세 가지 유형을 보면 ① 지역사회 개발사업(locality development) - ② 사회계획(social planing) - ③ 사회행동(social action)을 들고 12가지의 실천 변수에 따라 논술하고 있다. 정읍시는 이미 지역사회개발사업을 경험했으며 사회계획이 구체적으로 진행되었다. 현 상황에서는 지역주민의 민주시민정신으로 자발적인 참여에 의해 사회행동 모형을 개발하는 단계에 이르렀다.

로스만의 사회행동 이론은 지역 내 소외계층의 주민들이 사회적 정의와 민주적 인식 속에서 보다 많은 자원과 더 나은 복지 서비스를 요구하는 행동을 뜻한다. 지역사회와 함께하는 사회복지사는 지역사회의 현실(보건, 복지, 일, 교육 등)을 변화시키고자 노력한다. 또한 사회복지사는 지역 내 권력과 자원들에 대해 분배적 입장과 근본적 변화를 지향한다.

예를 들면 늘어나는 다문화 인구에 대한 권리를 회복하는 일, 아동과 여성의 권리 찾기, 농민들의 농산물 제값받기운동 등이 그것이다. 지역사회복지 특성화 추진을 위한 선행조건으로 사회개혁 정신의 함양, 민주시민의 자발적 참여, 자주적인 리더십의 융합에 의해 특성화 사업이 단계적으로 진행 되어야 한다.

③ 지역사회복지의 프로그램 전문화 방안

세계보건기구(WHO)에서 제시한 고령친화도시 선언의 8대 영역에 기초하여 지역사회복지의 실천모델을 구축하는 것이 연구의 기본적 목적이다. 최근 사회복지프로그램의 전문화는 사회복지 영역별, 기관별, 지역별로 프로그램을 계획 - 실천 - 평가 과정을 거쳐 이용자 중심의 프로그램을 통해 전문적 서비스를 제공하고 있다.

정읍시의 고령친화도시 선언의 의미는 초 고령화되는 지역사회 인구학적 특성을 고려하여 설정된 핵심 사업이다. 이 사업이 성공적으로 안착되기 위해서는 사회복지 중요 영역인 아동-여성-청소년-장애인 등을 대상으로 하는 프로그램이 연계되고 개발하여 전문화가 추진되어야 한다. 이 프로그램의 핵심적 의미는 생애 주기별 맞춤형 서비스로 모든 주민의 삶의 질 향상과 가치에 의미를 부여하는 융합복지 모형으로 안착될 수 있다.

5) 지역복지실천에 따른 함의 및 제언

본 연구에서는 초고령사회에 진입한 정읍시의 고령친화도시 선언과정에서 발견한 지역사회의 특성과 욕구를 면밀히 분석하여 전문화, 특성화, 통합화를 중심으로 하는 지역사회복지실천모형을 개발하였다. 본 연구를 통해서 얻을 수 있었던 이론적·실천적·정책적 함의는 다음과 같다.

(1) 이론적 함의

첫째 정읍시의 WHO AFC 가이드 개발과 실행과제 정책보고서에서 제시한 8대 영역에 대해 지역사회복지적 관점에서 재 조명해보는 것에 기여했다. 앞서 언급한 정책보고서는 실증적이고 욕구 중심적 관점에서 제시된 내용이라 한다면 본 연구에서는 이들 욕구와 실증적 현상에 대해 사람중심과 환경중심의 생태학적 근거와 당위성 그리고 시스템을 보완해야한다는 것을 제시했다.

둘째 본 연구를 통해 지역사회복지모형 개발 연구의 필요성을 부각시켰다는 점이다. 우리나라 지역사회복지실천은 외국의 지역사회복지실천모형을 모델삼아 적용된 경우가 대부분이다. 이는 지역사회복지실천의 한계의 노출 뿐 아니라 지역사회복지실천모형 개발 연구의 필요성이 제기되었지만 실질적으로 지역사회복지모형 개발에 대한 연구는 거의 이루어지지 않고 있는 실정이다.

본 연구에서는 정읍시 고령친화도시 선언과정에서 발견된 지역사회의 특성과 욕구들을 면밀히 검토하고 지역사회특성에 맞는 지역사회복지실천모형을 제시하였다. 이는 초고령 시대에 진입하여 정읍시와 유사한 특성과 욕구를 갖는 지역사회의 복지모형개발에 유용한 개념으로 사용할 수 있다. 초고령 사회에 맞는 지역사회 대비전략을 위해서도 중요한 개념이라 할 수 있다.

(2) 실천적 함의

본 연구에서는 정읍시의 고령친화도시 선언 과정에서 지역사회의 특성 및 복지실태를 발견하고 이를 분석함을 통해 지역사회복지모형을 구축하였다. 본 연구에서 제시한 지역사회복지모형은 전문화, 특성화, 통합화의 세 가지 축이 제안되었다. 이를 통해 사회복지실천가들에게 정읍시의 지역사회특성을 조망할 수 있는 프레임이 제시되었다. 더불어 지역사회복지실천의 지침이 되는 지역사회복지실천모형을 제시하여 지역사회복지실천의 지침을 마련하였다.

정읍시와 같은 도·농 복합도시는 인구의 증가가 미약하고 지방자치단체의 재정자립도는 약한 편이다. 지역사회가 앉고 있는 기본적인 문제와 더불어 초고령 사회의 진입은 생산인구의 감소 뿐 아니라 노인 빈곤 및 노인 부양의 문제 등 복합적인 문제들을 야기한다. 다시 말하여 지역사회 주민의 삶의 질은 위기에 처할 수 있고 이에 대한 대응책 마련이 시급함을 의미한다.

특히, 지역사회복지 실천가들은 부족한 자원으로 지역사회주민에게 복지서비스를 제공해야 하는 과제에 직면하게 된다. 이러한 과제를 해결하기 위해 지역사회의 특성 및 욕구의 분석은 필수불가결한 사안이 된다.

본 연구에서는 이러한 시대적 요구에 부응하여 정읍시 고령친화도시 선언과정에서 발견한 지역사회의 특성 및 욕구를 분석함과 동시에 지역사회 복지 전문가들에게 지역사회복지실천의 대안을 물어 이에 대한 해답을 구하고자 하였다. 그 결과 전문화, 특성화, 통합화를 중심으로 하는 지역사회복지실천 모형을 개발하였다. 이는 초고령사회로 진입하여 부족한 자원으로 지역주민의 삶의 질을 제고해야 하는 복지 실천가들에게 실천의 유용한 지침을 마련하였다는데 의미가 있다. 뿐만 아니라 우리지역과 유사한 도시 즉 고령화가 사회적인 화두가 될 수밖에 없는 도시에서는 현장 전문가들에게 응용될 수 있는 디딤돌이 될 수 있을 것이다.

(3) 정책적 함의

본 연구에서 제시한 정책적 함의는 다음과 같다. 첫째 유사한 환경에 직면해있는 지방자치단체들에게 고령친화도시 추진에 따른 정책적 근거를 제시하는데 기여했다. 둘째 지역사회복지의 통합화, 특성화, 전문화의 필요성에 대한 정부 및 지방자치단체의 정책 마련 필요성을 환기하였다. 셋째 지역사회 특성에 맞는 지역사회복지모형을 제시함으로써 지역사회 특성을 진단하고 이에 맞는 지방자치단체의 자체 복지정책개발을 위한 촉매제가 되었다는 것에 의미가 있다.

이 연구는 WHO AFC 가이드 개발을 통해 지역사회중심의 사회복지 모형을 구축하기 위한 실증적 연구이다. 연구결과에서 도출된 주요관점은 지역사회중심의 사회복지 통합화, 특성화, 전문화의 필요성을 절감했고 그 내용들을 중심으로 논의했다.

끝으로 제언코자하는 것은 지역사회중심의 사회복지실천 모형과 고령친화 사업의 안정적 안착을 위해서는 평생교육-지역사회복지-관광산업-문화예술-보건의료사업 등의 5개 영역이 서로 유기적인 네트워을 형성하고 상호의견을 교환하면서 융합할 수 있는 체계를 구축하여 민·관이 지속적으로 실천 가능한 사업부터 시행해야 한다. 이 과정 속에서 전문가의 평가 과정을 거쳐 정읍지역에 적합한 복지모델을 구축하는 것이 타당하다. 마지막으로 고령화는 거의 모든 도시에서 고민해야 할 주요 화두이기 때문에 중앙정부의 책임하에 지방정부를 지원하여 지역복지의 전체 실천체계가 연계·협력하여 지역특성을 면밀히 고려하여 추진되어야 한다.

【제1장 참고문헌】

* 김정휘 역. (1992), 노인심리학, 도서출판 성원사.
* 김교헌 역. (2012), 성격심리학, 학지사
* 구종회 외 (2004), 선진국의 케어복지실천론, 신흥메드싸이언스.
* 권중돈. (2007), 노인복지론, 학지사.
* 국가인권위원회. (2009), 노인분야, 인권교육교재.
* 박광준. (2004), 고령사회의 노인복지정책, 학현사
* 최성재. 장인협. (2010), 노인복지학, 서울대학교출판부.
* 이훈구 역. (1987), 성격심리학, 법문사.
* 이호선. (2006), 노인상담, 학지사.
* 윤희숙 편. (2010), 노인장기요양보험의 현황과 과제, KDI.
* 이미진. (2010), 노인장기요양보장제도 10년, 진단과 개혁과제, 복지동향.
* 송양민. (2014), 성공적인 노후 설계 자료집.
* 정명숙 옮김. (2007), 사회복지와 심리학, 시그마프레스.
* 장재혁 외 11인 공저. (2010), 노인장기보험의 이해, 도서출판 들샘.
* 교보생명. 시니어파트너즈 공저. (2010), 대한민국 시니어 리포트.
* 보건복지부. (2014), 노인돌봄 기본 서비스 기본 교육

【제4장 참고문헌】

- 요양보호사 직무교육교재, 국민건강보험(2017)
- 요양보호사 표준교재, 보건복지가족부(2008)
- 노인복지기관 업무향상, 경희직업전문학교2018)
- 노인 돌봄스킬직무, 경희직업전문학교(2016)
- 2018 장기요양기관 급여제공, 경희직업전문학교(2017)
- 박화상, '한국노인복지론'. 학지사(2002)
- 이인수, '노인복지론', 양서원(2000)
- 호태석 · 황정혜. '노인복지' 갈릴리(2004)
- 기본직무지침 교재. 청담 빛 교육센터(2018)
- 케어포 자료집(2018)
- 직무교육 교재 PPT.도서출판, 들샘(2018)
- 직무교육 자료(1). 노인천국 사랑의 집(2018)

- 직무교육 자료(2). 노인천국 소망의 집(2018)
- 응급상황 대응지침(시나리오). 노인천국 소망요양원(2018)

【부록 참고문헌 1】

- 강은나, 박세경, 배혜원, 이민홍, 박은정, 오세웅, 홍이진(2014). 초저출산·초고령사회의 위험과 대응전략: 초고령사회와 노인복지서비스. 서울: 한국보건사회연구원.
- 고령자통계(2016). 통계청.
- 김경혜, 김선자, 노은이(2010). 초고령 사회 서울의 변화전망과 정책과제. 서울: 서울연구원.
- 김양명, 오석연(2008). 고령화 사회와 노인문제와 교육, 노동, 복지 연계정책. 복지상담학연구, 3(1): 1-23.
- 김훈, 김근식(2011). 고령화와 그 해결책으로서의 사회보장. 한국자치행정학보, 25(1): 255-279.
- 백순만(2013). 고령화 사회에 대처하는 노인목회 방안. 삼육대학교 대학원 신학과 석사학위논문.
- 윤가현(2013). 고령 사회와 초고령 사회의 대응방안: 고령자를 위한 의무교육제도. 한국노년학연구, 22, 159-186.
- 정순둘·최혜지(2012). 노후불안과 고령화 사회에 대한 불안. 정신보건과 사회사업, 40(2), 91-116.
- 정순둘, 박현주, 김보경(2011). 고령화 사회에 관한 인식과 대책: 신문기사를 통해 본 동향 분석. 한국사회복지학, 63(4), 203-224.
- 최인호(2016). 저출산·고령사회에 대응한 도시정책 연구. 한국지적정보학회지, 18(2), 143-156.
- 최재헌, 윤현위(2012). 한국 인구고령화의 지역적 전개 양상. 대한지리학회지, 47(3), 359-374.

【부록 참고문헌 2】

- 김선자(2010). 서울의 고령친화도시 추진전략. SDI정책리포트.
- 김수영, 이재정, 오찬옥(2016a). 고령자가 인지하는 생활환경의 고령친화정도: 부산광역시 물리적 환경을 중심으로. 디자인융복합연구, 15(2), 203-222.
- 김수영, 배용준, 오찬옥(2016b). 고령자가 인지하는 지역환경의 고령친화정도: 일본 나가사키 지역의 물리적 환경을 중심으로. 디자인융복합연구, 15(5), 199-212.
- 남성진(2014). 고령친화산업 클러스터의 구축에 관한 연구 : 지역사회복지 네트워크의 연관성을 중심으로. 대한정치학회보, 22(1), 155-175.
- 도리안 불락(2011). 뉴욕의 고령친화도시 구축사례. 제6회 서울노년학 국제학술 심포지움
- 서울시복지재단(2010a). WHO 세계고령친화도시 네트워크 가입 전략. 서울: 서울복지재단.

- 서울시복지재단(2010b). 고령친화도시 가이드라인 개발연구. 서울: 서울복지재단.
- 서울시복지재단(2010c). 고령친화도시 기반조성연구. 서울: 서울복지재단.
- 서울시복지재단(2010d). 서울시 고령친화도시 가이드라인. 서울: 공동연구진 제3차 회의자료.
- 이상철, 박영란(2016). 고령친화환경 요인들이 삶의 만족 및 노화불안에 미치는 영향에 대한 연령집단별 비교 연구. 한국사회정책, 23(2), 173-200.
- 임병우(2010b). WHO 고령친화도시 프로젝트 심포지움. 한국여성정책연구원
- 위키백과, 2011
- 장영은, 김신열(2014). 고령친화적인 사회경제적 환경이 농촌노인의 삶의 만족에 미치는 영향. 사회과학연구, 38(3), 255-285.
- 정순둘(2012). WHO의 고령친화도시모델가이드 충족도 분석. 한국노년학, 32(3), 913~926.
- 정순둘, 전혜상, 송아영(2015). 노인이 인식하는 고령친화도시 조성정도가 노인의 심리사회적 노화인식에 미치는 영향. 사회과학연구, 26(3), 29-46.
- 최희경(2016). 고령친화도시 추진에 있어 지역사회와 노인의 주도적 참여에 관한 연구: 캐나다 브리티시 컬럼비아주 사례를 중심으로. 상황과 복지 비판사회정책, 52, 83-114.
- 추야윤 차오(2011). 대만의 적극적 고령정책: 고령친화도시이니셔티브. 제6회 서울노년학 국제학술심포지움
- 허만형, 황윤원(2016). 지방자치단체의 인구 고령화와 고령친화도의 관계에 관한 연구. 지방정부연구, 20(2), 55-72.
- WHO. Age-friendly city: www. who, int/aging, friendly. city/en/index, html.
- WHO(2007). Global Age-friendly cities: A guide.
- City of Mancherster: www.manchester.gov. uk.

【부록 참고문헌 3】

- 남궁윤선(1999). 주거지역에 따른 청소년 내 하위집단들의 복식문화 연구. 한국의류학회지, 23(5), 626.
- 송운용 외(2013). 정읍시민 복지욕구조사 분석보고서. 전북: 정읍시.
- 이승종(2008). 지방정부의 역량과 정책혁신: 이론과 실제. 서울: 나남출판.
- 최희경(2016). 고령친화도시 추진에 있어 지역사회와 노인의 주도적 참여에 관한 연구: 캐나다 브리티시 컬럼비아주 사례를 중심으로. 상황과 복지 비판사회정책, 52, 83-114.
- Denzin. N. K. (1989). Interpretive biography. Newbury Park, CA: Sage.
- Manen, M. V. (1994). 체험연구. 도서출판 동녘

요양행정실무가이드북

인쇄일 | 2019년 02월 15일
발행일 | 2019년 02월 21일
지은이 | 김준경, 김철희, 정한채, 호태석, 구종회, 송운용 공저
펴낸이 | 김 미 아
펴낸곳 | 圖書出版 漢樹
출판등록 | 제303-2003-000031호
주 소 | 서울특별시 성동구 왕십리로 311-1
전 화 | 02) 2281-8013
팩 스 | 02) 2281-4102
홈페이지 | www.hansoo.or.kr

ISBN | 979-11-85174-47-1

"이 책의 내용을 무단으로 인용하거나 발췌를 금지하며, 내용의 전부 또는 일부를 이용하려면 도서출판 한수의 서면동의를 받아야 합니다."

※ 파본 및 낙장본은 교환하여 드립니다.